JN025169

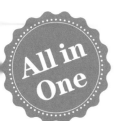

糖尿病
外来診療の味方

医療法人 果恵会 恵王病院 内科 **橋本 浩** 著

南 山 堂

序

　本書の目的は，初学者のために必要な糖尿病に関する情報をできるだけ
網羅的に記載すると同時に，筆者のように地方や海外でのプライマリ・ケ
アの現場においてさまざまな疾患，さまざまな患者に1人または少人数で
対応しなくてはならない医師のために実用的な情報を提供することにあ
る．つまり，対象読者として研修医だけではなく，小児科医や一般内科医，
総合診療医を想定し，平素の診療だけではなく救急医療でも活用できる事
柄を盛り込むことにした．

　入門編では，糖尿病診療を始めるための基礎となる事項について解説し
た．これだけで，糖尿病の診療の基本はカバーしており，十分に実用に足
りるだろう．基本編では，糖尿病の日常診療を円滑に進めるための基本作
法を解説した．応用編では，災害時の対応や妊婦の糖尿病あるいは外国人
患者への対応など，非日常的な糖尿病診療に関する情報を多数紹介しつつ
もコンパクトに，しかも類書にはあまり書かれていない情報も盛り込んで
いるつもりである．なお，とくに重要な部分については，あえて重複した
記載を行っている．そうすることでページをさかのぼる必要性が減ると考
えたゆえである．

　本書が，読者の日常診療にいくばくかでもお役に立てれば幸いである．
医学全般にいえることではあるが，糖尿病の研究は，基礎医学・臨床医学
を問わず急速に進歩しており，今日のスタンダードは明日の遺物となるこ
とも少なくないと思われる．われわれは医師として常に知識のアップデー
トを続けるべきであり，本書をその一助としていただければと願う．

　なお，本書ではすべての糖尿病治療薬を解説しているわけではなく，特
定の製薬会社や検査会社との利益相反もまったくないことも明記しておく．

　本文中ではメトホルミンについて，高齢者に対する適応は，「積極的に
は行わない」と「高齢者にも使う」という対立する意見を書いており，
あいまいな記述になっている．コラムでも触れているが，私は“緩やかな
低糖質食推進”派であり，“高齢者でも条件が合えば，メトホルミンを処
方する”派であることを申し添えておく．

2020年4月

橋本　浩

Contents

コラム

入門編

糖尿病についての基礎知識

💡 ポイント

- 糖尿病はインスリンの作用が不十分なために高血糖を生じる代謝性疾患であり，糖とタンパク質が結合して生成される異常な代謝産物であるAGEsによって組織障害を生じる．
- インスリンが絶対的に不足する1型糖尿病とインスリンが分泌されていても相対的に不足している2型糖尿病に分類されるが，それ以外の原因をもつ二次性糖尿病もある．
- 診断には血糖値とHbA1cがいずれも異常高値であることが必須条件である．
- 1型糖尿病にはインスリンが必須であるが，2型糖尿病ではインスリン分泌を刺激する薬剤をはじめとするさまざまな経口糖尿病治療薬や注射薬が処方される．
- 糖尿病の治療には，食事指導や運動指導による生活習慣の改善が必須である．

1 必須事項

1．糖尿病とは

　インスリン分泌低下あるいはインスリン抵抗性によるインスリン作用不足が原因となって生じる慢性的な高血糖状態にあることを主な特徴とする代謝性症候群を糖尿病という．

　膵臓のランゲルハンス島 β 細胞（膵島 β 細胞）で産生されるインスリンは，インスリン感受性がある臓器である肝臓，筋肉あるいは脂肪組織などの細胞の細胞膜にあるインスリン受容体に結合することで，ブドウ糖の細胞内取り込み，エネルギーの利用と貯蔵，タンパク質合成や細胞の増殖などを促進する．インスリン作用が十分でない場合，まず血糖値が上昇する．高血糖が持続すると糖がタンパク質と結合し，その結合産物によって組織障害を引き起こす．

　このため，糖尿病による慢性的な高血糖状態が存在すると，口渇や多飲多尿，体重減少，あるいは易疲労感などを呈するが，自覚症状に乏しく病識をもたない患者も少なくない．一方，急激で著しい高血糖により，意識障害あるいは昏睡に至ることがある．また，高度の脱水やケトアシドーシスを伴うこともある．2型糖尿病が肥満傾向の著しい患者に多いのは事実ではあるが，1型も2型も痩せ型で体重減少と便秘や全身倦怠感，めまい，起立性低血圧など不定愁訴に思える症状で受診してくる症例は老若男女にかかわらず実在する（**表1**）．

　糖尿病の主たる合併症は血管硬化性病変に伴うもののほか，神経障害や白内障などの合併症もあり，患者の生活の質（quality of life：QOL）を低下させる．

　さまざまな原因・病態をもつ糖尿病があるが，そのすべてが共通する合併症を伴うため，診断や治療は，どの糖尿病であっても共通性が高いと考えてよい（**図1**）．

表1　高血糖状態により引き起こされる症状

慢性的な高血糖
口渇，多飲多尿，便秘，めまい，起立性低血圧，しびれ，ED，皮膚の乾燥・かゆみ，体重減少，易疲労感，全身倦怠感 （自覚症状のない患者もいる）
急性の高血糖
意識障害，昏睡，高度の脱水，ケトアシドーシス

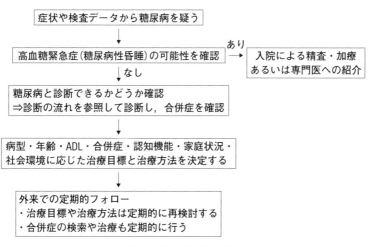

図1　糖尿病診療の流れ

2．糖尿病の成因による分類とその特徴

　糖尿病は，成因と病態の両面から分類される．ここでは成因による分類を示す．

1型糖尿病

膵島β細胞の破壊によるもので，絶対的インスリン欠乏に至りやすい．主に自己免疫が関与する疾患でHLAなどの遺伝因子が関係し，ほかの

自己免疫疾患が合併する症例がある．小児期から思春期の発症が多いが，中高年にもある．自己抗体が陽性になることが多く，肥満とは無関係に発症する．

II 2型糖尿病

インスリン分泌低下を主体とするもの，およびインスリン抵抗性が高まることが主体となりインスリンの相対的不足が伴うものがある．糖尿病としては，2型が最も多い．

自己免疫とは無関係で，食生活などの生活習慣や体型などの影響があり，家族内発症が多い．40歳以上に多いが，小児や若年者でも増加傾向にある．

III その他の特定の機序や遺伝によるもの

1）**遺伝子異常が同定されたもの**：新生児糖尿病の多くが含まれる

①膵島β細胞の機能異常を起こす遺伝子異常
②インスリン作用が発揮される機序に異常を起こす遺伝子異常

2）**二次性糖尿病**：ほかの疾患，状態に伴うもの

①膵臓外分泌疾患
②内分泌疾患
③肝疾患
④薬剤や化学物質によるもの
⑤感染症
⑥免疫機序によるまれな病態
⑦その他の遺伝的症候群で糖尿病を伴いやすいもの

IV 糖尿病と妊娠

1）**糖尿病合併妊娠**：妊娠する前から糖尿病が存在する妊娠
2）**妊娠中に発見される糖代謝異常**

①妊娠糖尿病（gestational diabetes mellitus：GDM）：妊娠中に初めて発見または発症した糖尿病には至っていない糖代謝異常.

②妊娠中に診断された明らかな糖尿病：妊娠中に空腹時血糖値126 mg/dL以上，HbA1cが6.5%以上，確実な糖尿病網膜症が存在する，のうちのどれかに当てはまるもの. なお，随時血糖値200 mg/dL以上か75 gOGTT（経口ブドウ糖負荷試験）にて2時間値200 mg/dL以上ではHbA1cか空腹時血糖で確認する.

3. 診断のポイント（図2）

1）空腹時血糖126 mg/dL以上または随時血糖200 mg/dL以上で，同時にHbA1cが6.5%以上であれば糖尿病であると診断できる.

2）空腹時血糖126 mg/dL以上，75g OGTT 2時間値200 mg/dL以上，HbA1cが6.5%以上のいずれか1つ以上が当てはまれば，「糖尿病型」と判定する.

3）空腹時血糖110 mg/dL未満かつ75 gOGTT 2時間値140 mg/dL未満であれば「正常型」と判定し，正常型と糖尿病型のどちらでもない場合を「境界型」とする.
　もしくは，空腹時血糖110 mg/dL以上126 mg/dL未満かつ75 gOGTT 2時間値140 mg/dL以上200 mg/dL未満であっても「境界型」と判定する.

4）小児の場合OGTTは最大75 g，通常は実測体重(kg)×1.75 gのグルコースを負荷する.

5）診断は高血糖が慢性的に持続していることを証明することで行い，異なる日に血糖値が糖尿病型であることを確認できれば診断できる. また，HbA1cの反復検査による異常値のみを根拠にした診断はできない.

6）血糖値が糖尿病型で，以下の場合には糖尿病と診断できる.
　・典型的な糖尿病の症状がある場合
　・糖尿病網膜症が確認された場合
　・1型糖尿病が疑われる場合は，初めて症状が出現して1週間以内に

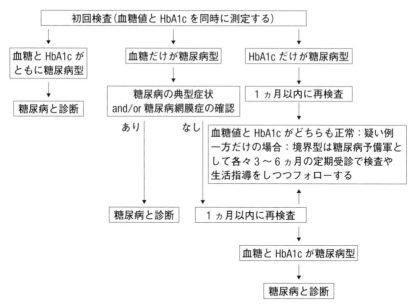

図2 糖尿病診断の流れ

ケトーシスあるいはケトアシドーシスが生じ得ることに注意し，尿中Cペプチド，空腹時血中Cペプチド（C peptide immunoreactivity：CPR）低値とグルカゴン負荷後または食後2時間での血中Cペプチド低値（分泌不全）の有無を確認し，当てはまれば1型と診断する．

※Cペプチド：プロインスリンが膵島β細胞でインスリンとCペプチドに1：1に分解されることを利用してインスリン分泌量測定の代用にしている．

7）検査で糖尿病型を認めても確定できない場合，糖尿病の疑いとして生活指導を行いながら経過観察を行う．

8）境界型は糖尿病予備群であり，運動指導や食生活指導を行い，定期的な管理を行うことが望ましい．なお，75 gOGTTで正常であると判定された場合でも，負荷後1時間値が180 mg/dL以上の場合は糖尿病に進展する可能性があるとされ，境界型に準じた指導や管理を行うべきであるとされている．

4. 糖尿病の病態による分類とその特徴

　病態による分類は①インスリン依存状態，②インスリン非依存状態の2
種類である．前者はインスリンが絶対的に不足あるいは枯渇している状態
であり，後者はインスリンの相対的な不足状態である場合をいう．インス
リン依存状態では血糖値は高く，しかも不安定になりやすい．インスリン
非依存状態では血糖値はさまざまではあるが比較的安定した値を取ること
が多いとされる．インスリン依存状態では，インスリン療法が必須である．
他方，非依存状態では食事療法と運動療法によりインスリンの必要量を減
少したうえで，必要に応じてインスリン療法を含む薬物治療を行う．
　インスリン依存状態では，空腹時血中Cペプチドは0.6 ng/mL未満，
24時間尿中Cペプチドは20 μg/day以下となる．インスリン非依存状態
では空腹時血中Cペプチドは1.0 ng/mL以上であるとされる．
　また，インスリン作用不足は脂肪組織からの遊離脂肪酸（FFA）の血中
への放出を増加させ，肝臓でのケトン産生を増加させることで血中ケトン
濃度を高める．中性脂肪はインスリン作用不足により肝臓で産生過剰とな
り，末梢組織での利用量が減少するために血中濃度は上昇する傾向とな
る．したがって，インスリン依存状態では血中ケトン濃度とFFAおよび
中性脂肪はより上昇することが多い．

5. 糖尿病の指標となる検査

I 平均血糖値を反映する指標

・HbA1c（ヘモグロビンA1c，グリコヘモグロビン）
　ヘモグロビンの安定化糖化産物であるHbA1cの値は，採血時から過去
1〜2ヵ月前の平均血糖値を反映するとされ，糖尿病の診断と血糖コント
ロール状態の評価に用いられる．ヘモグロビンの産生の多寡に影響を受け
ることから，HbA1cの正常値は4.6〜6.2%であるが，6.2%付近は正常
者だけではなく，境界型や糖尿病型の血糖値を取る症例が混在する．

・GA（グルコアルブミン）

　採血前約2週間の血糖値を反映する指標で，基準値は11〜16%である．ネフローゼのように血清タンパク血が体外に喪失される病態は低値となる．

・1,5-AG（1,5-アンヒドログルシトール）

　血清1,5AGは尿糖の排泄量に相関して低下する．つまり，糖代謝が悪化すると低下する．基準値は14.0 μg/mL以上である．ただし，アカルボースやSGLT2阻害薬を内服していると実際の血糖値に比べて異常低値を取るため注意する必要がある．

　これらのうち，一般的に国際標準化されているHbA1cを指標とする．

II 血糖と尿糖

　血糖値は採血時の状態を示すが，尿糖は前回の排尿の後に腎臓の尿細管におけるブドウ糖再吸収閾値を超える高血糖（個人差があり，およそ160〜180 mg/dL以上）があった場合に，その程度に応じて陽性となり，尿糖濃度が上昇する．

III その他の指標

　インスリン分泌指数（insulinogenic index）は，インスリンの初期分泌能を反映する指標であると考えられ，糖負荷前のインスリン濃度を0分インスリン値とすると次の計算式で求められる．

　この値は，糖尿病では0.4以下となることが知られている．糖尿病が発症していない患者であっても0.4以下の場合は発症するハイリスクであるとされる．

$$インスリン分泌指数 = \frac{負荷後30分インスリン値 - 0分インスリン値}{負荷後30分血糖値 - 0分血糖値}$$

　HOMA-Rはインスリン抵抗性の評価方法の有用な指標とされ，空腹時血糖値が140 mg/dL以下の場合に使用することができるとされている．

$$\text{HOMA-R} = \frac{\text{空腹時血糖値} \times \text{空腹時インスリン値}}{450}$$

HOMA-Rは1.6以下が正常，2.5以上でインスリン抵抗性あり，と判定される．"インスリン抵抗性がある"とは，血中インスリン濃度にふさわしいインスリン作用が得られない状態をいい，インスリン拮抗物質の存在，インスリン受容体の減少，インスリン受容体を介した細胞内情報伝達機能の低下などがその原因であると考えられている．

一般に早朝空腹時の血中インスリン濃度が15 μU/mL以上の場合はインスリン抵抗性が明らかに存在すると考えられる．

6. 劇症1型糖尿病と緩徐進行1型糖尿病

I 劇症1型糖尿病

一般的な1型糖尿病よりもはるかに急速に進行し，見逃すと重篤な転帰をたどる症例がある．1型糖尿病のサブタイプで，2012年に定められた診断基準がある．

診断基準 下記の1〜3のすべての項目を満たすものを劇症1型糖尿病と診断する．

1. 糖尿病症状発症後1週間前後以内でケトーシスあるいはケトアシドーシスに陥る（初診時尿ケトン体陽性，血中ケトン体上昇のいずれかを認める．）
2. 初診時の（随時）血糖値が288 mg/dL（16.0 mmol/L）以上であり，かつHbA1c値（NGSP）＜8.7%*である．
3. 発症時の尿中Cペプチド＜10 μg/day，または，空腹時血清Cペプチド＜0.3 ng/mLかつグルカゴン負荷後（または食後2時間）血清Cペプチド＜0.5 ng/mLである．

   *：劇症1型糖尿病発症前に耐糖能異常が存在した場合は，必ずしもこの数字は該当しない．

（参考所見）

A）原則としてGAD抗体などの膵島関連自己抗体は陰性である.

B）ケトーシスと診断されるまで原則として1週間以内であるが，1～2週間の症例も存在する.

C）約98%の症例で発症時に何らかの血中膵外分泌酵素（アミラーゼ，リパーゼ，エラスターゼ1など）が上昇している.

D）約70%の症例で前駆症状として上気道炎症状(発熱,咽頭痛など),消化器症状（上腹部痛，悪心・嘔吐など）を認める.

E）妊娠に関連して発症することがある.

F）HLA *DRB1*04：05-DQB1*04：01* との関連が明らかにされている.

注）診断基準の第2項目と参考所見Fが変更（追加）になっています.詳しくは，糖尿病55：815-820，2012をご参照下さい.

（文献1より）

II 緩徐進行1型糖尿病

　緩徐進行1型糖尿病（slowly progressive insulin dependent diabetes mellitus：SPIDDM）発症初期は2型糖尿病に類似しており，食事療法もしくは経口抗糖尿病などインスリンを使用しなくても血糖コントロールが可能な1型糖尿病で，徐々に膵島β細胞機能が低下し，最終的にインスリン依存状態に至る1型糖尿病のサブタイプで，早期からインスリン治療を開始することが望ましいとされる．2012年に以下のような診断基準が定められている．

診断基準　以下の2つが必須となる.

1. 経過のどこかの時点でグルタミン酸脱炭酸酵素（GAD）抗体もしくは膵島細胞抗体（ICA）が陽性である.

2. 糖尿病発症もしくは診断時にケトーシスやケトアシドーシスはなく，ただちに高血糖是正のためにインスリン療法が必要にならない．ただし，ペットボトル症候群（ソフトドリンクアシドーシスおよびソフトドリンクケトアシドーシス）で発症した場合はインスリン療法を必要とすることもある.

（参考項目）
A）経過とともに徐々にインスリン分泌能が低下し，発症もしくは診断から3ヵ月を過ぎてからインスリン療法が必要となり，高頻度でインスリン依存状態となる．インスリン依存状態ではなくても，小児では糖尿病と診断した時点で0.5単位/kg体重以下の少量インスリン療法を開始することがあり，成人ではGAD抗体が陽性であると判明した時点でインスリン療法を開始することがある．
B）GAD抗体やICAは多くの症例で経過とともに陰性化する．
C）発症または診断から10年以上経過してもインスリン依存状態にまで進行しない症例もある．

（文献2より改変）

7．耐糖能異常と糖毒性および脂肪毒性

　これらは，糖尿病の病態を理解するうえでの基本的概念であるため，ここであえて解説しておく．人は糖分を摂取すると血糖値が上昇する．しかし，一定以上の高血糖が持続すると糖とタンパク質がメイラード反応によって結合してできる終末糖化産物であるAGEs（advanced glycation end products）と呼ばれる物質が組織や血管に蓄積して障害を与えるなどの問題が生じる．これを回避するために正常血糖値を維持するための恒常性維持機能として，膵島β細胞からインスリンが分泌され，血糖値が正常に維持される．この能力を耐糖能と呼び，糖尿病の病態の基礎はインスリンの分泌量や分泌反応，作用の異常であり，この異常が耐糖能異常である．インスリン分泌不全の主たる要因は遺伝的なものと考えられている．
　耐糖能異常を調べる代表的な検査が，血糖値，HbA1c，75 gOGTT（経口ブドウ糖負荷試験）である．75 gOGTTは，血糖値とHbA1cでは確定できない軽度の耐糖能異常も検知できる点で有用である．
　耐糖能異常によって高血糖が持続するとメイラード反応によってタンパク質の糖化が強化され，血管障害や組織障害が生じ，各臓器の機能が障害される．膵臓にある膵島β細胞が糖化によって形成されたAGEsの蓄積に

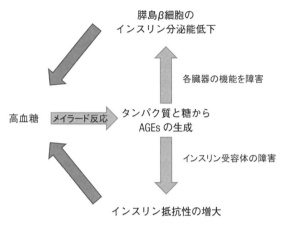

膵島β細胞の
インスリン分泌能低下

各臓器の機能を障害

高血糖　メイラード反応　タンパク質と糖から
AGEs の生成

インスリン受容体の障害

インスリン抵抗性の増大

図3　糖毒性の悪循環

よって障害されるとインスリン分泌機能が低下するため，血糖値はさらに悪化し，さらにインスリン分泌機能が障害を受ける．また，AGEsによって末梢組織の細胞にあるインスリン受容体が障害されるとインスリンがうまく作用できない状態，つまり，インスリン抵抗性の増大につながる．この悪循環が糖毒性の本質である（**図3**）．

　インスリン作用に対する細胞の異常，つまり，インスリン抵抗性の発症要因は生活習慣であり，ブドウ糖の代謝経路の1つであるヘキソサミン経路の活性化，プロテインキナーゼC（PKC）の活性化，インスリンシグナル経路のネガティブフィードバック因子であるプロテインチロシンホスファターゼ1B（PTP1B）の活性化，酸化ストレスなどの関与が推定されている．

　糖尿病を悪化させるとともに合併症を引き起こす糖毒性という悪循環を患者が無自覚のままに繰り返すことが，糖尿病という疾患の恐ろしさの根幹である．臨床的には空腹時血糖が140 mg/dL程度になる状態で糖毒性が存在すると考えられている．

　糖毒性から離脱するには，低下したインスリン分泌機能の代替として，インスリンを注射することが必要であり，早期にインスリンによる血糖値の是正をするほど糖毒性から早く離脱できることが知られている．糖毒性という悪循環から離脱できれば，食事療法や運動療法および抗糖尿病薬の内服で糖尿病の治療が可能になる．

　ただし，これはインスリン分泌機能が保たれている2型糖尿病の場合で

あり，インスリン分泌機能が根本的に存在しない1型糖尿病ではインスリン注射は必須となる．ただし，糖毒性から離脱できれば1型糖尿病の治療に必要なインスリンの注射量は劇的に少なくなることが知られており，食事療法や運動療法も有用な補助療法となる．

持続的な高血糖時にインスリンを分泌する膵島β細胞が障害される原因の1つが糖毒性という環境因子であるが，もう1つの環境因子として脂肪毒性が知られている．これは，慢性的な遊離脂肪酸の過剰な蓄積により膵島β細胞が破壊されてインスリン分泌障害が生じることである．

【文献】
1）1型糖尿病調査研究委員会報告—劇症1型糖尿病の新しい診断基準（2012）．糖尿病55（10）：815-820，2012.
2）緩徐進行1型糖尿病（SPIDDM）の診断基準（2012）—1型糖尿病調査委員会（緩徐進行1型糖尿病分科会）報告—．糖尿病56（8）：590-597，2013.

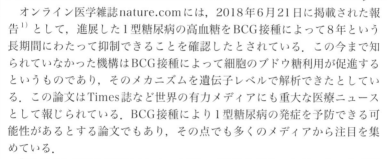

| コラム | 1型糖尿病とBCGおよび経口血糖低下薬 |

オンライン医学雑誌nature.comには，2018年6月21日に掲載された報告[1]として，進展した1型糖尿病の高血糖をBCG接種によって8年という長期間にわたって抑制できることを確認したとされている．この今まで知られていなかった機構はBCG接種によって細胞のブドウ糖利用が促進するというものであり，そのメカニズムを遺伝子レベルで解析できたとしている．この論文はTimes誌など世界の有力メディアにも重大な医療ニュースとして報じられている．BCG接種により1型糖尿病の発症を予防できる可能性があるとする論文でもあり，その点でも多くのメディアから注目を集めている．

「日本でも安価なBCGワクチンを使って治験を行うべきだ」という意見もネット上の一部を賑わせたようである．糖尿病を発症する未知のメカニズムの存在が明らかにされる可能性があり，新たな展開が期待される．

他方，経口血糖低下薬は従来1型糖尿病には適応がなかったが，本書の執筆時点ではSGLT2阻害薬であるスーグラ®錠とフォシーガ®錠については1型糖尿病への適応がわが国で世界に先駆けて承認された．しかし，その処方に際しては2型糖尿病と同様に低血糖や感染症および脱水の危険性を考慮する必要がある．

【文献】
1）Kuhtreiber WM, Tian L, Kim T, et al. Long-term reduction in hyperglycemia in advanced type 1 diabetes : the value of induced aerobic glycolysis with BCG vaccinations. NPJ Vaccines, 3 : 23, 2018.

2 外来における2型糖尿病診療の 基本診療パターン

1. 診療のポイント

　糖尿病の患者数としては最も多いのが2型ではあるが，口渇・多飲・多尿などの典型的な自覚症状がない場合も少なくなく，治りにくい感染症の既往や足白癬，う歯や歯周病のある患者は，血液検査実施時に血糖値やHbA1cを測定することで耐糖能異常や糖尿病を発見する可能性がある．つまり，合併しやすい異常が診断の契機となり得る．著しい体重減少が診断の契機になることもある．

　糖尿病患者の血管障害を予防するには，血糖コントロールだけではなく，血圧コントロールや脂質コントロール，さらに禁煙指導が大切である．高齢者では，血糖コントロールが良好過ぎることは注意が必要であり，低血糖による認知症の進行や死亡率の増加を考慮しなければならず，年齢に応じた血糖コントロールを目指すべきである．糖尿病に対する決定的な治療薬はなく，運動療法や食事療法もすべての患者に対して確実に有効かつ安全なものはない．それぞれの患者にふさわしい運動療法や食事療法を考える必要がある．

　診断は，血糖値とHbA1cが同時に基準値を超えていれば一度の検査で可能である．いずれか一方が基準値を超えている場合は，別の日に検査を行って，再度いずれか一方が基準値を超えていれば糖尿病であると診断してよい．また，糖尿病型の血糖値が確認された症例で，糖尿病の典型的な症状（口渇，多飲，多尿，体重減少など）が認められるか，確実な糖尿病網膜症のどちらかがあれば，糖尿病と診断してよい．体重がピークに達した時よりも，やや減少した頃に発症することが多い．

　2型糖尿病の好発年齢は中高年であるが，高度肥満がある場合にはどの年齢でも発症するリスクは高くなる．とくに，発症初期は，食後血糖値のみが高くなることもあり，HbA1cの確認は重要である．

　糖尿病を疑った場合には，必ず検尿も同時に行うべきである．尿ケトン

陽性であれば，1型糖尿病の可能性を考え，HLA タイピングなどの検査を進めるべきである．尿タンパクが陽性の場合は，糖尿病性腎症や併存する高血圧による腎硬化症を疑う．

　腎機能は，血清クレアチニン値だけではなく，推定糸球体濾過量(eGFR)や推定クレアチニン・クリアランスも確認しておく．

2．治療の基本 (図1)

　糖尿病の治療の目的は，合併症予防とその進展の阻止であり，その手段として血糖コントロールを行う．一方で血糖コントロールにとらわれ過ぎると低血糖を生じる危険性が高まる．

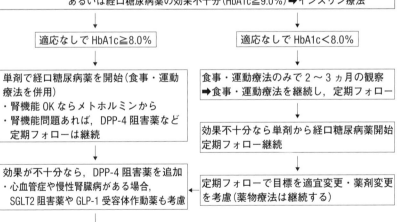

図1　糖尿病治療の大まかな流れ

　基本は食事療法と運動療法である．これらの内容は，個々の患者によって異なり，画一的に行ってはいけない．血糖値の目標設定も個別に行い，糖尿病以外の心血管危険因子の評価・管理も同時に行う．ただし，空腹時血糖値が160 mg/dL以上，あるいは，HbA1cが8.0％以上の症例では眼科にて糖尿病網膜症がないことを確認したうえで当初から食事・運動療法に薬物療法を併用する．網膜症がある場合は，薬物療法を少量から開始し数ヵ月は眼科での定期的頻回な経過観察を受けながら数ヵ月かけて血糖値をコントロールする．HbA1cが7.9％以下の場合は2〜3ヵ月の食事・運動療法を行って経過をみることが多いが，強いうつ傾向など問題のある症状が明らかな場合には積極的に薬物療法を行うことも少なくない．

　糖尿病の治療目標は，健常人と差のない生命予後と健康寿命の実現である．しかし，働き盛りの世代に当たる患者は生命予後やQOLに対して無頓着である傾向があり，仕事や家庭生活における忙しさや人間関係などによるストレスを抱えており，治療に向き合う時間的，心理的余裕がなく，治療を中断してしまう例も少なくない．治療の中断者には重症化して長期間を経過してから再診する例もあり，なかには生死にかかわる重篤な状況に陥って救急搬送される例もある．

　腎機能が低下している場合，スルホニル尿素（SU）製剤や一部のDPP-4阻害薬，インスリンなどでは効果が過剰となって低血糖の誘因になりやすい．また，腎機能が低下している症例にメトホルミンのようなビグアナイド製剤を投与すると乳酸アシドーシスを生じるリスクが高まる．そのため，日本糖尿病学会は腎機能が低下しやすい75歳以上の後期高齢者に対するメトホルミンの新規投与を推奨していない．しかし，腎機能に問題がなく，元気でQOLが高い高齢者では躊躇なく投与できると考えられる．

1 インスリン抵抗性の増大患者への治療

　インスリン抵抗性の増大が主体であると考えられる症例での第一選択薬はメトホルミンであり，1日3回（毎食後）（1回250 mg）から開始する．高齢者では1日2回とし，昼の内服が困難な例では3回分を2回に不均等分割（朝500 mg，夜250 mgなど）とすることもある．急激な増量は胃腸障害を引き起こしやすいので，ゆっくりと増量する．メトホルミン単独治療で血糖コントロールが良好な患者では非糖尿病患者と同等の生命予後が期待できることが報告[1]されている．

　メトホルミン単独で十分な効果が得られない時には，合併症予防効果が

証明されているDPP-4阻害薬を組み合わせることが多々ある．メトホルミンは合併症予防に関するエビデンスも豊富なため，すべての2型糖尿病の第一選択薬とされることも多い．

SU製剤は高齢者ではとくに遷延性低血糖のリスクが高く，後期高齢者にはDPP-4阻害薬が第一選択として選ばれることが多い．週1回投与のDPP-4阻害薬（ザファテック®とマリゼブ®）は連日投与の製剤と効果に差がないとされ，アドヒアランスの向上に有用であると期待されている．

② インスリン分泌低下患者への治療

病態が主としてインスリン分泌低下であると考えられる場合には，SU製剤であるグリメピリドかDPP-4阻害薬のシタグリプチンが選択されることが多い．SU製剤は肥満を誘発するリスクが高く，なるべくなら使用は避けたい．DPP-4阻害薬はグルコース依存性にインスリン分泌を促進するため，低血糖を起こすことは少ないとされている．

グリメピリドは1日1回0.5 mg（朝食後）から，シタグリプチンは1日1回50 mg（朝食後）から開始する．いずれも少量から開始し，増量も慎重に行う．

グリメピリドは1日量を2 mg以下に留めておくほうが低血糖回避のためには無難であると思われる．また，他剤と併用する場合には減量を考慮すべきであり，とくにSU製剤は減量すべきであると考えられる．

DPP-4阻害薬のシタグリプチンは尿中に排泄され，腎障害の程度に応じて減量が必要となる．別のDPP-4阻害薬のリナグリプチンやテネリグリプチンは腸肝排泄系で代謝されることから，腎機能障害があっても使用可能である．

③ SGLT2阻害薬の特徴

SGLT2阻害薬は，血糖値降下作用のほか，体重減少・降圧・中性脂肪などの脂質代謝改善，尿酸値低下など肥満関連合併症への効果が期待されることから，肥満のある2型糖尿病患者に適している．また，心血管リスクを低減させ，死亡率を低下させるエビデンスが報告[2]されている．ただし，SGLT2阻害薬は尿中1,5-AG（1,5-アンヒドログルシトール）の尿細管での吸収を抑制するため，この薬剤を投与している患者では血清1,5-AGを血糖管理の指標として使用することは適切ではないと思われる．

また，SGLT2阻害薬の投与によって尿糖が生じるため，女性で性感染症，

高齢者で尿路感染症が増えるリスクがあるというデメリットの報告があるほか，下肢切断リスクが上がるというnegativeな報告もあり，これらに対する注意も必要である．外陰部および会陰部の壊死性筋膜炎（フルニエ壊疽）が，エンパグリフロジンで報告されたことを契機にすべてのSGLT2阻害薬について注意喚起がなされている．

血糖コントロールの目標値については，詳細は後述（P.50）するが，プライマリ・ケアでは安全性と合併症の予防の有効性という観点から，発症から短期間で血管合併症のない症例ではHbA1cを7％以下に，罹病期間が10年以上または血管合併症がある症例ではHbA1cを8％以下に保つことを目標に治療を開始することが望ましいだろう．

なお，インスリンやGLP-1アナログ（GLP-1受容体作動薬）の注射薬も外来での導入も可能である．週1回の皮下注射を行うGLP-1アナログは，高齢者にも安全に投与可能であり，自己注射可能な患者ではとくにアドヒアランスの向上が期待できる．GLP-1受容体作動薬は，食後高血糖を抑制し，インスリン療法でしばしば認められる体重増加を抑制する効果も期待できるとされ，インスリンとの併用も行われている．

なお，低血糖には自覚症状がない無自覚性低血糖もあり，注意が必要である．ただし，血糖値が400 mg/dLに迫る，あるいは超えるような場合には入院による精査やインスリン療法による糖毒性の解除を図るべきである．

コラム **GLP-1の膵臓に対する作用**

インクレチン関連薬であるDPP-4阻害薬やGLP-1受容体作動薬は，グルコース依存性インスリン分泌刺激ポリペプチド（glucose-dependent insulinotropic polypeptide：GIP）やGLP-1を活性化し，グルコース依存性インスリン分泌を増加させ，膵島β細胞を増殖させる作用をもつとして注目されたが，現在では心血管イベントの予防，腎臓障害や末梢神経障害の予防などさまざまな合併症に対する効果を発揮することが示されるようになった．現在，GLP-1はカルシニューリン系シグナルを通して膵島β細胞を増殖させると考えられている．

消化管で産生されるGLP-1は門脈系を通り肝臓にあるGLP-1受容体から求心性神経を介して脳を経由して膵臓に作用する[1]ことが示唆されている．GLP-1は脳由来神経栄養因子（BDNF）を増加させ，ランゲルハンス島α

細胞にシグナルを送るBDNF受容体を脳内で刺激し，グルカゴンの合成を低下させる[2]ことが示された．GLP-1受容体は脳内にもあり，糖尿病は認知症の危険因子の１つであり，認知症患者では髄液中のBDNFが低下しているという報告[3]もあり，GLP-1が認知症治療薬になる可能性も期待されている．

【文献】
1) Vahl TP, Tauchi M, Durler TS, et al：Glucagon-like peptide-1（GLP-1）receptors expressed on nerve terminals in the portal vein mediate the effects of endogenous GLP-1 on glucose tolerance in rats. Endocrinology, 148（10）：4965-4973, 2007.
2) Gotoh K, Masaki T, Chiba S, et al：Hypothalamic brain-derived neurotrophic factor regulates glucagon secretion mediated by pancreatic efferent nerves. J Neuroendocrinol, 25（3）：302-311, 2013.
3) Li G, Peskind ER, Millard SP, et al：Cerebrospinal fluid concentration of brain-derived neurotrophic factor and cognitive function in non-demented subjects. PLoS One, 4（5）：e5424, 2009.

コラム 　水素のおなら

　ブドウ糖の消化管からの吸収を抑制し食後高血糖を抑える薬剤としてαグルコシダーゼ阻害薬（α-GI）が使用されることが少なくない．２型糖尿病患者に対してα-GIを投与すると血管内膜中膜複合体肥厚（IMT）の進行が抑制されることを証明する[1]研究報告があるが，抑制が起きるメカニズムは現時点では明らかではない．その後，α-GIを内服中の患者の呼気中の水素濃度は内服していない患者よりも水素濃度が高いという報告[2]が行われた．α-GIによって吸収されなかったブドウ糖は腸内細菌によって分解される際に水素を発生し，それがα-GIの副作用である腹部膨満感や放屁の原因になると考えられている．他方，水素には血管内膜の肥厚を抑制する効果がある[3]とされており，岡山大学の中尾篤典先生[4]によると，この効果の存在がα-GIによるIMTの進展が抑制される理由ではないかとする説もある．つまり，α-GIによる水素のおならは心血管系疾患から患者の命を守っているかもしれないのである．

【文献】
1) Chiasson JL, Josse RG, Gomis R, et al：Acarbose treatment and the risk of cardiovascular disease and hypertension in patients with impaired glucose tolerance：the STOP-NIDDM trial. JAMA, 290（4）：486-494, 2003.

2) Suzuki Y, Sano M, Hayashida K, et al：Are the effects of alpha-glucosidase inhibitors on cardiovascular events related to elevated levels of hydrogen gas in the gastrointestinal tract? FEBS Lett, 583（13）：2157-2159, 2009.
3) Sun Q, Kawamura T, Masutani K, et al：Oral intake of hydrogen-rich water inhibits intimal hyperplasia in arterialized vein grafts in rats. Cardiovasc Res, 94（1）：144-153, 2012.
4) 中尾篤典：こんなにも面白い医学の世界 からだのトリビア教えます，羊土社，東京，2018.

3．患者・家族への説明

　治療に際しての患者・家族への説明には，糖尿病治療の目的が，単純に血糖値を下げることではなく，血糖値を正常値に近づけることによってさまざまな合併症を予防することであるという点を丁寧に説明することが大切である．ただし，合併症の恐怖を煽り通院治療を中断させることは，合併症を発症するリスクを高めてしまうので慎むべきである．しかし，適切な説明を行い，早期からしっかりとした血糖管理を行ってそれを維持するように患者教育を行いつつ加療を継続すれば，合併症発症リスクを抑制し生命予後の延長にもつながるということが，2型糖尿病患者における大規模研究[3]において示されている．

　働き盛りの世代や元気な高齢者やうつ傾向のある糖尿病患者には，血糖値とHbA1cにより重症度が高いと考えられる場合は早期から積極的に薬物療法を導入し，その重要性についてpositiveなエビデンスデータをわかりやすく解説して紹介し，治療に取り組む動機づけを強化することが有用である．高齢者に対するHbA1cの目標値が日本糖尿病学会と日本老年医学会によって共同策定されており，参考にすることが望まれる（P.51）．

4．コンサルテーション

　尿検査でケトン体が陽性の場合は1型糖尿病を疑うべきである．血中C

ペプチドの測定により内因性インスリン分泌能の評価を行い，抗GAD抗体の存在を確認して，1型糖尿病が示唆された場合，可能であれば糖尿病専門医へのコンサルテーションを依頼することも考慮する．

また，3種類以上の糖尿病治療薬を併用しても血糖コントロールに難渋する場合も，入院や紹介などにより糖尿病専門医にコンサルテーションを依頼することが望ましい．

進行性の腎機能障害や足潰瘍，動脈硬化など複数の合併症によりいくつかの診療科受診が必要であると考えられる場合には，糖尿病専門医がいる基幹病院などに紹介することが望ましい．平素から眼科受診を推奨し，糖尿病網膜症への対応が遅れないように留意する．

糖尿病診療において専門医にコンサルテーションを行うべきタイミング

1）1型糖尿病あるいは1型糖尿病の疑いがあるとき（とくに血糖値が安定しない患者）
2）血糖コントロールに難渋するとき
3）インスリン導入に何らかの事由で困難さがあるとき
4）急性合併症（糖尿病緊急症・糖尿病クライシス）：いわゆる糖尿病性昏睡である糖尿病性ケトアシドース（DKA）や高血糖高浸透圧症候群（HHS）やそれが疑われるとき
5）糖尿病と妊娠が同時期にあるとき：すべての妊娠している患者において糖尿病専門医や産婦人科専門医，眼科専門医との連携は必須である

【文献】
1）Claesen M, Gillard P, De Smet F, et al：Mortality in Individuals Treated With Glucose-Lowering Agents：A Large, Controlled Cohort Study. J Clin Endocrinol Metab, 101（2）：461-469, 2016.
2）Neal B, Perkovic V, Mahaffey KW, et al：Canagliflozin and Cardiovascular and Renal Events in Type 2 Diabetes. N Engl J Med, 377：644-657, 2017.
3）UK Prospective Diabetes Study（UKPDS）Group：Intensive blood-glucose control with sulphonylureas or insulin compared with conventional treatment and risk of complications in patients with type 2 diabetes（UKPDS 33）. Lancet, 352（9131）：837-853, 1998.

コラム 糖質制限食

A.治療食の現状

Sacksら[1]の報告によると，成人の体重コントロールに対する低脂肪食，低脂肪・高タンパク質食，高脂肪食，高脂肪・高タンパク質食のどの食事（図2）でも，飽和脂肪酸を8%以下，食物繊維を20g以上とし，それまでよりも750 kcal少ない食事として個別化すると，どの食事でも本人が継続しやすいものであればダイエット効果が同等であることが示された．炭水化物が45%または35%と少なく，グリセミック指数（glycemic index：GI）が高い炭水化物である糖質を少なくしているが，それによる問題は生じなかったとされる．

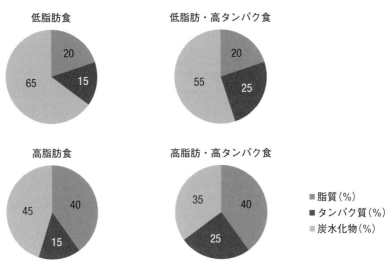

図2 各食事の脂質・タンパク質・炭水化物の割合

50gのブドウ糖を経口摂取した2時間の血糖値上昇曲線下面積に対する同量の糖質を含む食品を摂取した場合の同曲線下面積の割合をグリセミック指数といい，この指数が大きい食品ほど消化吸収が早く，急激に血糖値を上昇させるため，糖尿病や動脈硬化の発生率を高めると報告されている．

アメリカ合衆国糖尿病学会が公開している患者教育用教科書"Life with Diabetes"の2004年版[2]に「食事の摂取直後に直接的に血糖値に影響するのは糖質のみであり，糖質はすみやかに吸収され100%が血糖に変化し，約120分で吸収は終了する．糖質を含む炭水化物，タンパク質，脂質はカロリーを有するが，炭水化物だけが直接的に血糖値に影響する」と記載さ

れており，食後における血糖値の急激で大幅な上昇（グルコーススパイク）が耐糖能異常を惹起することはよく知られた事実であることからも，糖質の大量摂取は好ましいとはいえないと推測される．食後高血糖が心筋梗塞や脳梗塞などの糖尿病の合併症の発症リスクを上げることは確立された事実であり，食後高血糖は回避すべきものだといえる．

アメリカ合衆国糖尿病学会は2013年発表の「栄養療法に関する声明2013」において，すべての糖尿病患者に適切であるといえる唯一無二の治療食は存在しないこと，地中海食，ベジタリアン食，DASH食（高血圧予防のためのアメリカ式コンビネーション食），低脂質食，糖質制限食も患者が継続しやすく食後高血糖の急激な上昇が回避できる食事であればどれでもよいと宣言している．

B.糖質制限

カロリーを低く抑えても，糖質を多く摂取すれば食後高血糖が生じることから，炭水化物のうち糖質をなるべく制限しようという考え方を指示する医師は世界的に増えており，日本も例外ではない．2015年に厚生労働省が示した「日本人の食事摂取基準」にカロリー摂取量を適合させるように工夫すると，「炭水化物40％，脂質25％，タンパク質35％」のようにタンパク質の摂取量が多くなってしまうため，より厳しい糖質制限をするとさらにタンパク質を増やす必要に迫られる．

他方，アメリカ合衆国糖尿病学会はエビデンスレベル（A）として糖尿病性腎症患者に対するタンパク質制限の意義を「栄養療法に関する声明2013」において明確に否定しており，日本腎臓学会の「CKD診療ガイドライン2013」[3]でもeGFRが60 mL/min以上保たれていれば糖尿病性腎症の第3期であってもタンパク質摂取は制限されておらず，過剰摂取をしないと表現されていることから，上記のような糖質制限は実施可能であると判断できる．

糖質を制限すると血糖値が正常範囲の低めの値をとるようになり，人体は糖質の代わりに肝臓においてアミノ酸や乳酸，グリセロールなどからブドウ糖を作る糖新生を始める．明らかな膵炎や肝硬変など長鎖脂肪酸代謝異常があると，糖新生ができないもしくは困難であるため，糖質の制限によって低血糖を生じる危険性があり，糖質制限は実施できない．

3食とも主食（米飯やパン，麺類）を抜く低糖質食は炭水化物を12％まで制限できるとされるが，そこまで制限しなくてもSacksらが示したように炭水化物を35％または45％に制限しても十分に体重を減少させる効果があり，それによるインスリン抵抗性の抑制が期待できることから，糖尿病治療食として穏やかな糖質制限食が有用であることは十分に予測可能であり，実際の臨床でも血糖値やHbA1c値の改善を認める症例は少なくない．

また，食事療法と運動療法などの生活習慣の改善により耐糖能異常が改

善することが報告されており[4]，緩やかな糖質制限食は糖尿病予防と治療の両面で有効である可能性が高いと考えられる．

　糖質制限療法に異論を唱える人々のなかには，「低糖質食を継続するのは困難であり，現実的ではない」という机上の理論を振りかざす人々もいる．しかし，実際にはスーパーやコンビニの惣菜などの中食をうまく利用して1食ワンコインで提案できるメニューのなかには1食当たりの糖質を約40 gから65 g程度に制限する食事が手軽に用意できる[5]ことも示されている．

　また，ファーストフードの代表であるといえるハンバーガーや牛丼でも，メニューを選べば糖質を簡単に40 g以下に制限できる料理を提供する全国規模のチェーン店が増えているのが現状である．

　なお，炭水化物を総摂取カロリーの20％以下などとした極端な糖質制限食によってケトーシスを生じている患者に対してSGLT2阻害薬を投与すると，浸透圧利尿を生じて脱水症状を誘発するうえにケトアシドーシスを生じる可能性があると考えられるので注意を要する．

　わが国における糖尿病治療は，個々の患者の状況に合わせた個別的なオーダーメイド治療を行うことの重要性が着目される時代へと進化している．そこでは，個々の患者に適した食事療法を個別に考えることも含まれている．しかしながら，アメリカ合衆国糖尿病学会による「栄養療法に関する声明2017」において，糖尿病患者に適切であるといえる唯一無二の治療食は存在しないと宣言されたこと，地中海食，植物中心の食事，DASH食（高血圧予防のためのアメリカ式コンビネーション食）のどれもが健康的な食品の組み合わせであるとされたこと，2016年までは明記されていた低脂質食と糖質制限食という言葉が消えたことの3点を理由に糖質制限食を否定しようとする人々がわが国にはいまだに少なくない．

C. 三大栄養素の摂取・制限

　炭水化物には，healthy carbohydrateと呼ばれる全粒穀物・野菜・果物・豆類などの複合炭水化物が含まれ，これは植物栄養素のほか，糖代謝の改善にも関与する食物繊維が多く含まれている．もう1つの炭水化物は，砂糖や高果糖コーンシロップなどの精製炭水化物，つまり摂取後に血糖値を急速に上昇させる糖質であり，複合炭水化物とは全く性質が異なる．したがって，炭水化物制限食と糖質制限食は異なるものであるが，両者を同一視して反対している論文や総説も糖尿病専門誌にみられることは皆無ではない．アメリカの2019年版糖尿病診療ガイドラインでも，野菜や豆，果物，牛乳やヨーグルト，全粒穀物に由来する炭水化物と砂糖で味をつけたフルーツジュースを含む飲料の摂取が異なることを明記し，後者の摂取を避けるべきであると強調した記載がされている．

　穀物由来の食物繊維は2型糖尿病の発症リスクを減らすことが報告[6]されているほか，食物繊維が糖尿病患者のGLP-1分泌を増加させることも報

告されており，2つの炭水化物の栄養学的意義の違いを理解すべきである．

　人は糖質を全く摂取しなくても，脂肪酸やアミノ酸などを利用して肝臓における糖新生によりグルコースを生合成できる．これを理由にできるだけ糖質を減らそうとする極端な糖質制限を支持する人々がいる一方で，肝臓における糖新生をさせる必要がない範囲での糖質制限を目指そうとする人々もいる．一般の読者を対象とした健康図書と称される書籍も糖質制限食と炭水化物制限食を混同しているものが少なくなく，明らかな営利目的で糖質制限の効果を過大に表現しているものがみられる．このような健康図書には，営利追求主義や権威主義を隠蔽するような性質もあり，その点では日本らしい本だ，といわざるを得ない．

　脂肪と炭水化物の摂取と心血管疾患および死亡率の関係を約13万5千人（18ヶ国）の対象者について追跡調査を行った論文[7]には，脂肪の過剰摂取よりも炭水化物の過剰摂取のほうが死亡率は高く，脂肪を多く摂取しているほうが脳梗塞のリスクは低下し，心血管疾患による死亡と脂肪摂取量や摂取する脂肪の種類には関連性はないと報告されている．このような報告が権威のある医学雑誌に掲載されると，それを誇張してより低炭水化物で高脂肪の食事を商業ベースのメディアに乗って誇大宣伝する人々も数多く登場しており，玉石混交と表現すれば体裁はよいが，諸子百家の代表格である孔子の「過ぎたるは，なお及ばざるが如し」という言葉が真理を突いている可能性は否定できない．

【文献】

1) Sacks FM, Bray GA, Carey VJ, et al：Comparison of weight-loss diets with different compositions of fat, protein, and carbohydrates. N Engl J Med, 360 (9)：859-873, 2009.

2) Funnell M, Arnold M, Barr P, et al：Life with Diabetes：A Series of Teaching Outlines by the Michigan Diabetes Research and Training Center, 3rd ed, American Diabetes Association, 2004.

3) 日本腎臓学会（編），エビデンスに基づくCKD診療ガイドライン2013，東京医学社，東京，2013.

4) Knowler WC, Barrett-Connor E, Fowler SE, et al：Reduction in the incidence of type 2 diabetes with lifestyle intervention or metformin. N Engl J Med, 346 (6)：393-403, 2002.

5)"1食ワンコイン"で提案できる糖尿病患者のコンビニ食・中食活用術，糖尿病ケア，14 (12)：7-38, 2017.

6) InterAct Consortium：Dietary fibre and incidence of type 2 diabetes in eight European countries：the EPIC-InterAct Study and a meta-analysis of prospective studies. Diabetologia, 58 (7)：1394-1408, 2015.

7) Dehghan M, Mente A, Zhang X, et al：Associations of fats and carbohydrate intake with cardiovascular disease and mortality in 18

countries from five continents（PURE）：a prospective cohort study.
Lancet, 390（10107）：2050-2062, 2017.

入門編 参考になる文献
・日本糖尿病学会（編著）：糖尿病治療ガイド2018-2019，文光堂，東京，2018.
　―日本糖尿病学会によるコンパクトな一般医のための糖尿病診療必携書.
・日本糖尿病対策推進会議（編）：糖尿病治療のエッセンス，2017年版，文光堂，東京，
　2016.
　―日本医師会などで配布された医療連携を視野に入れた簡潔で便利な要点集.
・田中隆久，辻本哲郎，小菅由果，他（編著）：レジデントのための糖尿病・代謝・内
　分泌内科ポケットブック，第2版，中山書店，東京，2018.
　―糖尿病診療の基本が要領よくまとまめられている好著.
・菅家智史（編）：診療ガイドラインが教えてくれないこともある，南山堂，東京，
　2016.
　―総合診療医の視点でさまざまなガイドラインの解説とそこにない事柄の解説集.
・伴信太郎，生坂政臣，橋本正良（編）：総合診療専門医マニュアル，南江堂，東京，
　2017.
　―総合診療医のための多岐にわたる忘備録として便利でコンパクトなマニュアル.
・中尾篤典：こんなにも面白い医学の世界からだのトリビア教えます，羊土社，東京，
　2018.
　―雑誌レジデントノート掲載のコラムを集めたユニークな読み物.
・日本糖尿病学会（編著）：糖尿病治療ガイド2018-2019，文光堂，東京，2018.
　―2016年のガイドラインをもとに治療薬についてUpdateした本.
・日本糖尿病学会（編著）：糖尿病診療ガイドライン2019，南江堂，東京，2019.
　―最新のエビデンスを反映させた糖尿病専門医のためのガイドライン.
・日本糖尿病・生活習慣病ヒューマンデータ学会：糖尿病標準診療マニュアル，第15版，
　2019. http://human-data.or.jp/dm_manual
　―ほぼ毎年改定される一般病院や診療所に向けた診療マニュアル.

基本編

糖尿病診療実践の
ための基本

ポイント

- 1型は2型よりも急性発症が多く，自己抗体は型の鑑別に有用である．
- 1型の自己抗体は発症時に陽性になることが多く，検査として血中Cペプチドも有用．
- 2型でも経過中に一度は自己抗体を確認し，緩徐進行1型を意識しておく．
- すべての糖尿病患者はケトーシスやケトアシドーシスを起こし得る．その際は2型でもインスリンを投与することが必要である．
- 患者の年齢に応じた生活上の問題に対応するサポートが必要である．
- 症状，とくに初発症状の出方は年齢によって異なる．

1 1型糖尿病治療のためのアウトライン

1. 成人は2型糖尿病が多いが, 1型糖尿病を見逃すべきではない

　1型糖尿病は小児期や思春期だけではなく，成人あるいは高齢者になってから発症する症例も少なくない．体重減少や口渇，多尿が診断の契機となることが比較的多いが，突然のケトアシドーシスによる急性発症をきたすこともある．1型糖尿病を疑う場合，血糖値と同時に血中Cペプチドを測定する．血糖値が明らかに高値を示すにもかかわらずCペプチドが低値を示す場合，膵島β細胞が破壊されていることが考えられる．自己抗体検査が陽性であれば，その抗体によって急速に膵島β細胞が破壊されている急性発症1型糖尿病であることを意味する．自己抗体には，GAD抗体，インスリノーマ関連タンパク2（IA-2）抗体のほか，インスリン自己抗体（IAA），亜鉛トランスポーター（ZnT8）抗体，ICAがあり，発症時に陽性率が高い．

　また，2型糖尿病と思われる症例の約10％が緩徐進行1型糖尿病である可能性があり，自己抗体が陽性かどうかで鑑別する必要がある．糖尿病と診断した症例では，必ず1度はGAD抗体を検査して2型糖尿病との鑑別をしておくことが推奨される．

　GAD抗体値が極端に低い1型糖尿病ではインスリン分泌能の低下が進行しない症例もあることが知られており，ほかの自己抗体を測定し，インスリン分泌能を観察しながら経口血糖降下薬による治療が適切かどうか，インスリン療法を念頭に置きながら経過観察を続けていく必要がある．このような症例では，空腹時血中Cペプチド（CPR）が10 ng/mL未満の場合にはインスリン療法を勧め，それ以上の場合には食事療法と運動療法，さらにSU薬とグリニド薬以外の経口血糖降下薬による治療を行い，それで不十分な場合にはインスリン療法を勧める，という考え方もある．

　劇症1型糖尿病もすべての年齢で発症する可能性がある．糖尿病発症から1週間前後で急激にケトーシスやケトアシドーシスを発症し，昏睡や心

停止で救急搬送される症例も少なくなく，救急診療でも血糖値を測定する習慣をつけておくべきである．

　以上のように，1型糖尿病には急性発症1型糖尿病，緩徐進行1型糖尿病および劇症1型糖尿病の3つのタイプを鑑別することが必要である．

2．1型糖尿病急性期における治療の基本

　1型糖尿病の急性期（急性発症時）は，ケトーシスあるいはケトアシドーシスを呈しており，脱水が補正されるまで生理食塩水を主体とした輸液と電解質補正および不足しているインスリンの少量持続静脈内投与を行う．生理食塩水は500mL/hで開始し，その後の数時間は200〜500 mL/hで投与する．インスリンは速効型インスリンを0.1単位/kg/hの速度でシリンジポンプなどを用いて持続静脈内投与する．1時間に75〜100 mg/dL程度の血糖降下を目標にインスリン投与速度を調整する．血糖値が250〜300 mg/dLに低下した時点でインスリン投与を皮下注射に変更し，最終的に目標血糖値を150〜200 mg/dLとする（**図1**）．急速過ぎる浸透圧の是正は脳浮腫の原因になるとされており，注意が必要である．

　1型糖尿病，2型糖尿病ともに糖尿病性ケトアシドーシスや高血糖高浸透圧症候群を生じ得る．この場合の治療方法については，応用編の「糖尿病の救急診療」(P.253) の項で解説している．

脱水，意識障害，アシドーシス・ケトアシドーシスなどを伴った
高血糖（400 mg/dL≧など）を示す緊急状態

← 初期輸液：生理食塩水 500 mL/h

← 生理食塩水と別ルートで同時にインスリン持続点滴

← （インスリン投与速度：0.1 単位 /kg/h）

75 ～ 100 mg/dL/h 程度の血糖降下速度が目標

← 維持輸液：生理食塩水 200 ～ 500 mL/h（脱水の程度に合わせる）

血糖値が改善すると血清 K 値が低下する

血糖値とともに経時的に血清 Na，K，Cl 値を測定
必要に応じて生理食塩水に塩化カリウムを加えるか，
ブドウ糖が少なく K を含む補液に変更して電解質の
補正を行う
高 Na 血症は生理食塩水で補正できる

血糖値：250 ～ 300 mg/dL まで低下
ここまで改善すればスライディングスケールによるインスリン皮下注射を行う
（例）250 mg/dL を超えれば 4 単位，280 mg/dL を超えれば 6 単位，300 mg/dL
を超えれば 8 単位とするなど（個々の症例でインスリンに対する反応が異
なることを留意する）

血糖値が 150 ～ 200 mg/dL の範囲で安定するインスリン投与量を模索
⇒それが実現できれば，急性期を乗り越えたと判断する

図1 1型糖尿病の急性期（急性発症期）の基本治療パターン

2 小児・思春期の糖尿病

　小児糖尿病の治療目標は，1型・2型ともに健常児と同等の発育を促進すると同時に成長過程のすべての時点において社会的・精神的な健全性を保つことである．栄養摂取についても健常児と同じ成長や身体・精神・社会的活動が可能である状況を保つ必要があり，そのための家族や患児に対する教育やサポートが必要となる．

　どの病型でも無症状から昏睡までさまざまな重症度で発見される可能性がある．典型的な症状は，口渇，多飲，多尿を示し成人の糖尿病に酷似する．インスリン欠乏によって糖尿病性ケトアシドーシスを発症し，高度脱水，電解質異常，昏睡を示す例もあり，とくに乳幼児の1型糖尿病はそのような重症で発症する例が多い．学校健診の検尿スクリーニングで無症状のまま発見されることも多いが，2型糖尿病症例も清涼飲料水の多飲による急性発症でソフトドリンクケトーシス（ペットボトル症候群）として診断されることもある．

　肥満を伴ったインスリン抵抗性が高い2型糖尿病では，頸部や腋窩などに黒色表皮症を高頻度に認めるといわれている．黒色表皮症が糖尿病診断の契機になる症例もある．黒色表皮症のような皮膚の見た目の変化は成人でもみられることはあるが，成人では患者自身が気にかけないことが少なくないのに対し，小児，とくに思春期では悪い皮膚病ではないかという不安を感じて受診することもある．

　思春期は生理的にインスリン抵抗性が増大する時期でもあり，精神的葛藤や反抗期も重なり，疾風怒濤の時代という心理的問題にも対応する必要がある．そのような側面に対する視野や配慮が欠けると，療養行動の指導や血糖管理がしばしば困難に陥る．思春期の女子には妊娠糖尿病の知識や計画妊娠の大切さ，必要性，管理に関する教育を行うことも必要である．

　小児期においても糖尿病の慢性的な合併症の初期病変に対する注意が必要であり，学校健診における尿糖検査が（＋）または（±）のときには陽性と判断して身体所見や血液検査などで精査を行うべきである．

1．1型糖尿病

　1型糖尿病のほとんどは遺伝因子（多因子遺伝）と環境因子の関与があり，膵島 β 細胞が破壊される自己免疫疾患であり，1A型に分類される症例である．自己抗体の存在が証明されない症例を1B型としている．1B型は特発性と呼ばれることもある．自己抗体には，GAD抗体，IA-2抗体，ZnT8抗体，IAAなどの膵島関連自己抗体が知られている．

　また，1型糖尿病は小児期全般を通じて発症する．幼児期に発症する症例も多いものの思春期に発症する1型糖尿病が最も多い．1B型（特発性）に分類される劇症1型糖尿病は小児ではまれであるといわれている．ただし，1型糖尿病の多くは急性発症し急速に重篤化しやすく，若年発症の糖尿病全体のおよそ90％を占めるとされている．

　日本の小児では1型糖尿病発症に関与する特有のHLAタイプとして，*DRB1* や *DQB1* が知られている．また，*CTLA4*，*INS*，*RBB3*，*BACH2*，*ORMDL3-GSDMB* などの1塩基多型（SNP）の関与が示されている．

　1型糖尿病では強化インスリン療法が基本であり，それが十分な効果を示さない場合には持続皮下インスリン注入（continuous subcutaneous insulin infusion：CSII）法やSAP（sensor augmented pump）の使用が必要になることも少なくない．一般的には超速効型インスリン製剤と持効型インスリン製剤を組み合わせた頻回注射法またはCSIIによるbasal-bolus療法が行われるが，自己注射ができない幼児や乳児では幼稚園や施設での注射ができず，中間型インスリン製剤を使うこともある．

　また，成人に比べて小児では持効型インスリン製剤インスリンデテミル（レベミル®）の効果持続が短いことが多く，約70％の症例で1日2～3回の注射が必要になるといわれており，小児への使用は禁忌ではないが，健康保険適応はない．グラルギン製剤（ランタス®やランタス®RXなど）も小児には健康保険適応はなく，約20時間で作用が減衰するといわれている．小児に健康保険適応があるデグルデグ製剤（トレシーバ®）は，作用にピークがほとんどなく24時間以上も生理的なインスリン基礎分泌を模倣するとされる．

　1日の必要インスリン量は症例によりかなり異なり，また経過により変化するため，厳密な血糖値測定が不可欠である．1日の必要量は部分寛解

期では0.5単位/kg未満のこともあるが，思春期前では0.7～1.0単位/kg，思春期では1.0～2.0単位/kgと増加することが多い．早期腎症の評価には3ヵ月に1度の尿中の微量アルブミン量を評価する必要があり，尿中アルブミンが陽性になれば，高血圧がなくてもACE阻害薬またはARBを開始すべきである．

幼児期や低学年の時期では0.5単位刻みのインスリン注射器を使用し，できるだけ事細かなコントロールを目指す必要がある．低血糖を回避しつつ良好な血糖コントロールを得るために，自己注射，自己血糖測定，カーボカウントを患者教育の要として指導していく必要がある．食事や運動，学校行事は制限しないように保護者を交えて教師にも説明するなど学校側に正しい知識と対応方法を明確に伝える必要がある．

なお，1A型糖尿病では橋本病やGraves病など自己免疫性甲状腺疾患が約25％に合併するとされており，甲状腺関係の自己抗体の検査も必要である．1B型糖尿病や2型糖尿病では後述するMODY遺伝子などさまざまな単一遺伝子異常による糖尿病が含まれている可能性があり，遺伝子検査を考慮すべきとされる．

経口血糖低下薬は従来1型糖尿病には適応がなかったが，SGLT2阻害薬であるスーグラ®錠とフォシーガ®錠については1型糖尿病への適応がわが国で世界に先駆けて承認された．その処方に際しては低血糖や尿路・性器の感染症および脱水の危険性などに配慮する必要がある．

2．2型糖尿病

小児2型糖尿病は，半数以上に家族歴があり，小児肥満を伴うことも多く約70％が肥満であるとされている．発症時期は学童期から思春期に多い．2型の多くは学校健診の尿糖スクリーニング検査で発見され，中学生は小学生の8～10倍の高い頻度で診断されている．多因子遺伝であるが，出生体重2,500 g未満および4,000 g超の児の頻度が高いことから，胎児期の環境も影響すると考えられている．

肥満を伴う2型糖尿病の小児では，内臓脂肪の蓄積とそれに伴うアディポサイトカインの分泌異常が生じ，これらがインスリン抵抗性を高めることが主要な病因となっていると思われる．この状態に膵島β細胞からのイ

ンスリン分泌不全が加わると糖尿病が発症すると考えられる．肥満が高度
な場合，日本人の標準食事摂取量の80%程度の食事を摂るように指導す
ることが多い．

　食事療法や運動療法に加えて経口血糖低下薬により初期は血糖コント
ロールが比較的容易であるが，経過とともにインスリン療法が必要になる
ことは少なくなく，とくに治療を自己中断した症例ではインスリン療法が
回避できない状況になるまで悪化していることが少なくない．年齢や生活
状況・環境に応じたインスリン療法の選択と指導が必要であり，日常生活
パターンを考慮して混合型インスリン製剤の2回打ちを選択する場合もあ
る．

　経口血糖低下薬はメトホルミンが第一選択薬であるが，多剤併用も行わ
れている．脱水症，脱水を生じる可能性がある激しい下痢や嘔吐などの胃
腸障害がある場合には，メトホルミンによる乳酸アシドーシスにとくに警
戒する必要がある．GLP-1受容体作動薬やDPP-4阻害薬は小児には慎重
投与すべきであり，SGLT2阻害薬は15歳未満に対する健康保険適用はな
い．

3．若年発症成人型糖尿病（MODY）

　上記の2つ以外に若年発症成人型糖尿病や新生児糖尿病，インスリン受
容体異常症，脂肪萎縮性糖尿病などの特殊な糖尿病が知られているが，こ
こでは若年発症成人型糖尿病について述べる．

　若年で発症する常染色体優勢遺伝である成人型（2型）糖尿病を若年発
症成人型糖尿病と呼んでいる．これまでのところ，14種類の原因遺伝子が
知られており，MODY1からMODY14に分類されている（表1）．

　多くのMODYは膵島β細胞機能異常に起因するインスリン分泌機能低
下が糖尿病を発症する原因であり，およそ35歳以下で発症する若年発症
の糖尿病で，著明な肥満歴がなく，インスリン抵抗性がない場合には
MODYを疑うべきであり，本症は糖尿病患者全体の数%を占め，1型ま
たは2型糖尿病と誤診されている例が少なくないとされている．

　MODY2は解糖系酵素の一種であるグルコキナーゼの遺伝子の異常であ
るが，ほかのタイプはすべて転写因子の異常であるとされている．

表1 MODYの分類と原因遺伝子

分　類	原因遺伝子	分　類	原因遺伝子
MODY1	HNF4Λ	MODY8	CEL
MODY2	glucokinase (GCK)	MODY9	PAX4
MODY3	HNF1A	MODY10	INS
MODY4	PDX1	MODY11	BLK
MODY5	HNF1B	MODY12	ABCC8
MODY6	Neuro D1	MODY13	KCNJ11
MODY7	KLF11	MODY14	APPL1

　MODY2は出生時から発症する例もあり，空腹時の軽度高血糖を特徴とし，妊娠糖尿病としてみつかる可能性がある．主に食事療法が行われるが，1型または2型糖尿病が合併する症例もあると考えられ，注意を要する．

　最も多いMODY3は一般的には重症の糖尿病であるが，SU薬が有効な症例も多数ある．小学校や中学校での検尿が診断の契機になる症例が多い．ただし，経過が長い症例ではインスリン分泌能が枯渇しているかどうかをグルカゴン負荷試験などで確認する必要がある．合併症は通常の2型糖尿病と同様に進行することが多く，糖尿病だけではなく高血圧や脂質代謝異常についても家族歴を確認しておくべきであり，スタチン製剤(HMG-CoA還元酵素阻害薬）を使用する症例もある．

　MODY1もSU薬が有効な例もあり，新生児期から小児期に高インスリン血性低血糖症が生じやすい．この時期に高インスリン血性低血糖を生じた児をみた場合，長期間にわたって経過観察を行い，耐糖能異常や糖尿病への移行がないことを確認すべきである．

　MODY5は家族歴がない孤発性が多く，インスリン療法が必須である．

　MODY6は日本ではまれとされるが，糖尿病性ケトーシスを合併しやすく，中枢神経系異常の合併がみられることも多い．

　若年発症成人型糖尿病は若年発症，痩せ型，インスリン分泌不全が主体であることから，とくに1型糖尿病と誤診されやすい．そのため，糖尿病との診断直後からインスリン療法を受けている場合が少なくない．日本では，MODY4とMODY6やMODY7〜14はまれであると思われる．家族歴を詳細に聴取し，疑わしい場合には患者やその家族の同意を得てから専門施設での遺伝子検査を検討する．

4．患児と家族に対する指導・教育

I 生活指導（成人と共通）

　糖尿病患者は感染リスクが高く，接種可能なワクチンはきちんと接種することを奨励するべきである．尿路感染症や皮膚感染症，歯周病のリスクも高いとされ，皮膚や口腔の衛生指導は必要である．未成年ではアルコールや喫煙は違法であるのはもちろん，成人も含めてアルコールによる酩酊は低血糖の自覚が困難になるだけではなく，食事摂取量が減少し無自覚性も含めて低血糖リスクが高くなる．また，喫煙は心血管合併症の重大な危険因子であり，禁止すべきである．違法薬物は，血糖コントロールに悪影響を与えるだけではなく，患者の健康全般や将来の人生設計にも悪影響を与えることは明らかであり，きちんと指導を行って禁止すべきである．

　低血糖がある場合，無自覚性低血糖も含めて運転免許の取得・更新の際には道路交通法に従った申告が必要である．場合によっては医師の診断書が必要になる．とくに未成年者では本人と保護者および医療従事者がしっかりと話し合って低血糖に関する知識を深めつつ安全運転を心がける指導が必要となる．必要時には医師が道路交通法に沿って任意届けを行って免許の停止や取り消しを必要とすることもあり得る．

　民間療法は，糖尿病の治療に役立たないばかりか，定期的な受診の妨げになることもあり，実際に死亡につながってしまった例もあるという．

II 学校・園での生活

　保育園・幼稚園，学校での治療はその病児の発達段階に応じた適切な治療を選択する必要がある．インスリンの注射は園や学校ではできるだけ回避することが日常生活でのストレスを増やさないことに寄与する．保育者や幼稚園・学校の教諭などの関係者に対して低血糖に関する理解や援助を促すことは不可欠であり，補食を含む低血糖予防の重要性を十分に伝える必要がある．これらのことはとくに1型糖尿病や薬物療法を行っている2型糖尿病の患児では重要である．

III 心理的支援

　小児や若年者の糖尿病治療は，年齢ごとの成長・発達に則したものであるべきで，心理的支援も同様に発達段階に応じたものでなくてはならない．とくに診断時に心理的な問題が生じやすいとされ，疾患への理解と受容について患児自身だけではなく家族に対する支援も必要となる．思春期では，思春期独特の心理的問題と関連して複雑な問題に発展するリスクがあり，うつ病や不安障害の併発の可能性に配慮した心理的支援が必要になる．

　1型糖尿病に摂食障害が合併することがあり，その場合は糖尿病管理が困難となって合併症が生じやすいことが知られている．とくに女児に発症しやすいとされており，スクリーニングとして質問紙法や構造化面接が有用であるとされる．

　糖尿病キャンプなどの集団による教育や治療体験は，心理的サポートとしても有力であり，インスリン自己注射の実行を促進する効果など患児自身の自己管理能力を向上させる効果もあることが知られている．

IV ライフサイクルにあわせた支援

1 就業

　企業や公共団体などは糖尿病があることを理由に採用を拒否してはならない．就職が決定すれば，低血糖や自己管理への支援に向けて周囲の人には病状を説明することが望ましい．1型糖尿病では突然の低血糖により意識障害で危険が生じるような高所での作業やパイロット，運転手などを除く職業への就業には支障はないと考えられており，2型糖尿病は医学的管理ができていれば問題になる職業はないと考えられている．小児科から内科への転科は，進学や就職，結婚などの転居を伴うライフイベントに合わせて行うほうが，患者の納得や同意を得られやすいと思われる．

2 妊娠・出産

　母体の高血糖・低血糖はいずれも胎児に影響し，妊娠に伴う生理的変化は糖尿病とその合併症に影響を及ぼすので，妊娠や出産に関しては産婦人科医や糖尿病専門医の提携において計画的な管理を妊娠前から出産後，授乳期まで行う必要があることを思春期以降の患児・患者には告知しておくべきである．

V 家族に対する支援・教育

　小児や高齢者の家族には糖尿病について正しい知識，理解をもたせることが望ましく，糖尿病性ケトアシドーシスなどの重篤な合併症を避けることができるような教育を行うことは必要である．とくに，シックデイ対策に関しては，患者自身に対してはその能力，理解力に応じた教育的指導が必要であり，家族に対してもその年齢や理解力に応じて十分な理解を促しておくことが望まれる．

コラム　糖尿病患者の海外旅行

　糖尿病患者が国内，海外を問わず旅行をする場合，基本的に成人と小児で対応は同じで，出発の少なくとも1ヵ月前までに主治医に相談するよう平素から伝えておくことが患者の安全を確保するために必要である．網膜症，腎症，大血管症を合併している患者は，事前に各科の医師の診察と指導を受けさせ，その内容を確認する．人工透析を受けている患者の場合も事前準備を全国腎臓病協議会のウェブサイトを利用して確認しておくと有用である．また，渡航先の透析施設を紹介してくれるツアー会社や旅行プラン会社がインターネットで検索できるので，そこで紹介された施設に申し込みをして，国内で透析を受けている医師に2〜3ヵ月前に相談して透析に関する英文診療提供情報をもらうことも指導する．

　食事に関しては平素と同じ注意が必要であることは，すべての患者に共通である．海外での医療費の支払い方は施設によって異なることがあるため，ツアー会社などに確認しておく必要がある．透析以外の医療費に関しては，海外の外国人を扱う医療機関の多くは海外旅行保険が利用でき，海外旅行保険が付帯したクレジットカードが最も利用できる施設が多い．

　海外旅行に出かける患者には海外旅行保険に加入させておくことが経済的にはかなり有用であり，患者にもたせる診療情報提供書は英文や各国語で記載されたIDカードのひな型が日本糖尿病協会のウェブサイト（https://www.nittokyo.or.jp/uploads/files/DiabeticDB.pdf）から入手できるので，活用したい．なお，海外旅行保険がない場合，あるいは，保険が使えない海外の医療機関を受診した場合には社会保険は地域の担当をする社会保険事務所，国民健康保険は自治体の国民健康保険課などで事前に必要書類を入手しておけば，その書類に海外の医療機関で必要事項を記入してもらうことで事後に一定割合の還付金を受け取ることができるのも教えておくとよい．

　旅行に際しては，補食やインスリン療法の確認をしておくことは必須である．また，経口血糖降下薬も確認が望ましい．海外旅行はもちろん，国内旅行でも患者に糖尿病患者用IDカードをもたせ，治療内容を明記してお

くべきである．国内旅行に出かける際にインスリン製剤の携帯を忘れ，旅先で宿泊施設に近く普段は糖尿病患者を扱っていない医療機関に電話をかけてインスリン製剤の処方をして欲しいと頼んだものの，製剤名を正確に記憶していないばかりか無理難題をその医療機関に押しつけようとする患者やその家族も実際にいる．IDカードは和文と英文の併記が望ましい．

　旅行では平素よりも摂取カロリーが高くなり糖質摂取量も多くなることから，いつもよりも血糖管理目標値を高めに設定しておくほうが，患者の不安が少ないとされている．持続皮下インスリン注入療法（CSII）使用者は飛行機搭乗の際には空港医療機器情報カードを用意し，あらかじめセキュリティシステムについて航空会社などに確認しておくことが望ましい．注射針の機内持ち込みにも確認が必要である．2型糖尿病の患者では，内服薬は少し多めに携帯させることが望ましく，血糖値を自主的に測定する習慣はどの患者にもつけさせておくべきである．

　ポンプを使用している患者の場合，ポンプのトラブルに備えてペン型のインスリン製剤も旅行に携帯させておくほうがよい．わが国のインスリン製剤は100単位/mLの製剤（U-100製剤）であるが，アメリカではU-200，U-300，U-500の製剤が混在しており，ヨーロッパではU-40が使われている国が多く，注意が必要である．

　旅行中は普段とは違う生活をすることになり，血糖値の変化が普段と異なる．

↑血糖が上がる原因	↑↓血糖が変動する原因	↓血糖が下がる原因
バスや自動車での旅行など運動量が減る，食事やおやつが増える	食事時間が変わる，薬の時間がずれる	食事が口に合わず食べない，旅行中の下痢，運動量の増加

※海外旅行におけるインスリン投与量の調節法について
①Pinskerらの方法
- 時差が5時間以内か3日未満の小旅行では，旅先の時間に合わせて普段と同じ量のインスリンを打つ．
- 時差が5時間を超えるか，3日以上の旅行では以下のように調節する．

東回りのフライトの場合
　基礎インスリン量（単位）
　＝普段の基礎インスリン量−（0.9−時差（時間）を基礎インスリン注射間隔（時間）で割ったもの）
→1日1回基礎インスリンを使用する場合は，この計算で得た基礎インスリン量を1日目は日本時間のままいつも通りに注射し，2日目からは旅先の時間で普段の量を注射する．
→1日2回基礎インスリンを使用する場合は，旅行先での1回目は普段の

量を注射し，2回目だけは，上記の計算で得られた基礎インスリン量を注射する．その後は，旅先の時間に合わせて普段どおりの注射とする．

西回りフライトの場合
→1日1回の基礎インスリンを使用する場合は，出発前に普段どおりの時間に普段の半量を注射して時計を旅先の時間に合わせ，その時間が普段の注射の時間になったときに残りの半量を注射する．
その後は，旅先の時間に合わせて普段と同じように注射する．
→1日2回の基礎インスリンを使用する場合は，出発前は普段どおりに注射をし，現地についたらすぐに普段の半量を注射し，旅先の時間で2回目の注射時間になったときに残りの半量を注射する．
その後は旅先の時間で普段どおりに注射する．
帰国するときは，帰国ルートが西回りか，東回りかで決めることになる．

②Jawadらの方法
・旅先に着いたら12時間以内のその地域の時間に時計を合わせる．
・時差が5時間以内か3日未満の小旅行では，旅行の時間に合わせて普段と同じ量とする．
・時差が5時間を超える場合は以下のように調節する．

東回りのフライトの場合
→1日1回の基礎インスリンを使用する場合は，旅先に着いた当日は普段の2/3を注射する．
2日目からは旅先の時間で普段どおりに注射する．
→1日2回の基礎インスリンを使用する場合は，初日は2回とも普段の2/3を注射し，2日目からは旅先の時間で普段どおりに注射する．

西回りのフライトの場合
→1日1回の基礎インスリンを使用する場合は，到着後に普段どおりの注射をし，約18時間後に血糖を測定する．その測定値が240mg/dLを超えた場合には補正を行う．補正の実施に関係なく2日目は普段の2/3に減量し，3日目からは普段どおりに注射する．
→1日2回の基礎インスリンを使用する場合は，いつもどおりの量を旅先の時間に合わせて注射する．
帰国する場合は，西回りと東回りを入れ替えて調節する．

【文献】
1）Pinsker JE, Becker E, Mahnke C, et al：Extensive clinical experience：
a simple guide to basal Insulin adjustments for long-distance travel. J
Diabetes Metab Disord, 12(1)：59, 2013.
2）Jawad F, Kalra S：Diabetes and travel. J Pak Med Asscoc, 66(10)：
1347-1348, 2016.

3 高齢者の糖尿病

1. 高齢者ゆえの特殊性

　高齢者においても，健康診断やほかの疾患のために実施された血液検査で2型糖尿病が疑われ，診断に至る症例が多い．74歳までは特定健診，それ以降は高齢者健診が推奨されているが，その受診率はけっして高くない．したがって，医療機関では高齢受診者に対して1年に1度は糖尿病スクリーニングを行うことが，高齢者の糖尿病発見に役立つと思われる．ステロイドやクエチアピンあるいはオランザピンのような一部の抗精神病薬のように血糖値を上昇させる薬剤を使用している場合や，中心静脈栄養施行の前後でも糖尿病スクリーニングは必要である．

　高齢者の糖尿病では，インスリン分泌量の減少，肥満のほか，筋肉量の減少に代表されるサルコペニアが起こりやすく，それを契機に身体活動の低下が増悪しフレイルを引き起こす．これに骨粗鬆症が加わって転倒による骨折が増え，認知症やうつ病も起こりやすくなることが知られている．したがって，2型糖尿病の高齢者は肥満があるとは限らない．また，ビタミンやミネラルを十分に摂取させる必要がある．

　高齢者の糖尿病の診断は，一般成人と基本的には同様である．ただし，高齢者では食後血糖が高くなる症例が多く，空腹時血糖値が正常であっても糖尿病は否定できない．したがって，HbA1cが正常上限付近にある場合は，3〜4ヵ月ごとに検査を繰り返すか，75 gOGTTを施行することが勧められる．

　高齢者の場合でも緩徐進行性1型糖尿病や劇症1型糖尿病もあり得る．これらを除外し，膵がんに伴う二次性糖尿病も否定しておくべきである．そのうえで，2型糖尿病の診断を行うが，インスリン分泌能の確認は必須である．内因性インスリンが枯渇していなくても，感染症や手術による侵襲やステロイド投与によりインスリン療法が必要になる病態を見逃さないことも大切である．

サルコペニアやフレイルが進行した状況になると，自立した生活の維持が困難となり，糖尿病の治療に際しても低血糖の発生リスクが高まる．低血糖は，認知機能の低下を助長し，転倒・骨折，うつ症状などの発生危険因子にもなり，高齢者のADLやQOLの低下を増悪させる要因の1つとなる．

このような病態にあることをよく理解し，高齢者の糖尿病治療においては，血管合併症の防止のみならず，認知機能やADLの低下，フレイルなどの老年症候群の防止，寝たきりなど要介護化の防止など，QOLを維持した健康寿命の延長を目指した治療目標の設定が必要であると考えられている．

高齢者ほど低血糖を生じやすく，その症状は体のふらふら感，頭のくらくら感，めまい，脱力感などが多く，ろれつ不良，ぎこちない動作，片麻痺のような神経症状，集中力困難や仕事の効率の低下などの認知機能障害，せん妄や意欲低下などの精神症状がみられるほか，無症状・無自覚な低血糖もある．80歳以上の高齢者はとくに低血糖が起きやすいとされている．インスリン治療中の高齢者の低血糖症状の特徴は体のふらふら感，転倒，悪心であったという報告[1]もある．高齢者糖尿病治療では，重症低血糖を起こしやすい高リスク患者を見つけ，低血糖に関する教育を本人や介護者に対して行うことが大切である．

高齢者で重症低血糖を起こすリスクが高い症例の特徴

SU薬またはインスリンを使用している高齢者であることがまずポイントとなり，以下のいずれかに該当する場合は高リスク症例であると考えるべきである．
1）認知症または軽度認知障害がある患者
2）ADLが低下している，あるいはフレイルがある患者
3）うつ病または強いうつ傾向が並存している患者
4）BMI値が低値で痩せている患者
5）腎機能障害が高度な患者（eGFR＜60 mL/min/1.73 m^2）
6）多剤併用に該当する患者（ポリファーマシーに注意）
7）社会的サポートが不足している患者
8）無自覚性低血糖の既往がある患者
低血糖教育の重要事項はシックデイ対策である．
⇒食事摂取量が低下した場合や下痢・嘔吐などの場合にSU薬を減量・中止すること，インスリンを減量することをあらかじめ指導する．

2. 高齢者への治療戦略

1 高齢者の特徴

　高齢者への薬物療法を行う際には，低血糖，転倒・骨折，体重減少などの副作用，服薬アドヒアランスの低下，さらに多剤併用に注意しなくてはならない．低血糖リスクがある高齢者には食事療法の際，低糖質食を基本的に採用しない．そのリスクがわずかで認知症がない高齢者には必要に応じて緩やかな低糖質食を考慮してもよい．

　つまり，血糖コントロール目標とその治療法は，高齢者でも個々の患者ごとに個別化する必要があると認識されている．そのためには，高齢者総合機能評価（comprehensive geriatric assessment：CGA）が必要である．すなわち，身体機能，認知機能，心理状態，栄養状態，薬剤といった医療面に留まらず，社会・経済状態などを総合的に評価し，その結果と関連する情報に基づいてさまざまな対策を個別に立てることが求められる．

　ADLについては，着衣，移動，入浴，トイレなどの基本的ADLと買い物や食事の準備あるいは服薬・金銭管理など手段的ADLに分けた評価が必要である．認知機能の評価は一般的なMMSEや改訂長谷川式認知症スケール（HDS-R），DASC-21（地域包括ケアシステムのための認知症アセスメントシート），MoCAなどが利用できるが，糖尿病患者で障害されやすい部分を評価する簡易方法として時計描画試験やMini-Cogが知られている．

　加えて細小血管症（糖尿病網膜症，糖尿病性腎症，糖尿病性神経障害，糖尿病足病変など）や大血管症（心疾患，脳卒中など），感染症，歯周病，認知症，排尿異常などを糖尿病の合併症として評価する必要がある．

　他方，高齢患者は低栄養に陥りやすく，サルコペニアやフレイルを予防するためにビタミンやミネラルとともに1.2 〜 1.5 g/kg実測体重のタンパク質を摂取させる必要があり，摂取すべきカロリーは25 〜 30 kcal/kg標準体重よりも多いほうが望ましい．ビタミンやミネラルの補給に緑黄色野菜を多く摂取することで認知機能の低下を防ぐ一助になり得ることも報告[2]されている．肥満が問題となる場合には糖質の一部をタンパク質に置き換えて穏やかな糖質制限食として食事療法を進めるほうが有効な場合

も少なくない．個々の患者の状況に合わせて臨機応変に食事内容を決めていく柔軟な姿勢は高齢者糖尿病の治療においてもきわめて重要である．

　高齢者においても適切な強度の運動療法は，糖代謝の是正，生命予後やADLの改善あるいは認知機能低下の抑制にも有用であり，とくに2型糖尿病がある高齢者に対するレジスタンストレーニングは，血糖値の改善，除脂肪効果および筋力増強・筋肉増量効果によるサルコペニア予防策として有用であるとのエビデンスもある．介護保険によるデイケアや訪問リハビリテーションを利用することでレジスタンストレーニングを行うことが可能である．運動を行うことで高齢者の認知機能が改善することが報告[3]されている．

② 薬物療法の注意点

　高齢者に対する薬物療法の注意点は，腎機能や肝機能の低下による薬剤の排泄遅延が関与する有害作用の増強が生じやすいことであり，低血糖をきたしやすい．また，認知機能の低下とも相まって食事摂取量や水分摂取量の減少あるいは過度のアルコール摂取に伴う脱水傾向や食事摂取量の減少などの低血糖危険因子が多くなりやすい．高齢者に多い傾向がある歯周病もこれらの状況を悪化させる因子として注意が必要である．

　心不全の有無や骨折や腸閉塞，尿路感染症，性器感染症の既往の有無の確認もしておく必要がある．チアゾリジン薬は心不全や浮腫，骨折などがある場合には使用しない．また，心不全の既往がある場合やBNPが100ng/mL以上の場合も使用しない．α-GIは肝障害や便秘を生じることがあり，肝硬変，腸閉塞の既往がある症例には使用しない．また，消化管手術の既往がある症例でも慎重投与とする．尿路感染症や性器感染症あるいはその既往がある症例ではSGLT2阻害薬は使用しない．

　腎機能によって薬剤の選択を行うほか，薬用量も調整する必要がある．それぞれの薬剤の添付文書などで情報を確認しておくことが望ましい．また，実際の投与に当たっては，どの薬剤も少量投与から開始すべきである．

　そのほかにも，低血糖以外の薬剤の副反応リスク，ADLや認知機能の低下に伴う自己管理能力の低下，心理状態，家庭環境，経済・社会的状況などさまざまな観点から適切な薬剤を選択する必要性が高いことも高齢者の特徴である．スライディングスケールによるインスリン投与はもちろん，定期的なインスリン自己注射も若い患者に比べると低血糖を生じるリスクが高く，十分な注意が必要である．高齢者も血糖コントロールを適正

表1　高齢糖尿病患者に緩やかな血糖コントロールを行う理由

1）加齢による腎機能低下や臓器予備機能の低下などによる薬剤の副作用が生じやすい
2）自覚症状の訴えが乏しく，症状は非典型的なことが少なくない
3）高齢者では膵島β細胞やインスリン標的細胞の加齢的変化，身体活動の減少，筋肉量減少，相対的な体脂肪蓄積によりインスリン抵抗性が増大しやすい
4）老年症候群やフレイルを伴い，脳細胞の加齢的変化による高次脳機能の低下，アルツハイマー病，脳血管障害による認知機能障害あるいは各種動脈硬化性疾患や悪性腫瘍が潜在しやすい．また，骨折が増え，歯周病や排尿異常も多くなる
5）社会的立場が変化し，経済的・社会的に従属的な立場にあることが多く，身体的不具合や生理的欲求減退・意欲減退，生活目標の喪失，生活リズムの狂いなどにより療養におけるセルフケア行動が難しくなる

に実施しなければ糖尿病による高浸透圧高血糖による昏睡や重症感染症などによる生命的危機が起こり得るが，低血糖を回避するやや緩やかな血糖管理が望ましいと考えられている（表1）．

　DASC-21の短縮版であるDASC-8は主に8項目（認知機能評価2項目，手段的ADL評価3項目，基本的ADL評価3項目）からなるが，医師だけではなく医療スタッフや介護職にも利用しやすいアセスメントツールであり，高齢者のHbA1cによる血糖管理目標値を設定するためのカテゴリー分類に利用できることが日本老年医学会ホームページで示された．すなわち，DASC-8の合計点が10点以下でカテゴリーI，11〜16点でカテゴリーII，17点以上でカテゴリーIIIの可能性が高いと判定できる．これらのカテゴリー別の目標HbA1cを定めたものが「高齢糖尿病の血糖コントロール目標[2)]」(P.50の表1：血糖コントロールの目標を参照のこと）である．

3．高齢者糖尿病治療の注意点

　高齢者の糖尿病治療はQOL低下の予防に重点が置かれ，個々の患者ごとに血糖コントロールの目標を設定することが重要であると考えられており，日本糖尿病学会でも糖尿病のコントロール目標が高齢者用ガイドライン[4)]として設定されている．
　インスリン療法を行う場合，SU薬を使用しないかもしくは少量のみとしてBOT（basal supported oral therapy）を行うことが多い．その場合，

持効型溶解インスリンによる基礎分泌補充を行うことが一般的である．インスリンを少量から開始し，夜間の低血糖がないことを確認しながら早朝空腹時血糖を $100 \sim 120$ mg/dL を目標に基礎分泌補充量を調節する．食後高血糖対策として，低血糖リスクが低い GLP-1 受容体作動薬や DPP-4 阻害薬あるいは α-GI の併用処方を考慮する．食後血糖が高めになる場合，ミックスインスリン製剤の使用を検討することもある．これらがうまくいかない場合でも，内因性インスリン分泌がある程度は保たれている症例であれば，持効型溶解インスリンによる空腹時血糖コントロールを行い，食後高血糖を強力に低下させるミチグリニド／ボグリボース配合剤（グルベス®）を食直前5分以内に内服させることが有効なこともある．ただし，グリニド薬は低血糖リスクがやや高いことが知られており，シックデイなど食事がうまく摂取できない場合などは用量調整や休薬が必要である．配合剤は各成分の副作用や注意事項に十分な配慮が必要である．

高齢者にとって多剤併用は服薬アドヒアランスが低下する要因になるばかりではなく，重症低血糖のリスクの1つでもあり，5剤以上のポリファーマシーは転倒リスクを高める要因の1つでもあるが，それがただちに合剤を使う理由にはならないことにも留意する．

注射器も扱いやすいものを選択し，同居家族や福祉関係者が注射する場合には，その実施者との連絡を密にとり，より実行しやすい注射方法を模索する必要がある．

2014年に成立した医療介護総合確保推進法には地域包括ケアシステムの概念が導入されたが，糖尿病がある高齢者に対するインスリン注射や血糖測定は医療行為であるため，高齢者が自己注射や自己測定ができない場合，介護スタッフには代行できないという現行制度上の問題があり，このような事情に対する不安や自信の欠如を理由にインスリン療法を拒否する高齢者が少なからず存在することも治療に際して考慮しなくてはならない．

高齢者に対する糖尿病教育や養生指導は本人だけではなく，日常生活をともに過ごしている家族にも高齢者本人と同時に行いたい．医療者と家族が共同して高齢者を見守る姿勢でいることによって高齢者自身に情緒的に伝わり，指導の有用性を高めることはさまざまな研究で示唆されており，認知行動療法も高齢者に有用であると考えられている．運動療法に対する行動介入もすべての年齢の糖尿病患者の有用であることが示唆されている．

【文献】

1）Kengne AP. Erasmus RT, Levitt NS, et al：Alternative indices of glucose homeostasis as biochemical diagnostic tests for abnormal glucose tolerance in an African setting. Prim Care Diabetes, 11（2）：119-131, 2017.

2）Araki A, Yoshimura Y, Sakurai T, et al：Low intakes of carotene, vitamin B2, pantothenate and calcium predict cognitive decline among elderly patients with diabetes mellitus：The Japanese Elderly Diabetes Intervention Trial. Geriatr Gerontol Int, 17（8）：1168-1175, 2017.

3）Espeland MA, Lipska K, Miller ME, et al：Effects of Physical Activity Intervention on Physical and Cognitive Function in Sedentary Adults With and Without Diabetes. J Gerontol A Biol Sci Med Sci, 72（6）：861-866, 2017.

4）日本老年医学会，日本糖尿病学会（編著）：高齢者糖尿病診療ガイドライン2017，南江堂，東京，2017.

4 治療方針決定の基本

　糖尿病の患者すべてに適応できる画一的な治療方法は存在しない．個々の病態によって基本的な治療方法が異なるだけではなく，患者の年齢やライフスタイル，環境，認知機能などさまざまな要因を考慮して，患者のQOLを維持あるいは向上させることに配慮したオーダーメイドの治療を患者ごとに個別に考えていく必要がある（**図1**）．

1. 患者評価を行う

　1型糖尿病か，2型糖尿病，もしくはその他の糖尿病なのかの診断は重要である．1型糖尿病に対する治療薬はインスリンのみであるとする考え方が基本であるが，日本では世界に先立って1型糖尿病にSGLT2阻害薬の使用を認められるようになった．2型糖尿病の薬物療法は内服薬が基本であるが，インスリン分泌を刺激する注射薬も使用される．また，これらの薬剤で血糖コントロールが不十分な場合にはインスリンも投与される．

患者評価
病型は？　体格は？　年齢は？　認知機能は？　職業は？　既往歴は？
生活習慣は？　ADLは？　家族歴は？　家族構成と同居人の有無は？

↓

合併症は？
合併症の有無，合併症の病状や治療薬の把握は治療の選択に影響する

↓

血糖管理目標の設定
日本糖尿病学会のガイドラインを参考に決める数値目標
低血糖を回避することが可能な治療方法や管理が必要
⇒実現するための日常管理の計画立案と実行．食事・運動指導が基本
　薬剤コンプライアンスを高めると同時に心理的サポートを！

図1 実践的治療方針決定の流れ

　身長・体重，年齢，既往歴，家族歴，認知機能やADL，食事や運動習慣を含めた生活習慣や職業，同居家族の有無など患者背景の把握は治療方針を決めるうえで重要である．認知機能が衰えた老老介護をしている夫婦だけの所帯で複雑な投与方法のインスリン治療が実施困難であることは容易に想像できる．

　合併症や併存症の有無と種類，程度によって，どのように対応すべきかが変化する．たとえば，感染症が合併する場合には耐糖能異常が悪化し，血糖値のコントロールが悪化しやすいことはよく知られている．高齢で，重篤な合併症が複数ある危機的な状況での厳格過ぎる血糖管理は患者にとって大きな苦痛となることすらある．患者の置かれた状況や背景をきちんと把握し，それぞれの場面にふさわしい対応を行うことが求められる．

　つまり，患者評価を常に繰り返し，治療方針をいつでも軌道修正する姿勢を堅持しなければならない．

2．血糖管理の方針を決める

　評価結果をもとに血糖管理の方針を決める．血糖管理の目標は，年齢，罹病期間，臓器障害，低血糖の危険性，患者に対するさまざまなサポート体制などを考慮し，HbA1cの値を指標として患者ごとに個別に設定する（表1）．
　治療内容として最初に考慮すべきはインスリン療法の適応の有無を考えることである．1型糖尿病やがんなどによる膵臓全摘出術後などインスリ

表1　血糖コントロールの目標

1）成人の糖尿病患者におけるHbA1c目標値（64歳以下の患者）[注4]			
	血糖値正常化を目指す際の目標[注1]	**合併症予防のための目標**[注2]	治療強化が困難な患者での目標[注3]
HbA1c（%）	6.0未満	**7.0未満**	8.0未満

注1）適切な食事療法や運動療法だけで達成可能な場合，または薬物療法中でも低血糖などの副作用なく達成可能な場合の目標とする．
注2）合併症予防の観点からHbA1cの目標を7%未満とする．対応する血糖値としては，空腹時血糖値130 mg/dL未満，食後2時間の血糖値が180 mg/dL未満をおおよその目安とする．
注3）低血糖などの副作用，その他の理由で治療の強化が難しい場合の目標とする．
注4）いずれも成人に対しての目標値であり，また妊娠例は除くものとする．

（文献1より）

50

2）高齢者糖尿病の血糖コントロール目標

患者の特徴・健康状況[注1)]		カテゴリーⅠ		カテゴリーⅡ	カテゴリーⅢ
		①認知機能正常 かつ ②ADL自立		①軽度認知障害〜軽度認知症 または ②手段的ADL低下, 基本的ADL自立	①中等度以上の認知症 または ②基本的ADL低下 または ③多くの併存疾患や機能障害
重症低血糖が危惧される薬剤（インスリン製剤, SU薬, グリニド薬など）の使用	なし[注2)]	7.0%未満		7.0%未満	8.0%未満
	あり[注3)]	65歳以上75歳未満 7.5%未満（下限6.5%）	75歳以上 8.0%未満（下限7.0%）	8.0%未満（下限7.0%）	8.5%未満（下限7.5%）

高齢者糖尿病の血糖コントロール目標（HbA1c値）

治療目標は, 年齢, 罹病期間, 低血糖の危険性, サポート体制などに加え, 高齢者では認知機能や基本的ADL, 手段的ADL, 併存疾患なども考慮して個別に設定する. ただし, 加齢に伴って重症低血糖の危険性が高くなることに十分注意する.

注1：認知機能や基本的ADL（着衣, 移動, 入浴, トイレの使用など）, 手段的ADL（IADL：買い物, 食事の準備, 服薬管理, 金銭管理など）の評価に関しては, 日本老年医学会のホームページ（http://www.jpn-geriat-soc.or.jp/）を参照する. エンドオブライフの状態では, 著しい高血糖を防止し, それに伴う脱水や急性合併症を予防する治療を優先する.

注2：高齢者糖尿病においても, 合併症予防のための目標は7.0%未満である. ただし, 適切な食事療法や運動療法だけで達成可能な場合, または薬物療法の副作用なく達成可能な場合の目標を6.0%未満, 治療の強化が難しい場合の目標を8.0%未満とする. 下限を設けない. カテゴリーⅢに該当する状態で, 多剤併用による有害作用が懸念される場合や, 重篤な併存疾患を有し, 社会的サポートが乏しい場合などには, 8.5%未満を目標とすることも許容される.

注3：糖尿病罹病期間も考慮し, 合併症発症・進展阻止が優先される場合には, 重症低血糖を予防する対策を講じつつ, 個々の高齢者ごとに個別の目標や下限を設定してもよい. 65歳未満からこれらの薬剤を用いて治療中であり, かつ血糖コントロール状態が表の目標や下限を下回る場合には, 基本的に現状を維持するが, 重症低血糖に十分注意する. グリニド薬は, 種類・使用量・血糖値などを勘案し, 重症低血糖が危惧されない薬剤に分類される場合もある.

【重要な注意事項】糖尿病治療薬の使用にあたっては, 日本老年医学会編「高齢者の安全な薬物療法ガイドライン」を参照すること. 薬剤使用時には多剤併用を避け, 副作用の出現に十分に注意する.

（文献2より）

3）小児・思春期の1型糖尿病患者における血糖コントロール目標値

コントロール水準	理 想	適 切	不適切	ハイリスク
高血糖	な し	無症状	多飲・多尿・夜尿	いろいろな症状
低血糖	な し	意識障害なし	意識障害・けいれん	規定なし
食前血糖値（mg/dL）	65～100	90～145	＞145	＞162
食後血糖値	～126	90～180	180～250	＞250
就寝前血糖	80～100	120～180	＜120 or 180～200	＜80 or ＞200
夜間血糖値	65～100	80～161	＜75 or ＞162	＜70 or ＞200
HbA1c（%）	＜6.5	＜7.5	7.5～9.0	＞9.0

小児・思春期の2型糖尿病については成人の糖尿病患者の場合に準ずる． （文献3より作成）

ンが枯渇している場合，インスリンは必須である．

　ただし，すべての症例で食事療法と運動療法は治療の基本であり，個々の患者の生活習慣に溶け込みやすい食事指導と運動指導が必要になる．欧米では，ベジタリアン食，低糖質食を含めたさまざまな食事療法の利用が認められており，わが国でも特定の食事内容にかかわらず個々の患者に合わせたオーダーメイドの工夫があってよい．運動療法は個々の患者の年齢や運動能力，生活習慣に合わせた内容を考慮すべきで，できない運動を強制しても無意味である．そのためにまず，患者の生活習慣を正確に把握しなければならない．

　インスリン分泌が保たれている場合，超高齢者以外では，合併症の予防効果のエビデンスがあるメトホルミンが第一選択の経口抗糖尿病薬となることはすでに述べたが，空腹時血糖値だけではなく食後血糖値にも目を配り，治療方法を検討すべきである．また，新しいエビデンスの登場にも注意を払っておきたい．

　低血糖は，中枢神経系をはじめ全身の組織に大きなダメージを非可逆的に与えるものであり，短期的にも長期的にも低血糖を惹起する危険性はできる限り小さくする必要がある．

　肥満がある患者の場合，SU製剤やインスリン製剤の導入を行う際には慎重でなければならない．その理由は，体重増加を招き，結果として糖尿病を悪化させたり，肥満による合併症を惹起，あるいは悪化させたりする可能性があるからである．また，これらの薬剤の導入により，その後も低

血糖を生じるリスクは高くなる．

　周術期，感染症発症などのシックデイでは耐糖能異常が悪化し高血糖傾向になりやすい．このような場合，低糖質食やインスリン療法の実施が望ましい．

　繰り返すが，患者背景，全身状態，合併症など常に変化し得るものを絶えず把握し，治療方針を適宜変更する軌道修正力が臨床医としての力量として求められる．これができなければ，患者の命を守ることはできない．

　なお，糖尿病網膜症がある場合，急速な血糖低下は網膜症を悪化させることがあり，眼科医との緻密な連携のもとで緩徐な血糖コントロールを行う必要があることを忘れてはならない．また，血糖値の急激な改善によって神経障害が増悪する症例や異常感覚が出現する症例があり，注意深い観察が必要である．

3．日常管理（生活指導と心理的サポート）

　糖尿病患者に対する診療における日常管理は，血糖コントロールの確認や服薬状況の確認に留まらず，食事内容や運動内容とその質の確認やアドバイスはもちろん，栄養評価も行わなくてはならない．さらに，心血管合併症などさまざまな合併症に関する評価も併せて行う．そのため，複数の診療科の専門的な協力を得る必要があり，医療連携は必須である．

　さらに，医師だけではなく栄養士や薬剤師あるいは理学療法士や作業療法士も加わった糖尿病教育を行う必要がある．その教育内容は，糖尿病の病態，診断，合併症，治療方法（食事・運動・経口薬・注射薬）はもちろん，血糖自己測定，低血糖とその対策，シックデイとその対策，規則正しい健康的な日常生活の過ごし方などが含まれる．

　望ましい療養行動を効果的かつ継続的に患者に実行させるためには，QOLへの配慮や心理状態の評価，個々の患者が感じる療養生活の困難さとその要因を検討することが必要であり，それこそが日常管理の要であるともいえる．また，新しい治療法や疾患に関する情報を提供し，患者が主体的に疾患と向き合って日々を過ごしていける状況作りに配慮する必要がある．糖尿病の療養生活は自己管理そのものであり，それは患者自身の性格や価値観あるいは治療に対する期待感など考え方，感情，周囲の態度や

サポートと環境条件および療養の結果や心身の状況などさまざまな複合的因子に大きな影響を受ける．したがって，心理的なサポートも必須となる．

　自己管理の内容は，上記のように多岐にわたり，しかも一生涯を通じて行わなくてはならないものである．長期間にわたって強い意志をもって自己管理を徹底して堅持するのは至難の技であり，多くの患者が挫折を経験し，自己効力感の喪失を味わう．医療者はその挫折を責めるのではなく，患者が再び意欲をもって自己管理に取り組めるように配慮すべきである．これを実現するために，医療者は医師を最高責任者とした医療チームを組織して，個々の患者に適した医療援助が実行できる体制を作る必要がある．

　医療チームには，看護師，保健師，管理栄養士，薬剤師，臨床検査技師，理学療法士，作業療法士のほか，健康運動指導士，臨床心理，メディカルソーシャルワーカー（MSW）など医療機関によりいくらかの差異はある．しかし，大切なのは患者に関する情報を共有し療養指導に関する統一された意思を形成して患者の力になる支援を果たしていくことであり，チームメンバー間の連絡を密に保つことが基本となる．そのうえで，患者が安心して相談できる環境およびチームと患者との信頼関係を構築することが効果的な支援を行うために最も必要なこととなる．患者のQOLを身体的，社会的，精神的に高めていくことがチーム医療の役割である．

　本項でのポイントは下記のようになる．これを踏まえて診療にあたっていただきたい．

　・どのような糖尿病患者なのか，病型だけではなく，体格や年齢，生活習慣を含めて患者を全人的に理解・把握することがまず先決である．
　・年齢や患者の薬剤管理能力，生活リズムや家族など周囲のサポート状況を考慮した治療目標と薬剤の使用方法を決定する．
　・生活サポートや心理サポートも継続的に行う．
　・合併症に関する適切な情報を教示し，その対策を患者とともに行う．

【文献】
1) 日本糖尿病学会 編・者：糖尿病治療ガイド2018-2019，P.29，文光堂，2018.
2) 日本老年医学会・日本糖尿病学会 編・者：高齢者糖尿病診療ガイドライン2017，P.46，南江堂，2017.
3) Rewers M, Pillay K, de Beaufort C, et al：ISPAD clinical practice consensus guidelines 2014. Assessment and monitoring of glycemic control in children and adolescents with diabetes. Pediatr Diabetes, 15 (20)：102-114, 2014.

5 食事療法と栄養指導

1. 患者指導の基本方針

　インスリン分泌低下とインスリン抵抗性が加わって発症する2型糖尿病の場合，軽症例であれば食事療法と運動療法のみで血糖コントロールが可能な症例がある．インスリン療法や経口薬による治療は，十分な栄養を摂取しつつ適切な食事療法を併用しなければ適切な効果は得られない．したがって，まずは食事療法と運動療法を行い，それだけでは十分な血糖コントロールが得られない場合に経口薬治療を行う．

　2型糖尿病は肥満を合併することが多く，肥満はインスリン抵抗性を悪化させるため，適切な体重コントロールが必要となる．1型糖尿病はインスリンの絶対的な欠乏により生命維持のためにインスリン療法が必要不可欠となるが，それでも各種の栄養素の摂取は必要であり，正確な栄養管理が必要である．

　食事療法や栄養指導を行う際は，まず患者やその家族から食習慣を詳しく聞き出し，問題点を分析し，各自に適した方法をみつけることから試みる．極端な強制は患者や家族の反発を招くことがあり，かえって病勢を悪化させることがある．

　そのために，まずは病態をわかりやすく解説し，血糖コントロールが合併症を予防するために必要であることを理解させるべきである．そのうえで，個々の生活習慣とともに食習慣を詳しく聞き取ることが大切となる．禁止する食物を強調し過ぎるのではなく，食品の種類を多くすること，食物繊維を積極的に摂取して腸内環境を整えること，食事時間を規則正しくすることなど健康な食生活として推奨される基本的な事柄を指導の中心に据えることが最も大切であり，ビタミンやミネラルの摂取も指導する．糖尿病患者では亜鉛欠乏も合併しやすいことが知られており，亜鉛欠乏による末梢神経障害と糖尿病末梢神経障害を鑑別するためにも血清亜鉛濃度や食事内容の評価は必要であると考えられる．また，鉄欠乏性貧血などの鉄

欠乏も比較的多く，明らかな貧血がなくても鉄欠乏による神経症状や抑うつなどの精神症状が出現することがある点には注意が必要である．

　患者にできないことを責めるのではなく，できること・できたことを認め，治療に対する意欲を堅持させる工夫が必要である．イライラするとつい過食してしまう患者にはストレスマネジメントの指導が必要であり，目の前にあるとついつい食べてしまう場合には食べ物を周囲に置かないなどの刺激統制法を利用することも少なくない．飲酒が好きで酩酊すると過食する，旅行をすると太る，日頃からうっかり食べ過ぎてしまう，カロリー計算が面倒だなどという場合も，ノートに目標とその達成のための方法や行動計画を患者自身に記載させ行動変容へと導く認知行動療法が有用である場合もある．

　一方で，ケーキバイキングや食べ放題・飲み放題の飲食店がホテルも含めて人気であることを考えれば，人には時に不摂生を楽しむことも人生を深めるうえで大切であるという一般的な人の立場，考え方，感じ方の存在を忘れてはならない．患者の心理を汲み取り，疾患に対する患者の心理的変化に応じた行動変容技法を活用して患者の性格特性に応じた声かけを行うことでドロップアウト例を減らせることが期待できると考えられている．

2．摂取カロリーの決定

　成人のエネルギー摂取量（摂取カロリー）の算出は以下の方法で求められる．

1日のエネルギー摂取量＝標準体重×身体活動量
標準体重＝身長(m)×身長(m)×22
身体活動量は，デスクワークなどの軽作業 25 〜 30 kcal/kg 標準体重
　　　　　　立ち仕事がある普通の作業 30 〜 35 kcal/kg 標準体重
　　　　　　力仕事が多いなどの重労働 35 〜 kcal/kg 標準体重

　成人や高齢者に対しては，合併症の有無や血糖コントロール状況によって，より厳しいカロリー制限を行うとする成書も少なくないが，そのような患者も含めて小児や妊婦の場合と同様にすべての患者で厚生労働省が示

している「日本人の食事摂取基準」に準拠すればよいという考え方もあり，そのほうが患者にプレッシャーを与え過ぎることも少なく，現実的であると思われる．

3．食事療法の内容を設定する

上記で決めたエネルギー摂取量の範囲内で，タンパク質，炭水化物，脂質をバランスよく摂取するとされている．従来は炭水化物をエネルギー量の50 〜 60%とすることが一般的であると考えられていたが，40 〜 45%とより少なくすべきであるとする考え方もある．

炭水化物を制限する場合は，糖質を制限し，食物繊維が制限されないよう配慮する．穀物の食物繊維は2型糖尿病のリスクを下げるという報告もあり，野菜などに由来する食物繊維とともにGLP-1の分泌を促進する効果もあるという報告もある．

脂質は，飽和脂肪酸を少なくするなどの工夫によって20 〜 30%の摂取となっても問題はなく，タンパク質も20 〜 30%に増えても糖尿病性腎症の予防に問題がないことは，アメリカ糖尿病学会が高いエビデンスレベルで認めていることはすでに本書でも記載したとおりである（P.22）．

また，高齢者の低栄養は予後不良の徴候であり，いかなる疾患がある場合でも高齢者の1日のエネルギー摂取量は1,000 kcal以上，タンパク質は男性で65 g，女性で55 gが必要である[1]とされている．

繰り返すが，炭水化物として摂取を控えるべきなのは高中性脂肪血症を悪化させるショ糖や果糖という糖質であり，食物繊維は制限すべきものではない．食物繊維には食後の急激な血清コレステロール値の増加を防ぐことが期待されている．食物繊維は水様性食物繊維と難消化性食物繊維があるが，いずれも腸内細菌叢の改善や便通の促進など好ましい効果をもつと考えられている．食物繊維を多く含む野菜を食べてから炭水化物を摂取すると急激な血糖上昇が抑制される[2]ことは，エビデンスで示されている．

アルコールの摂取量は純アルコール換算1日25 g程度（ビール中ビンで1本，ワインなら2杯，日本酒なら1合）までに制限し，肝疾患や各種の合併症がある場合には禁酒を原則とする．

高血圧合併予防のために1日当たりの食塩摂取量を男性8 g未満，女性

7 g未満を推奨するが，すでに高血圧を合併している患者では1日6 g未満が推奨される．糖尿病性腎症の1・2期では高血圧を合併している場合のみ塩分を制限するが，3期以降は高血圧が合併していない場合にも合併例と同様に制限される．

コラム　アルコール性低血糖症

　アルコールがもつ利尿作用により飲酒時には尿量が増えて低Na血症傾向が生じることはよく知られている．生体は糖代謝よりもアルコール代謝を優先することが知られており，それは人体に有害なアルコールを除去するためであるとの説もある．また，アルコールは肝臓における糖新生を抑制する作用があることも知られている．これらのことから，インスリン療法や経口血糖降下薬治療を実施中の糖尿病患者では，飲酒による低血糖（アルコール性低血糖症）により倒れて救急搬送されることも皆無ではない．飲酒中の意識消失患者に対して血糖測定は必須の検査である．飲酒後はアルコールが完全に分解されるまでは，いつでも低血糖が生じる可能性があり，睡眠中に低血糖になることもあり得る．このような低血糖を回避するためには，糖尿病患者も炭水化物を含むおつまみを食べることが必要であり，長時間の飲酒も避けるべきである．少量ないし中等量のアルコールはインスリン感受性を高めることが示唆されるという報告[1]もある．飲酒後の低Na血症傾向が生じるために，飲酒後にラーメンなど塩分が多く含まれる料理を食べたくなることがあるが，それが過ぎると高血圧や肥満による耐糖能の悪化につながることも教育しておくとよい．

文献
1）Facchini F, Chen YD, Reaven GM：Light-to-moderate alcohol intake is associated with enhanced insulin sensitivity. Diabetes Care, 17(2)：115-119, 1994.

4．食品交換表とカーボカウント

　日本糖尿病学会・日本糖尿病協会によって書籍としても提供されている「糖尿病食事療法のための食品交換表」[3]は，各食品の主要な栄養素によって食品を4群6表に分類し，各食品のエネルギー80 kcalを1単位と呼んで，各食品をエネルギー量の等価交換できるように工夫がなされている．これ

を利用することで，目標とする1日の摂取エネルギー量ごとに適切な献立の実例を組み立てることが可能となるほか，類似の栄養素をもつほかの食品と部分的に適宜交換することで食事内容にバリエーションをもたせることが可能となる．

5大栄養素である炭水化物，脂質，タンパク質，ミネラル，ビタミンのうち，血糖値を上昇させるのは炭水化物だけであることから，食事中の炭水化物の量を計算して糖尿病患者の食事管理を行う方法が「カーボカウント」として考案された．炭水化物は糖質と食物繊維に分類され，このうち血糖値を上昇させるのは糖質だけである．つまり，カーボとして計算すべきは糖質である．

糖質の単位は「カーボ」と命名されており，アメリカでは糖質15 gを1カーボ，ドイツでは糖質10 gを1カーボと国によって量が異なるのが現状であるが，The Diabetes Control and Complications Trial (DCCT)という1型糖尿病の合併症調査などでも使用されるほど普及している．わが国では，日本糖尿病学会による食品交換表の1単位が80 kcalと決められており，炭水化物1 gが4 kcalであることから1単位は炭水化物20 gとなり，糖質10g を1カーボとすると1単位が2カーボと相互に換算しやすいこと，食品に表示されている炭水化物の重量からカーボへの換算が容易であるという2つの理由から，1カーボを10 gとすることが推奨されているように思われる（**図1**）．

カーボカウントは，基礎カーボカウントと応用カーボカウントの2種類がある．基礎カーボカウントは，摂取糖質量を一定にすることで食後の血糖上昇を抑える方法で，すべての糖尿病患者に適応できると考えられている．応用カーボカウントは，摂取糖質量に応じてインスリン量を決定する

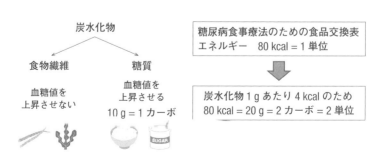

図1　カーボカウントと食品交換表の1単位

　方法で，インスリン療法を受けている糖尿病患者に適応される．インスリ
ン療法を受けている小児，成人，高齢者，妊婦もその適応対象である．

　カーボカウントによるインスリン投与量の決定方法などは，後述する
（P.105）．

文献
1）中澤 進，小薗康範：Geriatric Medicine（老年医学），46(5)：437-443, 2008.
2）Imai S, Fukui M, Ozasa N, et al：Eating vegetables before carbohydrates
improves postprandial glucose excursions. Diabet Med, 30(3)：370-372,
2013.
3）日本糖尿病学会（編著）：糖尿病食事療法のための食品交換表，文光堂，東京，
2013.

6 運動療法と運動指導/リハビリテーション

---

1. 運動の効果と注意点

運動はブドウ糖や脂肪酸の代謝利用を促進し，継続して行うことでインスリン抵抗性を改善する効果があることが知られている．わが国では理想的には毎日（少なくとも週3日以上）1回15〜30分の有酸素運動を1日2〜3回以上，またそれに加え週2〜3回のレジスタンス運動を行うことが望ましいとされている．運動効果の持続は48時間とされており，少なくとも1日おきに運動を実施するように指導すべきであるといわれている．

有酸素運動はランニングやエアロビクス，水泳，歩行など酸素供給量に適合した強度の運動で，継続して行うことでインスリン感受性が増大することが示されている．荷重負荷や抵抗負荷に抗した動作を行う運動がレジスタンス運動であり，ダンベルや筋力トレーニングマシンなど筋肉量を増加させ，筋力を増強する効果が期待できることが示されている．なお，血圧上昇を回避するために，レジスタンス運動では息こらえをせずに行うように指導するべきであるとされている．

望ましい運動強度は，50歳以上であれば心拍数が100/min程度，50歳未満であれば心拍数が100〜120/min程度になる強度，つまり，中等度とされる運動強度がよいとされている．

ただし，年齢ごとに一律の運動負荷を行うのではなく，個人ごとに適した運動療法を行うことが必要であり，それによりとくに高齢者では筋力低下を予防し，フレイル，サルコペニア，ロコモティブ・シンドロームの進行を防ぐことが期待されている．運動療法は高血圧，脂質異常，骨粗鬆症などの予防効果や改善効果もある．

運動療法を行う場合，インスリンやSU製剤を使用している患者ではほかの薬剤を使用している患者や無投薬の患者よりも低血糖を起こすリスクが高いことに注意する必要がある．また，空腹時血糖が250 mg/dL以上と高い場合や尿ケトン体が陽性の場合はシックデイである可能性や重症化

する可能性が想定されるため，運動を制限または禁止する必要があるとされている．眼底出血や腎不全，虚血性心疾患，骨・関節疾患や糖尿病性神経障害がある場合もその程度・状況によって運動療法を制限または禁止するべきであるとされている．

2. 継続することが大切

　運動をするという話になるとつい身構えてしまい気おくれするという患者も少なくないのが現実である．とくに働き盛りの年代では，「運動をする時間がない」と最初から運動療法を投げ出してしまう患者は少なくない．そういう場合は，患者のライフスタイルをよく聞き，デスクワークの多い会社員や公務員ならエスカレーターやエレベーターの代わりに階段を使うように指導する，通勤電車は1駅手前で下車して歩く，など日常生活行動のなかで運動負荷を適度にかける方法を患者と一緒に模索することは，患者の運動療法実行の動機づけにもなり，効果的なことがある．小児は発達段階に応じた遊びが運動となる場合もあることから，すべての患者に対して一律の運動療法を課すのは適切ではない．

　高齢者では，フレイルを防止するためにタンパク質が豊富な食事と身体活動の増加，筋肉トレーニングが必要であるが，足腰が痛い・暑い・寒いなどの理由で外出や運動を回避しようとする傾向の患者も多い．そういう場合は，室内でテレビを観ながらイスに座ってできる運動方法を指導するなど，各人に適した運動を提案するとよい．また，家人や福祉関係者と相談して屋内環境を整備することが必要な場合もあり得る．高齢者が生きがいを感じることができる社会活動や健康活動に段階的に参加を促すこともしばしば有用であるといわれている．

　運動療法は食事療法と併用すると効果的であり，それにより血糖値やHbA1c値あるいは脂質代謝異常の改善が得られたときには患者とともに医療者も喜びを分かち合うことは，患者の治療に取り組む意欲を高め，持続させることに役立つ．

　糖尿病の治療として最も実行率が低い治療法が食事療法と運動療法であり，食事療法は約60%，運動療法は約40〜60%の患者しか行っていないのではないかと推測されている．したがって，適切な効果を得るために

は患者に対する日常管理を含めた教育が必要であると考えられている．

　運動継続に向けた支援体制として，個々の患者に応じた目標を設定することがまず必要であると考えられている．HbA1cを6％以下にしたい，薬を減らしたい，体力をつけて山登りをしたいなど，患者の希望はさまざまであり，個々の患者の価値観やライフスタイルを考慮した運動方法で個別の目標に向かって努力することを支援する姿勢が大切である．患者と約束した期限ごとに一定の方式に従った定期的評価を継続し，目標を達成すればそれを称賛し，次の目標を患者自身に立てさせる動機づけが運動療法を継続させるうえで最も重要である．つまり，達成感や充実感をモチベーションにして次の目標に向かわせる手法は有用であることが知られている．目標が達成できなかった場合は，医療者は患者と一緒にその原因を考察し，患者自身に問題点を発見させ，克服する作業を実行させるように誘導する．運動内容は楽しいものがよく，苦しい運動を強いる根性主義は科学的根拠に乏しく，有用ではない．指導する医療者自身が楽しくない運動を患者に強いることも同様である．楽しいと感じることは，行動を実行，継続する動機となる．

7 経口血糖低下薬

1. 総論

Ⅰ 薬物療法

　1型糖尿病およびインスリン依存状態にある2型糖尿病の治療の基本はインスリン療法であり，これは必須である．通常のインスリン療法では十分ではない場合，強化インスリン療法が実施されることが一般的である．

　これに対して，インスリン非依存状態にある2型糖尿病は，食事療法，運動療法，生活習慣改善のための患者教育が基本治療となる．基本治療を実行しても血糖コントロール目標が達成できない場合に薬物療法を開始する．欧米人の2型糖尿病の主たる病態はインスリン抵抗性であるため，ビグアナイド薬のメトホルミンが第一選択薬として使用されているのに対し，日本人ではインスリン分泌低下とインスリン抵抗性の悪化が混在していることから個々の患者ごとに処方を考える必要があるとされている．しかし，近年では糖尿病専門医はメトホルミンを第一選択薬として使用することが多い傾向にあるといわれている．欧米的な食事による肥満傾向が目立つインスリン抵抗性が高い患者が増えていることが，わが国でもメトホルミンが選ばれる要因であると思われるが，近年では心血管系合併症リスクを軽減する可能性に期待する考えも増えている．

Ⅱ 経口血糖低下薬

　経口血糖低下薬（経口糖尿病治療薬）は，その作用機序により①インスリン抵抗性改善系（ビグアナイド薬とチアゾリジン薬），②インスリン分泌促進系（SU薬）および速効型インスリン分泌促進薬（グリニド薬とDPP-4阻害薬），③糖吸収・排泄調節系（α-GIとSGLT2阻害薬）の3つに分類されている（**表1**）．ビグアナイド薬（メトホルミン）とSU薬

表1　経口血糖低下薬の分類と特徴

1）インスリン抵抗性改善系

分　類	作用機序	主な副作用
ビグアナイド薬	肝での糖新生を抑制	胃腸障害，乳酸アシドーシス
チアゾリジン薬	インスリン感受性改善	浮腫，心不全，体重増加，骨折

ビグアナイド薬であるメトホルミンは，小腸でも作用してGLP-1分泌を促進するという説もある.

2）インスリン分泌促進系

分　類	作用機序	主な副作用
スルホニル薬（SU薬）	インスリン分泌促進	低血糖，体重増加
速効型インスリン分泌促進薬（グリニド薬）	速いインスリン分泌促進	低血糖，体重増加
DPP-4阻害薬	インスリン分泌促進，グルカゴン分泌抑制	低血糖増強，膵炎

3）糖吸収・排泄調節系

分　類	作用機序	主な副作用
α-グルコシダーゼ阻害薬（α-GI）	糖質の吸収遅延	肝障害，胃腸障害
SGLT2阻害薬	尿細管での糖再吸収抑制・排泄促進	多尿，尿路性器感染症

は合併症予防効果があるというエビデンスが示されている．速効型インスリン分泌促進薬は合併症予防効果があることが示唆されているが，現時点では十分なエビデンスはまだない．SGLT2阻害薬は，心血管疾患の合併率が低下するという報告がある．

　治療薬は患者の病態や生活状況などを考慮して選択し，単剤を少量から開始する．血糖値やHbA1cの推移や副作用の出現に注意しながら増量し，効果が不十分な場合には他剤の併用を考慮する．

　薬剤の選択に際しては，腎機能や肝機能，心機能を考慮する必要がある．たとえば，心不全がある患者ではピオグリタゾン，メトホルミンおよびブホルミンは禁忌であり，テネリグリプチンなどは慎重投与とされている．

　妊娠する可能性がある女性，妊婦および授乳婦に対しては，経口薬を使用せず，インスリン療法を行う．

　DPP-4阻害薬には週1回投与薬もあるが，患者のQOLや活動性，希望も併せて使用を考慮する必要がある．実際，週1回の注射や服薬を希望す

るかどうかは，患者の価値観によって大きく異なる．

　SGLT2阻害薬は体重減少効果もあるとされ，若年者のメタボリックシンドロームや，その傾向がある2型糖尿病患者などに処方される傾向があるが，尿路感染症や性器感染症のリスクに注意が必要であるとされる．SGLT2阻害薬による治療はほかの薬剤による治療よりも心不全による入院率や死亡率を有意に低下させるという報告[1]もある．

　これらの薬剤を使用しても食後高血糖が目立つ場合にはグリニド薬やα-GIの併用を考慮することが少なくない．

　なお，1型糖尿病に適応のある一部のSGLT2阻害薬（スーグラ®，フォシーガ®）にも，心不全を合併する2型糖尿病患者における効果と同じものを1型糖尿病患者においても期待されるものの，現時点ではそれは明らかではない．

III　主な経口血糖低下薬とその投与のポイント

　ここからはそれぞれの経口血糖低下薬について，使用の注意点や具体的な使い方について紹介していく．なお，すべての製剤をカバーしているわけではない．

1 ビグアナイド薬

使い方のポイント

- ・体重増加，低血糖を生じにくいことが特徴
- ・インスリン抵抗性の高い2型糖尿病がよい適応になる（メトグルコ®は軽度の腎障害でも使用可能）
- ・高度の心血管障害や肝障害では使用しない
- ・過度のアルコール摂取を禁止する
- ・シックデイや脱水があるときは使用しない
- ・発熱時や下痢のときは，休薬するように服薬指導を行う
- ・ヨード系造影剤使用の前後2日と当日の計5日間は休薬し，検査後は水分摂取を励行する
- ・緊急手術や心臓カテーテル検査は，内服を中止すれば即実施可能
- ・半減期が短いため1日2～3回の内服が望ましい

※高齢者では乳酸アシドーシスを起こすリスクが高く，75歳以上では新規投与は推奨されないとする意見があるが，日本老年医学会の

「高齢者の安全な薬物療法ガイドライン2015」[2] によると，その意見のエビデンスの質は低く，意見の推奨度は“弱”と記載されている（メトホルミンについての記載）

・**メトホルミン塩酸塩**（メトグルコ®，グリコラン®ほか）
成人
　初期：1日500 mg，分2または分3（食直後または食後）
　維持：1日750〜1,500 mg
　最大：1日2,250 mg（グリコラン®は最大1日750 mg）
　（欧米や中国では，メトホルミン製剤であるGlucophageの1日最大用量は2,550 mgである）
10歳以上の小児（メトグルコ®のみ適用あり）
　初期：1日500 mg，分2または分3（食直後または食後）
　維持：1日500〜1,500 mg
　最大：1日2,000 mg
※ジェネリック医薬品もメーカーによって薬用量が異なることに注意が必要
※腎・肝障害がある場合，高齢者ではこれを定期的に確認すること
※75歳以上では新規の処方の適否を慎重に判断すべき
※以前から継続している場合は下記に注意すること
　・腎障害，肝障害，ケトーシス，糖尿病性昏睡のある患者や妊婦などには禁忌
　・乳酸アシドーシスの発生に注意が必要（とくに高齢者，SGLT2阻害薬併用症例など）

・**ブホルミン塩酸塩**（ジベトス®，ジベトスS®）
成人
　1日100〜150 mg，分2または分3（食後）
※腎障害，肝障害，ケトーシス，乳酸アシドーシスやその既往がある患者や糖尿病性昏睡のある患者などや妊婦，高齢者には禁忌とされている

②チアゾリジン薬

使い方のポイント

- 効果発現に1ヵ月かかり，効果に個人差が大きいが低血糖は少ない
- インスリン分泌能が維持されたインスリン抵抗性の高い症例に効果的なことが多い
- 抗動脈硬化作用が期待でき，脳卒中の再発予防や心血管疾患のハイリスク症例にも効果的
- 心不全がある症例には禁忌

※日本老年医学会の「高齢者の安全な薬物療法ガイドライン2015」[2] によるとチアゾリジン薬は女性では骨折のリスクが高まるほか，男女とも骨粗鬆症や心不全のリスクを上げるというエビデンスレベルが高く，高齢者への投与は少量から慎重に投与すべきであることが強く推奨されている

・ピオグリタゾン塩酸塩 （アクトス®）

<u>成人</u>（食事・運動療法や他剤が無効なとき）

1日1回15 ～ 30 mg（朝食前または朝食後）

最大：1日1回45 mg

<u>女性・高齢者・インスリン使用患者</u>

初期：10 mgから開始

最大：1日1回30 mg（インスリン使用患者）

体重増加・浮腫が多く，骨折リスク上昇（骨折リスクが高い閉経後女性にはリスクとベネフィットのバランスを考える）

※心不全のほか，腎障害，肝障害，ケトーシス，糖尿病性昏睡のある患者などや妊婦には禁忌

※脂肪肝の改善作用が認められている

※脳卒中の再発や心筋梗塞の発症を抑制することが報告されている

※動脈硬化の炎症を抑制する効果が報告されている

※副作用としての浮腫や循環血漿量の増加は，女性やインスリン併用例に多く，用量依存性である

③ スルホニル尿素（SU）薬

使い方のポイント

- 食事療法ができていないと体重増加が起こりやすい
- 二次無効を認める症例があることに注意を要する
- 作用時間が長く低血糖を生じやすい（とくに高齢者や腎機能障害例で生じやすい）
- 低血糖を生じた高齢者は入院を考慮する
- 速効型インスリン分泌促進薬（＝グリニド薬）とは併用しない
- 価格が安く，費用対効果が高い
- 肥満がない患者で非インスリン依存状態であれば第一選択薬としてメリットはある
- 胎盤移行性があり，妊娠時には禁忌
- ステロイドによる高血糖時も禁忌

・グリベンクラミド（オイグルコン®，ダオニール®）

<u>成人</u>

1日1.25 ～ 2.5 mg，1日1回（朝食前または朝食後）
　　　　　　　　または1日2回（朝夕の食前または食後）

最大：1日10 mg

<u>7歳半以上の小児</u>

1日1.25 ～ 7.5 mg，1日1回（朝食前または朝食後）
　　　　　　　　または1日2回（朝夕の食前または食後）

※腎障害，肝障害，ケトーシス，糖尿病性昏睡のある患者や妊婦などには禁忌

・グリメピリド（アマリール®ほか）

<u>成人</u>

初期：1日0.5 ～ 1 mg，分1（朝食前または朝食後）
　　　　　　　　　　分2（朝夕の食前または食後）

維持：1日1 ～ 4 mg，分1（朝食前または朝食後）
　　　　　　　　　　分2（朝夕の食前または食後）

最大：1日6 mg

> ※腎障害，肝障害，ケトーシス，糖尿病性昏睡のある患者などや妊婦
> には禁忌

4 速効型インスリン分泌促進薬（＝グリニド薬）
使い方のポイント
- SU系とは併用しない
- 腎機能が低下していても使用できる
- 透析で80％以上が回収される
- 体重増加，低血糖を生じやすいがSU薬よりは少ない
- インスリン内因性分泌能が残存し，食後高血糖が顕著な比較的初期の2型糖尿病がよい適応
- 日本人では初期からインスリン分泌能障害が高度な例が多く，分泌を促進させる薬剤は有用である可能性がある
- 空腹時高血糖が目立つ患者では効果は期待できない

- ナテグリニド（ファスティック®，スターシス®）

成人
　1回90 mg，1日3回（毎食直前）
　最大：1回120 mg
※ケトーシス，糖尿病性昏睡のある患者などや妊婦，透析患者には禁忌
※食前投与で30〜60分で血中インスリン濃度はピークとなる
※半減期が1時間少々で，作用持続時間は3時間である
※食後高血糖に有効である

- ミチグリニドカルシウム（グルファスト®）

成人
　1回10 mg，1日3回（食後5分以内）
※糖尿病性昏睡のある患者などや妊婦には禁忌
※重症食後高血糖にも有効なインスリン分泌亢進作用を示す

- レパグリニド（シュアポスト®）
※半減期が0.8時間で，作用時間は4時間と他剤よりも長い

※心血管イベントの二次予防に有効性を示す

5 DPP-4阻害薬
使い方のポイント
- 単剤では低血糖や体重増加は生じにくい．膵島β細胞を疲弊させず長期間投与できる
- 血糖値が全般的に高いインスリン依存状態に処方する．インスリン分泌が低下した痩せ型の日本人2型糖尿病患者に有用性が高い
- 肝機能障害には注意が必要
- 週1回内服製剤もあるが，併用薬との関係で飲み忘れの可能性も考慮する必要がある
- DPP-阻害薬の心血管系に対する安全性は確認されている
- 腎機能低下症例や高齢者にも有効なので，第一選択薬として選ばれる傾向がある（ただし腎臓排泄型の製剤が多く，腎機能低下症例では減量が必要である）
- 各薬剤の効果の差については，日本人2型糖尿病患者でのエビデンスはない
- 薬理学的にはほかのすべての経口血糖低下薬と併用可能である
- SU薬，α-GI，メトホルミンとは相乗効果以上の併用効果を発揮する
- シタグリプチン塩酸は，グルファスト®やSU系，ビグアナイド，α-GIと併用可能
- 併用薬や併用期間に制限のある薬剤もあり，とくにSU系との併用では低血糖に注意が必要
- 他剤との併用で低血糖リスクが高まるとされ，低血糖の初期症状である「強い空腹感，冷や汗，動悸，手指の震え」などに注意する必要がある

- **シタグリプチン酸塩**（ジャヌビア®，グラクティブ®）
成人．
　1日1回50 mg（朝食後）
　最大：1日1回100 mg

※糖尿病性昏睡のある患者などには禁忌，急性膵炎に注意
※高齢者や他剤への併用の場合は12.5 mg錠など少量から開始する

・アログリプチン安息香酸塩（ネシーナ®）
成人

　1日1回25 mg（朝食後）
　糖尿病性昏睡のある患者などには禁忌，急性膵炎に注意
　高齢者や他剤への併用の場合は6.25 mg錠など少量から開始する
※メトホルミン塩酸塩500 mgを徐放剤化したものにこの薬剤25 mg
　を配合したイニシンク配合錠®もあり，メトホルミン塩酸塩を1日1
　回投与で使用できるという点で服用率を上げる可能性が期待される

・リナグリプチン（トラゼンタ®）
成人

　1日1回5 mg（朝食後）
※胆汁排泄型なので高度腎機能障害例でも使いやすい
※糖尿病性昏睡のある患者などには禁忌，急性膵炎に注意，高齢者や
　他剤への併用の場合はとくに低血糖に注意

・アナグリプチン（スイニー®）
成人

　1日100 mg，1日2回（朝夕食後）
　最大：1回200 mg
※便秘・下痢・低血糖・めまい・貧血などの副作用発生に注意（高齢
　者や他剤への併用の場合はとくに気をつける）

・トレラグリプチンコハク酸塩（ザファテック®）
成人

　1週間に1回100 mg
※糖尿病性昏睡のある患者などには禁忌である．低血糖，心房細動，
　発疹などに注意が必要だが，比較的安全．ただし，副作用出現時に
　はすぐに中止しても薬剤の効果が1週間程度続くため，注意深い観
　察が必要である

※鼻咽頭炎や血清リパーゼの上昇も1%程度の症例で認められる

※腎障害のある患者では半量にするなど減量が必要

※内服を忘れた場合には，気づいた時点で1回内服すればよいとされている

※半減期は平均18.5時間

・オマリグリプチン（マリゼブ®）

<u>成人</u>

　1週間に1回25 mg（ただし，末期腎不全では1週間に1回12.5 mg）

※糖尿病性昏睡のある患者などには禁忌であり，低血糖，心房細動，発疹などに注意

※副作用として，腹痛，嘔吐，便秘，腹部膨満などがあり，長期化する場合は服用を中止する．急性膵炎や腸閉塞は少ないが，注意が必要である

※半減期は平均38.9時間で，肝臓で代謝をほぼ受けず，腎臓でほとんど再吸収されることで1週間作用する

・テネリグリプチン（テネリア®）

<u>成人</u>

　1日1回20 mg（効果不十分なら1日1回40 mg）

※低血糖や間質性肺炎に注意

※肝機能障害症例では減量が必要

※肝機能が著しく悪い症例や心不全では慎重投与

※腎機能低下例でも通常用量での使用が可能

6 α-GI薬

使い方のポイント

・食後高血糖が上昇している症例に処方する

・低血糖対策としてブドウ糖を患者に携帯させておく

・単剤では低血糖を生じないが，効果も限定的である

・**ボグリボース**（ベイスン®）

<u>成人</u>

　　1回0.2 mg，1日3回（毎食直前）

　　最大：1回0.3 mg

<u>7歳半以上の小児</u>

　　1日0.2 ～ 0.6 mg，1日3回（毎食直前）少量から増量

<u>12歳以上の小児</u>

　　1日0.2 ～ 0.9 mg，1日3回（毎食直前）少量から増量

※糖尿病性昏睡のある患者などには禁忌

※低血糖対策として患者にブドウ糖を携帯してもらう

※服用中の腹部膨満や放屁などは時間経過とともに多くは消失する

※食事・運動療法で改善しない耐糖能異常に対して2型糖尿病の発症
　予防効果（0.2 mg製剤が保険適用）あり

※胃切除後耐糖能異常（ダンピング症候群）に適応外使用が認めら
　れている

・**アカルボース**（グルコバイ®）

<u>成人</u>

　　1回100 mg，1日3回（毎食直前）1回50 mgから開始も可能

<u>7歳半以上の小児</u>

　　1日100 ～ 300 mg，分3（毎食直前）

※糖尿病性昏睡のある患者や妊婦には禁忌

※内服開始で放屁が増える症例あり，多くは2 ～ 3週で改善

※肝障害，低血糖，黄疸，腸閉塞に注意（月1回など定期的な肝機能
　検査が必要）

※胃切除後耐糖能異常（ダンピング症候群）に適応外使用が認めら
　れている

・**ミグリトール**（セイブル®）

<u>成人</u>

　　1回50 mg，1日3回（毎食直前）

　　最大：1回75 mg

※糖尿病性昏睡のある患者などや妊婦には禁忌

※腎機能障害がある場合は慎重投与
※肝障害，低血糖，黄疸，腸閉塞に注意

7 SGLT2阻害薬

使い方のポイント

・尿酸値や血圧の低下効果も期待されている
・14日処方限定の薬剤が多かったが，しだいに長期投与が可能になっている
・シックデイでは低血糖を起こす可能性が示唆されている
・心血管疾患や心不全の発症リスクを下げたい，腎保護効果に期待したい，脂肪肝改善効果に期待したいときに使われることが増えている
・高齢者でも認知症がない，合併症が軽度であるなど症例を選べば使用でき，効果が期待できることを示す報告もしだいに増えてきているため，最近では注目度も高くなっている
・エビデンスが海外を中心に増えつつあることがしばしば取り上げられるようになった

・イプラグリフロジン（スーグラ®）

<u>成人</u>

1日1回50 mg（朝食前または朝食後）
最大：1日1回100 mg

※糖尿病性昏睡のある患者などには禁忌，定期的な腎機能検査を行う
※尿路感染症に注意が必要だが，体重減少症例もある
※2018年12月に世界で初めてわが国で1型糖尿病に対する適応が承認された

・ダパグリフロジン（フォシーガ®）

<u>成人</u>

1日1回5 mg（朝食前または朝食後）
最大：1日1回10 mg

※糖尿病性昏睡のある患者などには禁忌，定期的な腎機能検査を行う，

体重減少症例もある

※2019年2月に世界で初めてわが国で1型糖尿病に対する適応が承認された

・エンパグリフロジン（ジャディアンス®）

成人

1日1回10 mg（朝食前または朝食後）

最大：1日1回25 mg

※糖尿病性昏睡のある患者などには禁忌，定期的な腎機能検査を行う

※体重減少症例もある

※心血管合併症の予防効果のエビデンスが海外に多数ある．日本人の血糖降下エビデンスも集まっている

※近年では心不全に対する治療効果を認める論文も登場している

・カナグリフロジン（カナグル®）

成人

1日1回100 mg（朝食前または朝食後）

（欧米やアジア各国では，Invokanaなどの商品名で1日最大300mgが投与されている）

※便秘，口渇，膀胱炎，頻尿，外陰部カンジダ症，ケトーシス，血中ケトン体増加，無症候性低血糖などの副作用の可能性

※下肢切断リスクが上昇する可能性があり，末梢血管疾患を合併する患者ではとくに注意は必要

※テネリア®との合剤であるカナリア®配合錠もあるが，低血糖や脱水，尿路感染症などに注意が必要で，慎重に投与すべきである

※シタグリプチンとイプラグリフロジンの合剤（スージャヌ®配合錠），エンパグリフロジンとリナグリプチンの合剤（トラディアンス®配合錠）もあり，将来的には合剤も増える可能性がある

・トホグリフロジン（デベルザ®，アプルウェイ®）

成人

1日1回20 mg（朝食前または朝食後）

※低血糖が生じる可能性は他剤との併用時が高く，とくにSU薬との

併用は注意する

※腎盂腎炎とそれに続く敗血症を生じることがまれにあり，尿路感染症に注意する

※脱水やケトーシス・ケトアシドーシスを起こす可能性があるのはほかのSGLT2阻害薬と同様

※半減期が約5.4時間と他剤よりも短く，夜間頻尿の原因になりにくい

※半減期が短いため，シックデイに内服を中止すると他剤よりも低血糖が生じにくいと考えられる

・**ルセオグリフロジン**（ルセフィ®）
<u>成人</u>

1日1回2.5 mg（朝食前または朝食後）

※日本で開発されたSGLT2阻害薬であり，日本人2型糖尿病患者を対象にしたデータが多い

※SGLT2阻害薬のなかで薬価が最も安い

2．経口血糖低下薬の併用療法

　同じ薬剤を増量するよりも，作用機序が異なる薬剤を併用するほうが有用である場合も少なくない．とくにSU薬は併用薬を使うことで減量できる場合がある．

　メトホルミンとDPP-4阻害薬の併用またはDPP-4阻害薬とα-GIの併用は，GLP-1受容体作動薬の効果を増強することが期待できるという考え方もある．SU薬にDPP-4阻害薬を併用する場合は，低血糖リスクを軽減するためにSU薬を減量する必要があると考えるべきである．DPP-4阻害薬にSU薬を追加する場合には少量から追加すべきであるのはもちろんである．空腹時血糖がコントロールできても食後高血糖が続く場合，グリニド薬やα-GIの併用を考慮するが，その場合にも空腹時の低血糖のリスクを軽減する策を取るべきである．

　メトホルミンによる単独治療を行う場合，3ヵ月で目標HbA1c値に到

達しない場合には2剤併用療法が行われることが多い．その場合，HbA1c低下効果，低血糖リスク，体重への影響，副作用，薬価などを考慮してDPP-4阻害薬や少量SU薬，チアゾリジンなどが併用されるが後2者は肥満のリスクがあり，DPP-4阻害薬やSGLT2阻害薬は薬価が高いが肥満のリスクはない．ただし，SGLT2阻害薬は尿路感染症や性器感染症，脱水のリスクがあり高齢者には使いにくい．

　従来，経口血糖低下薬は1型糖尿病の適応がなかったが，SGLT2阻害薬であるスーグラ®錠とフォシーガ®錠については1型糖尿病への適応がわが国で世界に先駆けて承認された．しかしその処方に際しては2型糖尿病と同様に低血糖や感染症および脱水の危険性を考慮する必要がある．

　多剤併用療法は，内服アドヒアランスと経済的負担の問題が生じることがあり，その改善のために配合剤（2剤の合剤）の使用も選択肢となる．

　多剤併用でも血糖コントロールが目標に達しない場合は，インスリン療法やGLP-1受容体作動薬による治療をできるだけ早期に考慮するべきであると考えられる．多剤併用は，一般的に3剤までと考えられている．

【文献】
1）Kosiborod M, Cavender MA, Fu AZ, et al：Lower Risk of Heart Failure and Death in Patients Initiated on Sodium-Glucose Cotransporter-2 Inhibitors Versus Other Glucose-Lowering Drugs：The CVD-REAL Study（Comparative Effectiveness of Cardiovascular Outcomes in New Users of Sodium-Glucose Cotransporter-2 Inhibitors）．Circulation, 136（3）：249-259, 2017.
2）日本老年医学会，日本医療研究開発機構研究費・高齢者の薬物治療の安全性に関する研究研究班：高齢者の安全な薬物療法ガイドライン2015，メジカルビュー社，東京，2015.

> **コラム** 経口血糖低下薬併用療法に関する Tips
>
> **メトホルミン**
> ・ビグアナイド薬の代表に位置づけられているメトホルミンは，2型糖尿病の第一選択薬として世界的に確立されつつある．これとDPP-4阻害薬との併用は，低血糖リスクが低く，体重増加を起こすことなく血糖コントロールができると考えられている．メトホルミンは，小腸において胆汁酸再吸収の抑制，GLP-1分泌を促進することでDPP-4阻害薬との相乗効果がもたらされると考えられている．
> ・メトホルミンはインスリン抵抗性改善効果があり，インスリン分泌促進効果があるSU薬やグリニド薬との相乗効果がある．
> ・メトホルミンは肝臓のインスリン抵抗性を改善し，筋肉のインスリン抵

抗性を改善するチアゾリジン薬との相乗効果が期待できる．メトホルミンは発がんリスクを低下させる抗腫瘍作用がある可能性が示唆されている．

チアゾリジン薬

・チアゾリジン薬にDPP-4阻害薬を併用すると，低血糖リスクが少なく，チアゾリジン薬による体重増加や骨代謝への悪影響（骨折のリスク）を抑制できる可能性が示唆されている．ただし，チアゾリジン薬の膀胱がんに対する影響に関する考え方は国により異なっている．日本では膀胱がん患者やその既往のある患者にはチアゾリジン薬を投与しないことが一般的であろう．アメリカでは，チアゾリジン薬と膀胱がんの関連性は否定された．

SU薬

・SU薬のグリメピリド4〜6 mg/dayで血糖コントロールがうまくいかない場合にグリメピリドを0.5〜1 mg/dayに減量してDPP-4阻害薬を併用すると低血糖を生じることなく良好な血糖コントロールが得られる症例がある．
・SU薬とグリニド薬は作用機序が共通であるため，併用することにほとんど意味はない．
・SU薬にメトホルミンを少量から追加すると効果がよい場合があるが，副作用に注意が必要であり，とくに高齢者，腎機能障害例，アルコール多飲者，心疾患のある患者では慎重に投与する．
・SU薬で食前空腹時血糖は130 mg/dL以下でも，食後高血糖がある患者ではα-GIを併用することで低血糖を良好にコントロールできることが多い．
・SU薬にチアゾリジン薬やDPP-4阻害薬あるいはGLP-1受容体作動薬追加する場合，あらかじめSU薬を減量しておかないと低血糖リスクが高まる．インスリン導入やSGLT2阻害薬の併用を行う場合も同様である．

グリニド薬

・グリニド薬に併用する薬剤としては，作用機序が異なるチアゾリジン薬，メトホルミン，SGLT2阻害薬が適切であると考えられる．作用機序が同じでも,作用する部位が異なるDPP-4阻害薬も有効であるとされている．食前・食後の血糖値の変動が極端に大きい症例ではα-GIによる食後高血糖の抑制が有効である．

DPP-4阻害薬

- DPP-4阻害薬に対して，相乗効果または相加効果が期待できる併用薬は，ビグアナイド薬（メトホルミン），チアゾリジン薬，α-GI，SU薬，グリニド薬，SGLT2阻害薬である．メトホルミンとDPP-4阻害薬の併用性には高いエビデンスがある．
- 日本人の2型糖尿病に限定すれば，DPP-4阻害薬とα-GIとの併用も有用性が高いとする研究データがあることが知られている．
- DPP-4阻害薬とSU薬の併用は低血糖のリスクが高くなり，SU薬を減量すべきであることは既述のとおりである．
- DPP-4阻害薬とSGLT2阻害薬の併用は肥満がある2型糖尿病患者の体重を減少させる効果が期待できる．
- インスリンとDPP-4阻害薬の併用は低血糖のリスクが上昇することがなく，有用性が高いことが多数の臨床試験で示されており，2型糖尿病に対するインスリン療法で十分な効果が得られない場合にDPP-4阻害薬を追加する方法は有用であるとされている．

その他

- 経口血糖低下薬の合剤は，2型糖尿病患者の内服する数を減らすことで服用コンプライアンスを高めることに寄与するが，併用が適切で用量も適切である必要がある．配合薬を第一選択薬としてはならず，個別に服用する場合の副作用をよく知ったうえで慎重に処方する必要がある．配合薬は経済効果もあるが，使用するうえでのメリットとデメリットを患者に正しく理解させておく必要がある．

コラム 糖尿病治療と重症低血糖

血糖管理を厳重に行うほど治療薬による低血糖が起こりやすくなり，低血糖を繰り返すほど低血糖の無自覚化が交感神経応答性の低下によって生じやすくなることが知られている．つまり，無自覚性低血糖は，低血糖を原因とする自律神経障害が関与し，自律神経症状が出現しないまま突然の意識障害を生じる．1型糖尿病に多いが，1型糖尿病にも2型糖尿病にも認められるものであり，罹病期間が長い，イスリン製剤の使用量が多い，SU薬の使用，神経障害がある，加齢，腎機能低下，睡眠障害がある，アルコール摂取が多いなどの危険因子が知られている．

低血糖は認知症を誘発し，認知症は低血糖を誘発することも知られている．1型糖尿病では重症低血糖は平均54歳ですべての年齢で認められるが，2型糖尿病では80％強が65歳以上と高齢者に多く，平均年齢は75歳との

報告もある. 低血糖を繰り返すと高齢者では認知症を誘発するだけではなく, 心筋障害による不整脈や糖尿病心筋症を生じる可能性もある. 高齢者の血糖降下薬による低血糖は, HbA1cが低値であるほど起こりやすいことも知られている. 薬剤ではインスリンやSU薬の使用者に低血糖が多いが, これらの薬剤を使用していない症例では低栄養者ほど低血糖が起こりやすい可能性がある.

メトホルミンを第一選択薬として使用している場合, 追加する薬剤としてはDPP-4阻害薬やチアゾリジンあるいはα-GIがよいとする意見は低血糖予防に視点を置いている. 低血糖防止には, 患者指導・支援も重要な役割をもつ.

コラム　ステロイドと経口血糖低下薬

グルココルチコイドが主成分であるステロイドは, その作用により肝臓や筋肉, 脂肪組織のインスリン抵抗性を高め, 長期使用では食欲亢進作用や体重増加作用による肥満をもたらし, 糖代謝への悪影響が大きく, 高血糖を惹起する. その影響はステロイドの種類, 使用方法, 使用期間によって異なるため, それぞれの状況に応じた血糖低下のための薬剤選択が必要になる. 糖尿病患者に対するステロイドの影響はとくに大きく, 注意を要する. 高齢者では経口での少量ステロイド投与でも認知症様症状や認知症の悪化を生じることはあり得る. 生じた場合, ステロイドを中止しても数ヵ月から1年近く影響が残る可能性もある.

パルス療法など短期間でのステロイドの注射での使用は, 高度の高血糖になることが多く, インスリンで対応することが望ましいとされている.

短期間のプレドニン®1日1回の内服など空腹時血糖への影響が少ない場合はα-GIやDPP-4阻害薬あるいはグリニド薬が食後高血糖の改善に有効な場合が多く, 低血糖のリスクが低い. 空腹時の高血糖がある場合にはSU薬が使用されることがあるが, 低血糖のリスクが高いことを意識する必要がある.

経口ステロイドの長期使用に際しては, インスリン抵抗性改善薬であるビグアナイド薬(メトホルミン)が基本となり, 糖尿病がもともとないステロイドによる糖尿病であっても2型糖尿病に準じて加療することが基本となる. 食後高血糖に対しては, DPP-4阻害薬やα-GIあるいはグリニド薬を使用することが多い.

8 GLP-1受容体作動薬

1. 総論

　グルカゴン様ペプチド1（glucagon-like peptide 1：GLP-1）は，小腸下部にあるL細胞（グルコースによる刺激や食事摂取による神経刺激の影響を受ける）から分泌されるインクレチンというホルモンの1つであり，インスリン分泌促進，グルカゴン分泌抑制，胃内容排泄遅延，満腹感の促進と食事摂取量の抑制などの効果をもち，DPP-4阻害薬はこのGLP-1の分解を阻害することで血糖値を低下させるとともに体重減少効果もある．基本的に食事時間に関係なく注射が可能であり，患者のQOLを改善する効果が高いと考えられている．

　GLP-1の一部を人工的に改変したGLP-1受容体作動薬はGLP-1よりも分解されにくいため，インスリン分泌作用とグルカゴン分泌抑制作用による血糖効果作用を発揮する．ただし，GLP-1受容体作動薬とDPP-4阻害薬はインクレチン関連薬であるが，両者を併用した場合の有効性と安全性は確立されていないようである．

　GLP-1受容体作動薬は単体では低血糖を起こしにくいとされ，体重増加が起こりにくい，あるいは，体重減少効果がある製剤であることも利点であり，とくに肥満がある2型糖尿病にはよい適応があると考えられている．

　一方で，急性膵炎を起こす可能性があり，腹痛時あるいは膵炎の既往がある患者には注意が必要である．または，20〜50%の症例で初期に悪心が出現することを前もって患者に説明しておく必要がある．悪心対策として六君子湯が有効なことがある．

　GLP-1受容体作動薬には短時間作用型と長時間作用型があり，短時間作用型は食後血糖低下作用が比較的強く，消化管運動抑制に伴う悪心や嘔吐が出現しやすい．長時間作用型は空腹時血糖値低下作用が強く，悪心や嘔吐も少なく，体重減少がやや多い傾向がある．SU薬との併用では低血

糖リスクが高くなるため，併用する場合はとくに血糖自己測定（self monitoring of blood glucose：SMBG）(保険適用) を励行する．

　内服薬による血糖コントロールが不良な場合には，インスリン分泌反応が低下してしまう前にGLP-1受容体作動薬をできるだけ早期に導入すべきであると考えられている．特徴をよく説明し，患者の希望を確認して製剤を選択すべきである．

　なお，グルコース依存性インスリン分泌刺激ポリペプチド（GIP）は主に小腸上部にあるK細胞（グルコースと脂質の刺激を受ける）から，食後30〜60分で分泌される．GLP-1と同様にインスリン分泌を刺激することが知られている．GIPにはグルカゴン分泌抑制作用はなく，脂肪細胞を直接刺激することで肥満を生じやすくするため，糖尿病の治療薬には不向きであると考えられる．

　この薬剤のがんに対する有効性を示す報告があるが，現時点では十分なエビデンスがあるとは言えない状況であり，しかし将来的には研究が進むものと思われる．

2. GLP-1受動体作動薬とその用法

　基本的には内服薬への追加的な併用を行う薬剤であり，HbA1cが半年程度あるいはそれ以上改善しない場合や飲み忘れなどにより内服が正しくできない症例などが適応と考えることが多い．

- **・リラグルチド**（ビクトーザ®）皮下注
<u>成人</u>
　　1日1回0.3 mgから開始，1週以上の間隔で0.3 mgずつ増量
　　最大：1日1回1.8 mg（朝または夕に皮下注）
　※糖尿病性ケトアシドーシス，糖尿病性昏睡，重症感染症，緊急手術時，中等度以上の手術や外傷には禁忌
　※使用開始後は室温保存し30日以内に使用する．膵炎・腸閉塞・低血糖に注意
　※肥満例には体重減少効果あり，心血管イベントを13%減少させる有意な効果がある

※欧米など海外では当初から1日最大1.8 mgであるが，日本は投与量は発売後再審査で海外と同じになった

・**エキセナチド**（バイエッタ®）皮下注
成人
　　1回5μg，1日2回（朝夕食前60分以内）
　　投与開始から1ヵ月以上後に1回10μg，1日2回へ増量可能
※糖尿病性ケトアシドーシス，糖尿病性昏睡，重症感染症，緊急手術時，透析患者や重度陣障害および中等度以上の手術や外傷には禁忌である．HbA1cの改善効果がある
※使用開始後は室温保存し4週以内に使用する．膵炎・低血糖・腎不全に注意
※肥満例には体重減少効果あり

・**エキセナチド除放製剤**（ビデュリオン®）皮下注
成人：週に1回2 mg
※糖尿病性ケトアシドーシス，糖尿病性昏睡，重症感染症，緊急手術時，透析患者や重度腎障害および中等度以上の手術や外傷には禁忌である．持続性エキセナチド製剤とも呼ばれている
※使用開始後は室温保存し4週以内に使用する．膵炎・低血糖・腎不全に注意．HbA1cが改善しやすい
※肥満例には体重減少効果あり
※注射部位の皮下硬結と発赤はほぼ必発で，約2ヵ月で自然に消えることをあらかじめ患者に説明しておくことが必要である．認知症患者などを含む高齢者では介護者による注射が望ましい

・**リキシセナチド**（リスキミア®）皮下注
成人
　　初期：1日1回10μg（朝食前）
　　投与1週間後から1日1回15μgに増量，さらに1週間以上後に1日1回20μgに増量．ただし1日20μgを超えてはならない
※朝食の60分以内前に皮下注する．食後の注射は禁止
※糖尿病性ケトアシドーシス，糖尿病性昏睡，重症感染症，緊急手術

　時，中等度以上の手術や外傷には禁忌
※使用開始後は室温保存し30日以内に使用する．膵炎・腸閉塞・低
　血糖に注意

・デュラグルチド（トルリシティ®）皮下注

成人

　週に1回0.75 mg（剤形：皮下注アテオス0.75 mg）

※糖尿病性ケトアシドーシス，糖尿病性昏睡，重症感染症，緊急手術
　および中等度の手術や外傷には禁忌

※血糖改善効果に優れ，抗体出現頻度が低いとされているが，効果は
　用量依存的である

※副作用として鼻咽頭炎，頭痛，便秘，下痢，悪心などがある

※HbA1c低下が8〜12週で得られるとされ，α-GIやビグアナイド
　薬，チアゾリジン薬への追加併用が効果的

※食後高血糖を改善する作用に優れている．欧米では1回の最大投与
　量は1.5mgとされている

・セマグルチド（オゼンピック®）皮下注

成人

　週に1回0.25 mgから開始

　投与開始4週間から週1回0.5 mg皮下注射（0.5 mgを4週間投与
　しても効果が不十分な場合は，最大週1回1.0 mgまで増量可能）

※新しいGLP-1アナログ（GLP-1受容体作動薬）であるセマグルチ
　ドは心血管イベントを26%減少させる

※ただし，セマグルチド（オゼンピック®）は網膜症を悪化させやす
　いという欠点が指摘されている

3．GLP-1受容体作動薬の使用上での注意点など

　GLP-1受容体作動薬は単独では低血糖をきたすことは少ないが，SU薬
やインスリンとの併用時などは，重症低血糖のリスクを考慮する必要があ

り，とくに65歳以上の高齢者や血清クレアチニン1.0 mg/dL以上の腎機能低下症例へのSU薬の併用は慎重に行うべきである．GLP-1受容体作動薬の追加投与時にはSU薬の減量が望ましいとされ，グリメピリド2 mg/day以下，グリベンクラミド1.25 mg/day以下，グリクラジド40 mg/day以下に減量することが推奨されている．

　基本的には，食事・運動療法やこれにSU薬を加えても十分な効果が得られない2型糖尿病症例にGLP-1受容体作動薬を追加する例が多い．注射薬に抵抗があり2剤目として投与したDPP-4阻害薬が効果不十分であった症例に対して，GLP-1受容体作動薬に切り替える方法も有用なことがあり，治療の選択肢となり得る．今後，GLP-1受容体作動薬の経口薬が複数登場することが予想され，その有用性が期待される．

　DPP-4阻害薬を用いたBOT（basal supported oral therapy）によって十分な血糖コントロールが得られていない患者の場合にDPP-4阻害薬からGLP-1受容体作動薬に切り替える方法も有用である．

　GLP-1受容体作動薬の徐放製剤を週に1回注射し，1日1回の持効型インスリンを注射する"incretin-based insulin therapy"という治療法も考慮できる．エキセナチド徐放製剤やデュラグルチドの週1回投与は，ほかのGLP-1受容体作動薬を連日投与するよりも薬剤費を低価格に抑えることが可能であり，費用対効果に優れている．

　なお，1型糖尿病などインスリン分泌が低下している場合には，高血糖を生じるリスクがあるため，インスリン依存状態にある症例にはGLP-1受容体作動薬の使用は不適切である．

　副作用は，便秘，悪心，胃不快感など軽度〜中等度の胃腸障害があるが，投与から4〜6週以内の投与初期に多く，一般的には一過性である．低用量から開始すると胃腸障害を少なくできると考えられているが，嘔吐を伴う激しい腹痛など急性膵炎を示唆する初期症状について患者に説明しておく必要がある．

　自己注射薬のアドヒアランスは週1回のようなシンプルな製剤がほかよりも高いことがしばしば話題となるが，実際には個々の患者の価値観や生活習慣などさまざまな要因によってアドヒアランスは影響を受け，患者によっては週1回投与の製剤を好まない場合もあり，意向を尊重して薬剤を選択する必要がある．高齢者で訪問診療や訪問介護，訪問看護などを受けていて，訪問時に注射を行うという場合には週1回製剤は有用性が高い可能性がある．

9 インスリン療法

1. 総論

　1型糖尿病のようなインスリン依存状態では，インスリン療法が唯一，かついかなる場合も中断してはならない治療法となる．他方，2型糖尿病でインスリン非依存状態にあっても，経口血糖低下薬による血糖コントロールで目標を達成できない場合などは，インスリン療法の適応となる．

　インスリンは膵島 β 細胞から24時間持続的に分泌されており，これを基礎分泌（basal secretion）という．摂食時には血糖値上昇に伴うインスリンの大量分泌が起こり，これを追加分泌（ボーラス，bolus secretion）という．健康な人では基礎分泌によるインスリンが約50％を占め，残り約50％が追加分泌によるものである．この割合は，年齢や食習慣，あるいはインスリン抵抗性によって変化することが知られており，個々の患者ごとのインスリン分泌パターンに適合するインスリン製剤の選択が必要になると説明されている．

　インスリン療法の絶対適応があるのは以下の場合である．

- インスリン依存状態
- 糖尿病性ケトアシドーシス（diabetic ketoacidosis：DKA）や高血糖高浸透圧症候群（hyperosmolar hyperglycemic state：HHS）などの急性合併症があるとき
- 重症肝障害や重症腎障害の合併時
- 重症感染症や外傷があるとき
- 中等度以上の侵襲があると考えられる手術の施行時
- 高カロリー静脈栄養を行う場合
- 妊娠中の血糖コントロールを行う場合

　インスリン療法の絶対適応がある場合，基礎分泌と追加分泌の両方を補う必要があり，これをインスリン強化療法（basal-bolus法）と呼ぶ．この方法は最も生理的な状態に近い治療法であると考えられている．

インスリン療法の相対適応があるのは以下の場合が考えられる．

・インスリン非依存状態でも空腹時血糖値が250 mg/dLを超える場合
・随時血糖値が350 mg/dLを超える場合
・経口血糖下降薬やGLP-1受容体作動薬で十分なコントロールが得られない場合
・痩せ型で低栄養状態にある場合
・ステロイド治療時の高血糖の存在を認める場合
・糖毒性を積極的に解除したい場合

　相対適応がある場合，個々の症例の状態によって強化療法が必要な場合もあれば追加分泌だけの補充で十分な場合もある．

　2型糖尿病では，膵臓の膵島β細胞の進行性機能低下により経年的な治療強化が必要となる．β細胞機能の改善や維持のためにはできるだけ早期のインスリン療法の開始が望ましいと考えられている．また，適切なインスリン治療によって糖毒性を解消し，インスリン療法が不要になるまでに改善する2型糖尿病患者も少なくないことは，DKAやHHSなどの治療でもよく知られている．

　インスリン療法の導入には，基礎インスリン1日1回注射，超速効型インスリン1日3回注射，混合型インスリン1日1〜3回注射，強化インスリン療法のいずれかが実施される．基礎インスリン1日1回注射が簡便で有効な方法として，とくに外来でのインスリン療法導入時に採用されることが多い．

　高齢者では血糖コントロールのよさと低血糖のリスクは表裏一体であり，わが国の高齢者糖尿病ガイドラインには血糖コントロールのためのHbA1cの目標値とともに低血糖を回避するためのHbA1cの下限も設定されている．

コラム　インスリン分泌不全・インスリン抵抗性を外来診療で診るポイント

　インスリン療法をいつ開始するかを決める手がかりは，糖尿病の病態を明らかにすることである．それにはすでに述べたようにインスリン分泌不全とインスリン抵抗性を評価することが重要であり，以下の表のようにまとめられる．外観上の体格はインスリン分泌不全とインスリン抵抗性を鑑別するポイントになる確率は高いとされることが多いが，例外もあることは意識しておく必要がある．痩せ型や最近の体重減少はインスリン分泌不全を示唆し，肥満型やメタボリック型はインスリン抵抗性を念頭に置くこ

とが通例である.

インスリン分泌を評価するには，インスリンであるIRIを測定する方法と膵島β細胞から分泌されるインスリンと同量であるCPRを測定する方法がある．CPRは0.5 ng/mL以下であれば，インスリン依存状態であると判定する．インスリン分泌能はHOMA-β，CPR indexあるいはインスリン指数から判定される．

インスリン分泌不全・インスリン抵抗性をみるポイント

	分泌不全	抵抗性
体　格	痩せ型	肥満・メタボリック型
罹病期間	10年以上（1型は病初期も分泌不全が多い）	
SU薬使用歴	あり，かつ血糖値不良	
ほかの生活習慣病	—	TG上昇，HDL-C低下，高血圧
空腹時IRI	—	10 μIU/mL以上
HOMA-R [FIRI × FBF/405]	—	2.5以上（1.6以下）
CPR（ng/mL）	0.5以下	4.0以上
CPR index [FCPR × 100/FBG]	0.7未満（1.2以上）	—
SUIT index [FCPR × 1,485/(FBG−61.8)]	30未満（50以上）	—
HOMA-β [FIRI × 360/(FBG−63)]	40未満	—
インスリン指数 [ΔIRI/ΔFBG（0〜30分）]	0.4未満	—

FIRI：空腹時IRI　　FCPR：空腹時CPR　　FBG：空腹時血糖
ΔIRI：糖負荷前後のIRIの差　　ΔFBG：糖負荷前後の血糖値の差
（　）内の数値の場合，その病態の存在を否定的に考えることを示す．

2．インスリン製剤の種類と特徴

インスリン製剤は，インスリンヒト製剤とインスリンアナログ製剤に分類されるほか，皮下注射をしてからの作用発現時間と作用持続時間のパ

ターンから超速効型，速効型，中間型，混合型/二相性および持効型溶解
インスリン製剤に分類される．インスリンアナログ製剤はヒトのインスリ
ンのアミノ酸配列を人工的に変化させた製剤である．

　これらのうち，静脈内投与（静注・持続静注）と筋注が可能なのは速
効型インスリン製剤である．速効型インスリンはレギュラーインスリンと
も呼ばれ，商品名にレギュラーの頭文字「R」が表示されていることが通
例である．なお，超速効型製剤のうち，ノボラピッド®のバイアル製剤は
静注・持続静脈および筋注が可能である．これらを除くインスリン製剤は
皮下注射のみで使用する．

　インスリンの量は生物学的力価（単位＝unit）で表現される．1単位は
体重2 kgの絶食させたウサギの血糖値を約45 mg/dLまで低下させ，け
いれんを生じさせる量であると定義されている．第十六改正日本薬局方で
は，「インスリンヒト（遺伝子組み換え）を定量するとき，換算した乾燥
物に対し，1 mg当たり27.5インスリン単位以上を含む」と規定されてい
る．

　インスリンを皮下注射する場合，腹壁＞上腕外側＞臀部＞大腿の順にイ
ンスリンの吸収速度が速いことが知られており，患者による自己注射でも
これらの部位への皮下注射が行われている．

　それぞれのインスリン製剤には，複数の剤形が供給されている．使い捨
てを基本とするプレフィルド/キット製剤，注入器本体にセットするカー
トリッジ製剤，注射シリンジで使用するバイアル製剤などに分類されてい
る．

I 超速効型インスリン製剤

　リスプロ（ヒューマログ®），アスパルト（ノボラピッド®），グルリジ
ン（アピドラ®）があり，すべてインスリンアナログ製剤である．インス
リン分子の会合による6量体が形成されにくく，皮下注射の直後から単量
体として血中に入るため，食事の直前に摂取が可能であることから患者の
QOLが損なわれないとされる．効果発現時間は10〜20分，作用時間は
約3時間（2〜5時間）と短く，生理的なインスリン追加分泌に近い薬物
動態を示す．そのため，夜間の低血糖は出現しにくい．また，インスリン
分泌が枯渇してインスリン依存状態にある2型糖尿病患者あるいは1型糖
尿病患者では持効型溶解インスリンあるいは中間型インスリンと組み合わ

せて使用される.

> 打ち忘れた場合:食後1時間以内なら通常の指示どおりに打ってよい.
> 妊婦への使用:グルリジンのみ安全性は未確立.ほかの2剤は速効型インスリンと差がなく安全性が認められている.

開封後の使用期限は,どの製剤も4週間以内である.

製剤の解説

> **・アスパルト製剤**(ノボラピッド®)
> 成人
> 　1回2〜20単位,1日3回・毎食前皮下注を行う
> 　持効型溶解インスリン製剤と併用可能
> 　ほかのインスリン製剤を含む維持量は4〜100単位/day
> ※バイアル,ペンフィル,フレックスペン,イノレット,フレックスタッチと多種類の剤形があり,バイアル製剤で静注,持続静注,筋注も可能
> ※低血糖に注意するとともに低血糖症状のある患者には禁忌である
>
> **・リスプロ製剤**(ヒューマログ®)
> 成人
> 　1回2〜20単位,1日3回・毎食前皮下注を行う
> 　ほかのインスリン製剤を含む維持量は4〜100単位/day
> ※剤形はバイアル,カート(カートリッジ),ミリオペンがあり,バイアルは必要時に皮下注入ポンプを使用した持続皮下注が実施可能な製剤
>
> **・グルリジン製剤**(アピドラ®)
> 成人
> 　1回2〜20単位,1日3回・毎食前皮下注を行う
> 　中間型または持効型溶解インスリンと併用することがある
> 　ほかのインスリン製剤を含む維持量は4〜100単位/day
> ※剤形はバイアル,カート(カートリッジ),ソロスターがある

※低血糖症状のある患者には禁忌である

▌II▐ 速効型インスリン製剤（別名：レギュラーインスリン）

　亜鉛イオンが添加されており，これとインスリンを構成するアミノ酸の1つであるヒスチジンによる配位結合によって6量体になったインスリン製剤である．安定剤としてフェノールも添加されている．皮下注射すると6量体から2量体に変化し，さらに単量体に変化してから血液中に入って作用する．このため，効果発現時間は約30〜60分，作用持続時間は4〜5時間（長くて8時間以内）である．食後血糖の上昇を抑えるためには食事開始の30分前に皮下注射をする必要があり，作用時間の長さから超速効型よりも低血糖を起こすリスクが高い．とくに食前や就寝前の低血糖に注意が必要である．

　打ち忘れた場合：食後2時間を経過している場合は血糖値を測定して，必要性の検討を行う．判断が難しい場合には，スキップして次の正しい時間から皮下注射を再開する．注射した場合は，次の注射との相互作用によって低血糖を起こす可能性があり，注意が必要である．

　開封後の使用期限は，ノボリン®は6週以内，ヒューマリンR®は4週以内．

製剤の解説

・**インスリンヒト製剤**（ノボリンR®，ヒューマリンR®）
成人
　1回2〜20単位，1日3回・毎食前皮下注を行う
　ほかのインスリン製剤を含む維持量は4〜100単位/day
※ノボリンR®は，バイアルとフレックスペン，ヒューマリンR®はバイアル，ミリオペンおよびカート（カートリッジ）の各剤形がある
※糖尿病性昏睡に対しては，皮下注・筋注・静注が可能であるが，持続静注が基本である

III 中間型インスリン製剤（NHPインスリン）

中間型インスリン製剤とは，亜鉛イオンのほか，プロタミンを加えてヒトインスリンを結晶化することで，皮下注射後にゆっくりと2量体，単量体と変化して吸収される製剤である．NPH（neutral protamine hagedorn）インスリンとも呼ばれることから，商品名の最後尾に「N」がついている製剤である．皮下注射後1～2時間で効果が発現する．作用のピーク時に低血糖を起こすリスクが高く，朝食前に投与して夕食前に効果がピークに達することもあり得る反面，一般的には12時間程度しか作用が持続しないため，1日1回投与によって基礎分泌を補うことには不向きである．理論的には，効果発現時間30～180分，作用持続時間は10～18時間ときに24時間である．効果が最大になるのは，注射後約10時間である．

> 打ち忘れた場合：作用時間が長く，就寝前に投与することが多い製剤で，朝になって気づいた場合には，追加注射は不要であり，次の注射時間に打てばよい．

開封後の使用期限は，ノボリン®Nが6週間，ヒューマリン®Nが4週間である．

製剤の解説

・**ヒトイソフェンインスリン製剤**（ノボリン®N，ヒューマリン®N）
<u>成人</u>
　1回4～20単位，1日1回・朝食30分以内前皮下注を行う
　必要に応じて1日2～3回投与やほかのインスリン製剤と併用することもある
　維持量はほかの併用製剤を含めて4～100単位/dayだが，これを超えて使用することもある
※剤形はノボリン®Nがフレックスペン，ヒューマリン®Nがバイアル，カート，ミリオペンの3種類がある．糖尿病性昏睡，急性感染症，手術など緊急時の適応は本剤のみでは不適切

Ⅳ 二相性インスリン製剤（別名：混合型インスリン製剤）

　速効型もしくは超速効型インスリンと中間型インスリン（NHPインスリン）を混合した製剤がある．ヒト二相性イソフェンインスリン製剤は速効型と中間型インスリンを3：7の割合で混合した製剤，二相性インスリンアナログ製剤はインスリンアナログの超速効型と中間型インスリンを組み合わせた製剤である．さまざまな割合で混合された製剤が販売されており，これらの製剤は，基礎分泌と食後の追加分泌の双方を1つの製剤で補充する目的で開発されたものである．2型糖尿病のなかには，朝1回または朝夕2回の食前皮内注射で有効な症例もあることが知られている．ヒト二相性イソフェンインスリン製剤は食前30分に，二相性インスリンアナログ製剤は食直前に皮下注射する．組み合わせにより効果発現時間は異なり，作用持続時間は18～24時間程度とされる．配合型インスリン製剤とも呼ばれる．

> 打ち忘れた場合：朝夕2回打ちの場合は，食後30分以内に気づいた場合には通常量を注射し，それ以降では半分の量を注射する．3回打ちの場合には食後30分以内なら通常どおり注射し，それ以降であれば注射しない．

　開封後の使用期限は，ノボリン®30Rとイノレット®30Rは6週間，その他の製剤は4週間である．

製剤の解説

> ・ヒト二相性イソフェンインスリン製剤（ノボリン®30R，イノレット®30R，ヒューマリン®3/7）
> 成人
> 　1回4～20単位，1日2回・朝夕食前30分以内に皮下注を行う
> 　時には1日1回，朝食前30分以内の投与で血糖コントロールがうまくできる症例もある
> ※速効型3に中間型7の割合で混合されている．
> ※剤形はノボリン®30Rがフレックスペン，イノレット®30Rが注射キット，ヒューマリン®3/7がバイアル，カート，ミリオペンがあるが，糖尿病性昏睡，急性感染症，手術など緊急時の適応は本剤の

みでは不適切

・**アスパルト二相性製剤**（ノボラピット®30ミックス，ノボラピッド®50ミックスおよびノボラピッド®70ミックス）

成人

　1回4〜20単位，1日2回・朝食直前および夕食直前に皮下注を行う

　時には1日1回投与朝食直前の投与で血糖コントロールがうまくできる症例もある

　維持量は4〜80単位/dayである

　ただし，ノボラピット®70ミックスは，成人1回2〜20単位，1日3回・毎食直前に皮下注を行う．本剤の維持量は4〜100単位/dayとほかの製剤とは異なる

※剤形はフレックスペンであるが，ノボラピット®30ミックスはペンフィルもある

※ほかの二相性製剤よりは作用発現が早い

・**リスプロ二相性製剤**（ヒューマログ®ミックス25，ヒューマログ®ミックス50）

成人

　1回4〜20単位，1日2回・朝夕食直前に皮下注を行う

　時には1日1回投与朝食直前の投与で血糖コントロールがうまくできる症例もある

　維持量は4〜80単位/dayである

※カート（カートリッジ），ミリオペンの2種類の剤形がある

・**デグルデク・アスパルト配合剤**（ライゾデグ®）

成人

　1回4〜20単位，1日1回・主たる食事の直前，または1日2回・朝夕食直前に皮下注を行う

　維持量は4〜80単位/dayだが，これより多く使うこともある

V 持効型溶解インスリン製剤

　特効型溶解インスリン製剤とは，持続して安定した効果を示すようにアミノ酸配列を操作して製造されるインスリンアナログ製剤であり，基礎分泌の補充に適した製剤であると考えられている．ただし，デテミル製剤(レベミル®)は，患者によっては24時間の持続効果は得られないことがあり，しばしば1日2回注射が必要になる．

　グラルギン製剤（ランタス®）は，皮下で結晶化することでゆっくりと吸収される徐放性製剤であり，ほぼ24時間にわたり一定の血中濃度と一定の効果が得られる症例があるため，1日1回の投与で基礎分泌の補充という目的により適合している．しかし症例によっては2回投与が必要な場合もあり，その改良型としてランタス®XRが市販されているが，低血糖のリスクがより高くなることに留意する必要がある．

　デグルデク製剤（トレシーバ®）は，皮下における6量体がさらに多量体（マルチヘキサマー）を形成することで，きわめて緩徐に血液中に入り，単量体は血中でアルブミンと結合して安定を保つようになるため，半減期は18時間，作用時間は約42時間となり，1日1回投与で安定した効果を示すうえに投与時間を過ぎても次の投与までに8時間以上あれば気づいた時点で安全に投与できるとされているが，他剤に比べて薬価が高額である点はやや難点かもしれない．効果発現時間は製剤や患者個人によっていくらかの差があるようであるが，夜間低血糖が少ないと考えられている．

打ち忘れた場合：気づいた時点ですぐに指示された量を注射する．
小児への安全性：デグルデク製剤は小児にも保険適用がある．ほかの2剤は禁忌ではないが，本人および家族に定期的な検査を実施する旨を説明し，使用の同意を得ておく必要があるとされている．
妊婦への安全性：デテミル製剤は妊婦への安全性も確認されているが，そのほかの製品は安全性の確立はしていない．

　開封後の使用期限は，ランタス®とグラルギンBS注®「リリー」は4週間，ランタス®XRとレベミル®は6週間，トレシーバ®は8週間である．

製剤の解説

・デテミル製剤（レベミル®）

成人

　1回4〜20単位皮下注，1日1回・夕食前または就寝前に皮下注を行う

　他剤を1日2回併用する場合は，他剤は朝夕食前または朝食前と就寝前に投与する

　維持量はほかの製剤を含め4〜80単位/dayだが，症例によってはこれを超えることもある

※剤形はペンフィル，フレックスペン，イノレットがある

※糖尿病性昏睡や急性感染症，手術などの緊急時の単独使用は不適切である

・グラルギン製剤（ランタス®，ランタス®XR，グラルギンBS注®「リリー」）

成人

　1回4〜20単位皮下注，1日1回皮下注を行う

　維持量はほかの製剤を含め4〜80単位/dayだが，症例によってはこれを超えることもある

　ランタス®はバイアル，カート（カートリッジ），ソロスター，ランタスXR®はソロスターの剤形がある．グラルギンBS注®「リリー」はカートとミリオペンがある

※糖尿病性昏睡や急性感染症，手術などの緊急時の単独使用は不適切である

※ランタス®XRは高濃度製剤であり，他剤からの切り替え使用の場合は，初期量は少なめとし，低血糖の可能性を考えた慎重なモニタリングが必要．ランタス®XRは注射後約12時間に小さな"効果の変動ピーク"があり，血糖値を測定しつつ注射時間を調整することでより適切な投与が可能になる

・**デグルデク製剤**（トレシーバ®）

成人

　1回4〜20単位，1日1回皮下注を行う

　維持量はほかの製剤を含め4〜80単位/day

小児

　1日1回皮下注で，ほかのインスリン製剤を含めて1日0.5〜1.5
単位/kgとする

※剤形はフレックスタッチとペンフィルがある

※糖尿病性昏睡や急性感染症，手術などの緊急時の単独使用は不適切
　である

※低血糖以外の副作用として，頭痛，めまい，瘙痒感，糖尿病網膜症
　の顕在化または増悪があり，注意が必要である

3．インスリン療法のポイント

Ⅰ　基本事項

　血糖値を実際に上昇させるのは炭水化物の一種である糖質のみであるが，健康な人のインスリン分泌は，安定していつも分泌されている基礎分泌と食後のグルコースや脂質による刺激あるいは神経刺激によるインクレチンを解した機序も含めた追加分泌が組み合わさっている．

　糖尿病患者に対するインスリン療法の基本は，健常人における生理的インスリン分泌パターンを模倣して外因性インスリンを補充することである．

Ⅱ　血糖管理に必要な視点

　インスリン製剤の効果が過剰になると低血糖を起こすことは最も重要な副作用として認識しておく必要がある．しかも，低血糖の起こりやすさは，インスリンとしての効果発現時間や作用持続時間の違いを反映するため，個々のインスリン製剤の特性を正しく理解しておく必要がある．

表1　インスリン投与量を調節するためにポイントとなる視点

低血糖　→　減量：低血糖を引き起こす時間の投与量を減量する
高血糖　→　増量：血糖値が200 mg/dL以上となる時間の投与量を増量する．ある
　　　　　　　　　いはHbA1cが低下しない要因となる時間の投与量を増量する
食事量減少→減量：食事摂取量の減少・摂取時間の遅延，アルコール摂取で低血糖
　　　　　　　　　が予測可能なとき
耐糖能低下時　→　疾患罹患時などは血糖値をモニタリングしながら増量方向へ調
　　　　　　　　　整する
検査の絶食時　→　検査のために絶食を行う場合には，絶食時間のインスリンは中
　　　　　　　　　止する
　　　　　　　　　朝食欠食：朝のインスリンを休止
　　　　　　　　　昼食欠食：昼のインスリンを休止
　　　　　　　　　朝・昼食欠食：朝昼のインスリンを休止
インスリン基礎分泌低下（暁現象）→　基礎インスリンの増量
治療によるインスリン必要量の減少（ソモジー効果）→　基礎インスリンの減量
肝腎障害　→　血糖値による減量を考慮する
併用薬剤：インスリン以外の経口血糖降下薬の併用は，低血糖に注意しインスリン
　　　　　を減量する
　　　　　胃腸機能に影響しやすい薬剤との併用も血糖値に影響を与える可能性が
　　　　　ある
　　　　　→血糖値をモニタリングしながらインスリンの増減を調節していくこと
　　　　　　が必要

　インスリン製剤には基本的に禁忌となる病態はないが，自動車の運転や高所作業などで重大な事故を誘発する可能性がある低血糖の発生に注意が必要である．高齢者，腎機能障害，肝機能障害，感染症や手術・外傷，妊婦などのようにインスリン需要の変動が激しい患者，下痢や嘔吐などの胃腸障害，飢餓あるいは不規則な食事摂取状況，激しい筋肉運動，過度のアルコール摂取，血糖降下作用を増強する薬剤との併用，低血糖で事故が起きる可能性がある仕事に従事している患者，自律神経障害などがある場合には低血糖に対して慎重なインスリン療法を実施する必要がある．

　以上のことから，インスリン投与量は，血糖値や患者が置かれている状況に合わせた視点から調整する必要がある（表1）．

　無自覚低血糖は，空腹感や冷汗，イライラなどの一般的な自覚症状を欠く低血糖であり，重篤な低血糖を引き起こす可能性があるため最も警戒すべきである．その原因は，自律神経障害による交感神経刺激症状の欠如であり，低血糖の症状が出現しにくくなることである．また，低血糖を繰り返すことで身体が低血糖状態に馴化してしまい，低血糖を自覚する閾値が下がってしまうこともあると考えられている．

　低血糖の慢性化に伴って，朝や昼間には無症状であるにもかかわらず，夜間になって遅れて症状が出現し，突然の低血糖が生じたように受けとめられる状況になることもある．これを遷延性低血糖といい，重篤化する可能性がある．

　無自覚低血糖も遷延性低血糖も，インスリンの投与量や食事療法や運動療法などの再検討を行う必要がある．

　他方，血糖値の上昇の原因として，インスリン投与量の不適切な変更や注射手技の誤り，併用薬の影響などもあり得る．さらに，暁現象やソモジー（somogyi）効果を考慮する必要がある．

　暁現象とは起床前に早朝時に分泌されるさまざまなホルモンの影響を受けて血糖値が上昇することをいう．持効型溶解インスリンを使用することで頻度は低下しているが，うまくコントロールできない症例では2型糖尿病でも持続皮下インスリン注入療法(CSII)を考慮すべきであるとされる．

　ソモジー効果とは，インスリン投与量が多過ぎたり，食事の時間が大幅に遅れたりした場合に生じる軽度の低血糖によって肝臓で糖新生が惹起され，必要以上の糖新生による高血糖が生じる現象をいう．この効果は基礎分泌のインスリン補充量が多い場合によくみられ，そのインスリンの減量を考える必要がある．この効果は，治療によって糖毒性が緩和してインスリンの必要量が減少することが原因になることが多いと考えられている．中間型インスリン製剤を使用している場合は効果発現のピークによる低血糖が考えられることがあり，ピーク変動の少ない持効型溶解インスリン製剤に変更することが有効なことが少なくない．

III　インスリン療法導入時における投与量の設定方法

　インスリン療法の開始は患者の治療意欲や生活環境を考慮して決める必要がある．家庭環境や認知症あるいは知的な問題でインスリン療法に踏みきれない場合も少なくない．本人が希望しても家族の協力が得られず，インスリン療法が実施できないこともある．とくに高齢者所帯では実施に困難を伴うケースがある．

　インスリン導入の際は，血糖値を頻回に測定してインスリンの量を細かく調整するほか，インスリン自己注射手技や知識の習得を目的に，可能であれば入院による導入を行うことが望ましいと考えられている．

　インスリン分泌能が残存する2型糖尿病では，0.2〜0.3単位/kg/day

程度で開始し，血糖値の推移をみながら徐々に増量することが多い．1型糖尿病やインスリン分泌能が枯渇した2型糖尿病では，0.3単位/kg/dayで開始し，血糖値をみながら増量することが多いが，時として1.0単位/kg/day前後まで必要な症例もある．0.7単位/kg/dayでの開始も少なくない．なお，糖尿病性ケトアシドーシスで発症しインスリン持続点滴で加療を開始した症例では，最終的な持続静注量を参考に基礎インスリン量を決める．

インスリン療法を開始する場合には，まず患者の治療意欲や生活環境を考慮する必要がある．食事との関連性を考え，患者のQOLを改善するインスリン療法の1つとして，責任インスリン療法がある．注射によって血糖値に最も大きな影響を与えるインスリンは責任インスリンと命名されており，このインスリンに着目して投与量を決める方法である．責任インスリンの調整は血糖値によって1～4単位の幅で行うが，しばしば2単位の増減が選択される傾向があるようである．投与量の調製を安全かつ確実に行うには，入院によるインスリン導入が望ましい．

責任インスリン療法の代表的な調節方法の例としては，早朝空腹時血糖（朝食前血糖）が目標よりも高い場合には就寝前の持効型溶解インスリンを増量する，就職後2時間血糖値が目標より高い場合には夕食前の超速効型または速効型インスリンを増量する，などがあげられる．

インスリンの効果には患者の状態によって異なるため，個々の患者のインスリン感受性を考慮して調節すべきである．インスリン依存状態にある痩せ型の1型糖尿病患者では1単位の増減で血糖値が大きく変化することがあり得るが，インスリン抵抗性が高い肥満のインスリン非依存状態にある2型糖尿病患者では1単位の増減ではほとんど影響を受けないこともある．

持効型溶解インスリンは効果が安定するまでに数日を要することがあるので，3～4日（少なくとも2日以上）をかけて用量を変更することが望ましい．

夜間低血糖による反応性早朝高血糖が起きる，つまり，ソモジー効果が認められる場合もあり，就寝前の基礎インスリンを減量すると早朝高血糖が改善し血糖コントロールが良好になる場合もあるので，深夜から早朝にかけての連続的な血糖測定が有用になることもあり，この点は入院でのインスリン導入の強みの1つであろう．

処方例

・体重60kgの2型糖尿病患者0.2×60＝12（単位/day）を均等配分
 → 超速効型（3-3-3-0単位）
  持効型溶解（0-0-0-3単位）

・体重50kgの1型糖尿病患者0.3×50＝15（単位/day）を追加イ
 ンスリンと基礎インスリンをおおむね3：2に分配
 → 超速効型（3-3-3-0）
  持効型溶解（0-0-0-6）

・体重57kgの1型糖尿病患者0.7×57≒40（単位/day）を追加イ
 ンスリンと基礎インスリンにおおむね3：2に分配
 → 超速効型または速効型（8-8-8-0）
  中間型または持効型溶解（0-0-0-16）

　以上の方法で，数日間の観察し，朝食前血糖100 mg/dL，昼食時前
血糖180 mg/dL，夕食前血糖150 mg/day，就寝前血糖130 mg/day
であったと仮定すると責任インスリンは朝食直前の超速効型または速
効型インスリンなので，これを2単位増量して以下のように変更する．
 → 超速効型または速効型（10-8-8-0）
  中間型または持効型溶解（0-0-0-16）

　もし朝食前血糖が最も高い場合は，就寝前の中間型または持効型溶
解インスリンが責任インスリンとなるが，この場合は夕食前のインス
リン投与量の増量だけでよいことが少なくない．

4．インスリン療法の実際（皮下注射）

　1型糖尿病は診断時からインスリン療法が絶対的必要不可欠である．2
型糖尿病の場合は，実地臨床上は経口血糖降下剤3種類以上あるいは2剤
以上とGLP-1受容体作動薬注射を併用しても血糖コントロールが不良で

あれば，インスリン療法を行うことが多いように思われる．また，糖毒性が強いと考えられる病態があれば，2型糖尿病でもなるべく早めにインスリン療法を導入すべきであると考えられている．

　糖尿病治療は合併症を未然に防ぐことが第一の目的であり，合併症予防のために早期導入をしようとする考え方がしだいに主流となってきた．大規模臨床試験では，心血管疾患のある2型糖尿病症例に対するインスリン療法は心血管イベントを増加させることが示されたこともあり，それには低血糖が関与している可能性があることから，インスリン療法では低血糖を回避することが大切であるという認識に立つ必要がある．

I　1型糖尿病に対するインスリン療法

　インスリン頻回注射（multiple daily injection：MDI）やCSIIにより，基礎分泌と追加分泌を補う方法を**強化インスリン療法**と呼ぶ．医師の指導に従って，血糖自己測定を併用して患者自身が決められた範囲内でインスリン注射量を自己調節して良好な血糖値を維持することを目標に自己注射を行う方法も本法の一種であるとみなされている．

　従来のやり方である1日4回注射が現在でも基本となる方法であり，追加分泌の補充として超速効型を毎食直前に各1回または速効型を毎食前に各1回注射し，基礎分泌の補充として中間型または持効型溶解インスリンを就寝前に1回注射する．

　CSIIでは，基礎分泌および追加分泌を速効型あるいは超速効型インスリン1剤で補う．この方法ではインスリンポンプを使用して基礎注入量を細かく設定できることから，低血糖が少なく糖毒性からの回復も効果が期待できる．患者のQOLの改善・向上が期待できることから，MDIでコントロールが良好な患者でも，患者自身の希望があれば，適応がある．

> CSII導入時インスリン投与量の計算例
> 　1）1日総インスリン量（total daily dose of insulin：TDD）の決定方法
> 　　①ポンプを開始する前の1日総インスリン×0.75
> 　　②体重（kg）×0.5
> 　　　・①と②の平均に設定する
> 　　　・低血糖傾向の患者では①と②の少ないほうを選択

> ・高血糖，HbA1c高値，妊婦では①と②の多いほうを選択
> という方法が考えられる．
>
> 2）基礎注入率
> ・TDD×0.5÷24時間
> →一定スピードで開始し，空腹時血糖値のパターンを観察して時間
>   ごとに設定する
>
> 3）追加注入
> ・固定注入の場合：TDD×0.5÷3（食）
> ・カーボカウントと食前血糖値で調節する場合：①＋②
> ①インスリンカーボ比×カーボ量
>   インスリンカーボ比：ある炭水化物量（カーボ）当たりの必要イン
>   スリン量
>   →一般的に0.5単位で開始，実際の食事量と血糖値で適宜修正する
> ②（食前血糖値－目標血糖値）÷インスリン効果値
>   インスリン効果値：インスリン1単位で下がる血糖値

　MDIの場合は，基礎分泌を中間型あるいは持効型溶解インスリン1〜2回の皮下注射で補い，追加分泌を速効型または超速効型の各食前注射で行う．最近はより生理的な分泌に近い超速効型の食前注射が多く行われる傾向にある．

　今日では，接続血糖モニタリング装置（continuous glucose monitoring：CGM）を小型化したパーソナルCGMをさらに小型化し，コンピュータによる制御によりCSIIとの連動を実現したセンサー補助機能つき皮下注射装置であるSAP（sensor augumented pump）が実用化されており，改良が重ねられている．わが国では，2017年9月に簡易版リアルタイムCGMであるFreeStyleリブレ®が保険適用となり，一般病院や診療所でも外来患者に利用できるようになった．2018年12月にはさらに精度が高いCGMが可能なガーディアンコネクト®とDecom G4 PLATI-NUMシステムも保険適用となった．海外では，低血糖を検出するとインスリン注入が自動的に停止するサスペンド機能を装備した機器や，血糖値から基礎分泌量を自動的に変更する機能を備えた機器が登場しており，ミニメド670Gとして実用化されている．

インスリンポンプでの使用が期待されている新しい超速効型インスリン製剤が欧米では臨床使用が承認されており，今後はインスリンポンプでの使用が本格化していくと思われる．インスリンプポンプ療法は，携帯型人工膵臓療法とも呼ばれており，今後も発展が見込まれる．

1 カーボカウントによるインスリン投与の概要（手動で注射する場合を含む）

1カーボを糖質10gとして計算する方法が簡便であるとされ，わが国では近年は1カーボ15gではなく，10gとする方法がとられることが多い（P.59）．インスリン/カーボ比は，1カーボの糖質に対して必要な超速効型インスリンの単位を意味する．つまり，インスリン/カーボ比が1.5であれば，4カーボの糖質を摂取した場合には1.5×4＝6（単位）の超速効型インスリンを食事直後に追加インスリンとして注射することになる．インスリン/カーボ比は個々の患者によって異なり，通常は食事の前後の血糖値と使用した速効性インスリンの投与量からインスリン/カーボ比を決定するが，一度で決めることは難しい場合がある．そこで，インスリン/カーボ比1.0，インスリン効果値50として実際にインスリン投与を行い，食前と食後の血糖値を測定してこれらの数値を調節し算出する．

カーボカウントは実際の食事をもとに計算する．食事前の血糖値が120mg/dLで10カーボの食事を摂り，超速効型インスリン8単位を注射してから約3時間後の血糖値が120 mg/dLであれば，10カーボの食事で8単位のインスリンが必要であり，インスリン/カーボ比は0.8と決定できる．

インスリン効果値は1単位のインスリンで降下する血糖値を示す．インスリン効果値30の患者であれば，超速効型インスリン1単位を皮下注射して約3〜4時間後に血糖値が30 mg/dL低下すると考える．インスリン/カーボ比で食事に対するインスリン量を決定するが，食前の血糖値が想定よりも高い場合にはインスリン効果値を用いて管理目標値まで血糖を降下させるために必要なインスリンの量を計算し，その量を補正インスリンとして追加する．インスリン効果値は，実際に超速効型インスリンを投与してから約3時間後の血糖値の降下数を注射した単位で割って求める．たとえば，3単位注射して血糖値が240 mg/dLから180 mg/dLまで低下する患者は（240－100)/3＝20がインスリン効果値となる．

なお，管理目標血糖値は120〜150 mg/dLに設定することが低血糖を回避するための安全性を理由に一般化されている．

例）インスリン効果値60の患者の場合

食前血糖値が300 mg/dLであったが，食後4時間で血糖値を管理目標値の120 mg/dLまで低下させたい．血糖値を180 mg/dL下げる必要があり，インスリン/カーボ比から計算されるインスリンで240 mg/dLまで低下する患者では残り120 mg/dLの低下を得るためにインスリン効果値を用いて計算し，120/60＝2単位の補正インスリンを追加する．

II 2型糖尿病に対するインスリン療法

2型糖尿病に対するインスリン療法には次にあげるほかに従来法（1日1〜2回の注射）とインスリン強化療法（1日3〜4回の注射）に分類する場合もある．

1 1日1回注射法

主にインスリン非依存状態の2型糖尿病患者に対して，中間型あるいは持効型溶解インスリンを1日1回皮下注射する方法である．これにより，基礎分泌を補う方法でGLP-1アナログや経口血糖低下薬と併用されることも多い．自己注射が難しい認知症の患者などでは，家族や訪問看護師が注射しやすい注射時間を設定することもある．

混合インスリンを日中の食事高血糖の上昇を抑える目的で朝食前に1回注射する方法もある．ライゾデグ®の場合，インスリンの基礎分泌量を最も多く補充する必要がある，最も多くの摂食を行う食事の直前に1回注射することも可能な症例がある．

2 1日2回注射法

中間型または持効型溶解インスリンの1回注射で基礎分泌を補いきれない場合に2回に分けて注射する方法と解される．また，混合型インスリンの使用方法としては最も一般的な投与の仕方であり，日中の外出先で注射ができない患者にも適している．朝夕のインスリン量の比率は2：1あるいは3：2程度に設定されることが多い．

③ 1日3回注射法

　基礎分泌が保たれている患者で空腹時血糖が良好であるが食後血糖が高くなる場合に，追加分泌を補う目的で行うことが比較的多い．肝機能障害や腎機能障害が高度な場合に空腹時血糖が良好で食後血糖が高くなる場合も少なくない．速効型または超速効型を食事前に注射する．

　ほかの3回注射法としては，混合型インスリン朝夕食前，超速効型インスリンの昼食直前注射を行う方法もある．また，朝食前に混合インスリン，夕食前に速効型または超速効型インスリンを注射し，就寝前に中間型または持効型溶解インスリンを注射する方法は日中に外出先で注射できない患者に対して実施されることがある．

　これらの方法でうまくコントロールできない症例は，1日4回法に移行せざるを得ないことになると考えられる．

④ 1日4回注射法

　基礎分泌の補充として眠前に持効型溶解インスリンまたは中間型インスリンを1回注射し，追加分泌の補充として毎食前に1日3回速効型インスリンを注射または毎食直前に1日3回超速効型インスリンを注射する方法である．

Ⅲ　インスリン療法とGLP-1受容体作動薬や経口血糖下降薬との併用（2型糖尿病）

　GLP-1受容体作動薬は1型糖尿病には適応はなく，食事療法を実行できない肥満のある2型糖尿病によい適応があるとされている．ここでは2型糖尿病のインスリン併用療法について述べる．

　BOT（basal supported oral therapy）は，基礎分泌を補う中間型または持効型溶解インスリン注射とSU薬の組み合わせをいうが，今日では患者の病態や服薬アドヒアランス，QOLなどを考慮してさまざまな経口血糖下降薬やGLP-1受容体作動薬とインスリン注射の組み合わせが選択される症例も増えている．ただし，組み合わせが保険適用にならない場合もあり得るので，その都度，確認が必要であろう．BOTは近年，専門医ではなくてもプライマリ・ケアとして実施可能なインスリン導入方法の1つとして外来で行われることが増えている．

　空腹時血糖をコントロールするために基礎分泌をインスリンで補充し，食後高血糖をα-グルコシダーゼ阻害薬やDPP-4阻害薬あるいはグリニド

薬で抑制する方法もしばしば採用される.

　メトホルミンによるインスリン抵抗性の低下作用に期待して，インスリン必要量を全体的に減少させようとする治療が行われることもある．この方法は，肥満度が高い患者で功を奏することがある.

　インスリン依存状態にある2型糖尿病患者でも，α-グルコシダーゼ阻害薬で食後の血糖値を安定化させることができる症例もあり，試みる価値はあると考えられる．とくに，空腹時血糖値が安定しているのにもかかわらずHbA1cが食後の高血糖によってなかなか低下しない場合に，この方法の有効性が期待できるだろう.

　低血糖や体重増加を考慮して基礎インスリン補充にGLP-1受容体作動薬を併用するBPT（basal-supported prandial GLP-1 RA therapy）が新しい治療法として登場しており，今後のエビデンス蓄積が期待されている.

　いずれにしても，GLP-1受容体作動薬とインスリンの注射回数や嘔気・嘔吐などの副作用と血糖コントロールの良否のバランスが併用のポイントとなる.

　絶食で検査をする必要がある場合，インスリン療法単独の場合よりも併用療法では低血糖を生じるリスクが高いことも患者にしっかりと説明し，理解させておく必要がある．理解度を日常診療の場で定期的にいろいろな方法で確認しておくとよい.

IV　スライディングスケール法（血糖値に応じたインスリン注射法）

　血糖値がきわめて高く，コントロールが難しい患者を入院で血糖管理を行う場合や，周術期にある患者や高カロリー中心静脈輸液を施行している患者に対して，血糖値に応じてインスリンの投与量を変更して速効型や超速効型のインスリンの注射を行う方法をスライディングスケール法と呼ぶ．実測した血糖値に対する後追い治療であり，高齢者や小児ではとくに過剰投与による低血糖が起こりやすく，血糖値は一般的に不安定になる傾向がある．したがって，できるだけ短期間の実施に留め，早期に基礎分泌補充と追加分泌補充を行うインスリン強化療法などへの移行を図るべきである．入院によるインスリン量の調整を行う場合，スライディングスケールによる追加量を考慮してその後の投与量や方法を検討する（**表2，3**）.

　食事摂取が可能な症例では，基礎分泌補充のための投与量を固定した注射にスライディングスケールを併用することもある．なお，急性胃炎や逆

流性食道炎，あるいは何らかの疾患によるシックデイの患者などの食欲の
ない場合には，食後すぐの皮下注射でも効果が十分な超速効型インスリン
を食事摂取量に応じて投与量を変更して食後に注射する食事量スケールを
行うこともある（**表4**）．

表2 朝1回の投与量を固定したスライディングスケール法による投与例

食前・就寝前血糖値 （mg/dL）	インスリン追加量（増量分） （就寝前は半量）
150以上	2単位
200以上	4単位
250以上	6単位
300以上	8単位

表3 高カロリー輸液実施時のスライディングスケール法による投与例

超速効型・速効型インスリンの注射量

食前・就寝前血糖値 （mg/dL）	インスリン注射量 （就寝前は半量）
200未満	注射しない
200以上	2単位
250以上	4単位
300以上	6単位
350以上	8単位
400以上	10単位

これらの投与例は，医療機関ごとに決められていることが多く，
各施設における内部規約として決められている場合がある．

表4 食事スケールの例

食事摂取量	インスリン投与量
70%以上	医師の指示単位数どおり
30%以上〜70%未満	医師の指示単位の半量
30%未満	インスリン投与をスキップ

食事摂取量を7/10以上，3/10未満のように分数表示する病院
も少なくない．

5. 外来でのインスリン導入

　注射用糖尿病治療薬を注射するためのデバイスは製剤そのものと同様に進化しており，疼痛が少ない極細の注射針も開発されている．また，後述する血糖自己測定を行うための採血器具や測定器も進化しており，低価格で使いやすく安全に配慮した製品が開発され，患者の経済的負担も少なく，幼い子どもや高齢者を抱えた患者にも受け入れやすい状況が整ってきている．

　GLP-1受容体作動薬は，週1回の注射でよい製剤も発売されており，外来で注射の導入を行うことが一般的である．インスリン製剤も持効型溶解インスリンが普及しており，1日1回の注射を従来の経口糖尿病薬に上乗せして開始するBOT療法が行われるケースが増えている．

　あらかじめSU薬などの経口薬を減量してBOT療法を行うことで，インスリン頻回療法よりも低血糖を起こすリスクを低く抑えることが可能であり，糖尿病専門医ばかりではなく，一般内科医による外来でのBOT療法が普及しつつある．

　糖尿病性昏睡は高血糖に対して入院による治療が必須であり，生活習慣の改善やインスリン自己注射についての指導を行う教育入院は有用性が高い．しかし，それらを実施する必要性が低く，入院加療を受ける時間的あるいは経済的な余裕がない患者では，外来でのインスリン療法の導入が有用であるといえる．

　インスリン基礎分泌を補充するための持効型溶解インスリンを患者が遵守しやすい時間（通常は朝食前，昼食前，夕食前あるいは就寝前）を決めて1日1回4単位程度から開始し，早朝空腹時血糖値が110 mg/dL程度になるのを目標に外来受診の度に2単位ずつ増量していくことが基本であり，数ヵ月かけてゆっくりと目標に到達することを考える．とくにHbA1cは変化が遅く，目安はあくまでも早朝空腹時血糖値であることを忘れてはならない．数ヵ月かけてインスリン基礎分泌を十分に補ったと考えられる場合でも血糖値が目標に到達しない場合には，超速効型インスリンを1日1回から追加し，必要に応じてbasal-bolus法によって徐々に1日3回まで増量していく．

6．インスリン療法の問題点

　インスリンは，患者の体重を増加させることが多く，体重増加による耐糖能の低下もしくはインスリン抵抗性の増悪を惹起する可能性がある．したがって，食事療法をまずしっかりと行うことをインスリン療法よりも優先すべきである．

　インスリンを注射する時間や投与量の間違いに起因する低血糖や食事量の変化あるいは運動などの外因性による低血糖を生じる危険性もあり，それを予防するための患者教育は必須である．また，同一部位に注射を繰り返すことで皮下組織の炎症や脂肪組織の肥大（lipohypertrophy）を生じて皮下硬結を生じると，その部分でのインスリンの吸収が不安定となり血糖コントロールに支障を生じる．注射部位を毎回変更するように患者に対する指導を行うことが予防のための基本となる．

　インスリンや添加物であるプロタミンなどに対するアレルギーによって注射部位に発赤，瘙痒，腫脹などが生じることがある．経過観察のみで軽快するものから加療を要するものまでさまざまな症例がある．インスリン製剤の変更が有効な場合やステロイドの全身投与を要する重症例もある．ときにはアナフィラキシーを生じることもあり得るが，比較的まれである．

　外因性インスリン，つまりインスリン製剤の注射によってインスリン抗体を産生してインスリン自己免疫症候群（insulin autoimmune syndrome：IAS）に酷似した病態を示すこともある．つまり，抗体がインスリン製剤に結合して高血糖となり，抗体がインスリン製剤と解離して低血糖が急激に生じたりするため，血糖コントロールに難渋することが少なくない．インスリン製剤の変更やステロイドの全身投与によって抗体価が低下し状態が改善することが報告されている．しかし，ステロイドの投与量や投与期間を含めて十分なエビデンスがあるとはまだいえない．

| コラム | インスリン自己免疫症候群 |

　インスリン注射歴がない患者にインスリン抗体が出現し低血糖を呈する病態で，インスリン抗体の親和性や結合能はScatchard解析によって調べることができ，一般的には低親和性・高結合能の抗体が多いことが知られ

ている．また，血中インスリン濃度は高いにもかかわらず75 gOGTTでは境界型もしくは糖尿型を示すことが多い．抗体がインスリンから解離すると低血糖が起こり，とくに食前や早朝に多いとされる．本症の原因としては，メルカゾール®（チアマゾール）などSH基をもつ薬剤やα-リポ酸などのサプリメントの使用との関連も報告されているが，HLA DRB1*04：06との相関関係が強いことが指摘されている．

7. インスリン・ミックス製剤の活用

　超速効型または速効型インスリンに中間型インスリンを混合した製剤を混合インスリン，あるいはインスリン・ミックス製剤，または二相性インスリンという．主に中間型インスリンが多く含まれる25，30％の混合製剤は1日2回投与，50，70％の混合製剤は1日2〜3回投与が行われる．インスリンの基礎分泌不足が主か，それとも追加分泌不足が主かという病態の違いに重点を置いて製剤を選択し，いずれの製剤も食事の直前に注射する．

　超速効型インスリンが50％以上混合されているインスリン製剤をハイミックス製剤と呼び，そのうち1日3回投与の保険適用があるのはアスパルト製剤であるノボラピッド®70ミックスと，リスプロ製剤であるヒューマログ®ミックス50の2種類である．これらを食事の直前に1日3回注射することで1種類の注射薬で基礎分泌と追加分泌を同時に補うことができるため，打ち間違いが少なくなり，強化インスリン療法の実施が難しい高齢者や不規則労働者にとっては利便性が高い．

　ハイミックス製剤は，2型糖尿病で基礎インスリン欠乏が比較的軽度な時期に使用されるほか，合併症が進行し血液透析によりインスリン代謝が変化した場合にもしばしば考慮される製剤である．

　空腹血糖が比較的低い場合や夜間の低血糖を回避したい場合にもハイミックス製剤が使用されることがある．基礎分泌よりも追加分泌を多く補いたい場合にはノボラピッド®70ミックスが選択され，両者を同程度に補いたいときはヒューマログ®ミックス50が選択されることになる．

　超速効型で次の食前血糖がコントロールできない症例で超速効型を増量すると食後すぐに低血糖を起こす可能性がある症例にもノボラピッド®70

ミックスが選択される．毎食前後で高めの血糖値を示す症例では，ヒューマログ®ミックス50が選択される．ただし，ハイミックス製剤は基礎分泌能が低下していて空腹時血糖が高い症例に対する有効性はないと考えられる．

　ミックス製剤を打ち忘れた場合，朝夕2回打ちの場合は食後30分以内で指示どおり，30分を過ぎていれば朝のみ指示の半量を昼に打つことが望ましい．3回打ちの場合は食後30分以内であれば指示どおりに打ち，それ以降であれば注射しない．

8.　肥満者に対する注射治療薬の処方

　肥満患者は肥満によってインスリン抵抗性が増大している．しかも，インスリンは血糖を蓄積するプロセスで患者の肥満度をさらに大きくする方向にも作用する．したがって，肥満患者ではまず体重を減少させてからでないと，インスリン療法によりさらにインスリン抵抗性が高くなり，血糖コントロールを悪化させるとともに血管内皮を傷害することで動脈硬化を増悪させ，より多くのインスリン分泌を膵島β細胞に要求することで糖尿病そのものを悪化させてしまう．

　肥満のある2型糖尿病患者に対してこのような悪循環を回避するために，食事療法や運動療法を適正に指導し，食後高血糖を抑制するα-GI，グリニド薬を使用することで追加インスリン投与量を減らせる．ビグアナイド薬であるメトホルミンは高用量で体重増加を抑制し，GLP-1受容体作動薬は食欲低下をきたして体重を減少させ，SGLT2阻害薬は尿糖排泄による体重減少効果を期待できる．DPP-4抑制剤は肥満を増悪させることは少なく，他剤との併用で血糖低下効果が高まると考えられる．ただし，ビグアナイド薬やSGLT2阻害薬は高齢者に対する使用にはとくに注意が必要であり，慎重を要する．

　肥満患者は夜間や食間に低血糖が起こると空腹感が強くなって過食する習慣が強まり，より高度な肥満を招くことが少なくない．そのため，より効果が早く発現し，早く消失する超速効型インスリン製剤を強化インスリン療法の追加分泌補充用に処方する必要がある．その際には，デテミル製剤（レベミル®）のような安定した作用を長時間示し，その後に作用が急

速に減弱する製剤を基礎分泌補充用に朝に注射することで夜間の空腹感の発現を阻止できる可能性がある.

いずれにしても,血糖自己測定や患者への十分な教育・指導を行い,低血糖による過食を見逃さないことが必要不可欠である.

9. 不安定糖尿病に対するインスリン療法

強化インスリン療法を行っても血糖値が非常に激しく変動し,低血糖と高血糖を繰り返す状況を不安定糖尿病という.不安定になる要因にはさまざまなものがあり,それぞれの要因によって対応が異なる(**表5**).ただし,基本的には血糖コントロール状態を観察することが重要であり,可能であればCGM(持続グルコースモニタリング)を利用することが望ましい.

内因性インスリンの枯渇が主要因である場合,基礎分泌補充を1回から2回に変更したり,インスリン製剤の種類を変更したりすることを試みる.夜明けに分泌されることが多いとされるインスリン拮抗ホルモン(グルカゴンなど)によって相対的インスリン不足が生じるため,基礎分泌補充量を多くすることになるが,その補充によって夜間から明け方前の低血糖発生リスクが高くなる.それを避けるために,就寝前にチーズのようなタンパク質や脂質の多い食品をカーボカウントで約1単位相当食べてもらう方法やカーボカウントを利用したCSIIやSAPに切り替えることも多い.

表5 不安定糖尿病が発生する要因

1)インスリン分泌の枯渇:グルカゴン分泌も異常となり,血糖が不安化する
2)高結合能・低親和性抗体が産生されるインスリン自己免疫症候群の存在
3)糖尿病性自律神経障害による糖尿病性胃腸症による消化吸収障害
4)脂肪組織の肥大(lipohypertrophy),皮下硬結などによる皮下からのインスリン吸収障害
5)外傷・炎症などによるストレスでグルカゴンなどインスリン拮抗ホルモンの分泌異常が生じた場合
6)心身のストレス,心理的不安定,社会的問題によるストレスなど
7)不適切なインスリン投与による低血糖とその後のリバウンドの反復
8)食事時間や食事内容のむらなど(低糖質食が関与するエビデンスはない)
9)インスリン皮下注射時間の乱れ,打ち忘れ
10)混合製剤のインスリン混和が不十分な場合

インスリン抗体が関与している場合，インスリン製剤の変更を考えるか，可能であればインスリンからの離脱を考える．また，インスリンの必要量を増やさない生活習慣にするために食事療法や運動療法を強化し，日常生活の過ごし方も見直す必要がある．経口血糖降下薬を使用する場合，内因性インスリン分泌を刺激するSU薬は選択せず，ビグアナイドやチアゾリジンなどインスリン抵抗性改善作用のある薬剤や糖の吸収を抑制するα-GIや，尿への糖排泄を促進するSGLT2阻害薬の処方を検討するべきである．

10. 糖尿病注射療法から離脱できる目安

ブドウ糖による糖毒性によって膵島β細胞のブドウ糖応答性インスリン分泌能が低下し，その後さらにインスリン産生能が低下する．そして，最終的にはβ細胞が破壊され，その数が減少していく．したがって，高血糖が続く糖尿病患者にはできるだけ早期に強化インスリン療法を行って血糖値を正常化し糖毒性を解除することが必要になる．血糖値が正常化してインスリン注射必要量がしだいに減少し，インスリンを投与せずとも経口血糖降下薬のみで十分な血糖コントロールが可能になれば，そのままインスリンを中止することが可能になる症例もある．また，基礎分泌を補う中間型インスリン製剤または持効型溶解インスリン製剤を1日1回注射し経口血糖降下薬と併用して良好な血糖コントロールが可能になる症例も少なくない．

1型糖尿病のようにインスリンが絶対的に枯渇している2型糖尿病では，インスリン療法からの離脱は不可能である．長期間のインスリン療法を行ってきた2型糖尿病症例であっても，インスリン分泌能がある程度保たれている場合には，インスリン療法からの離脱が可能な場合はあり得る．

11. 注射針の選択と注射法

すべてのインスリン自己注射用注射器に使用できる注射針が各社から発

表6 インスリン注射用注射針の規格と特徴

・BDマイクロファインプラス™

太 さ	長 さ	構 造	特 徴
32 G（0.23 mm）	4 mm	針折れ防止加工	痛みを感じにくい
31 G（0.25 mm）	5 mm	標準型	皮下組織に届きやすい
31 G（0.25 mm）	8 mm	標準型	皮下組織の奥まで届く

・ナノパス®ニードル

太 さ	長 さ	構 造	特 徴
34 G（0.18 mm）	4 mm	超微細型	痛みを感じにくい

・ペンニードル®

太 さ	長 さ	構 造	特 徴
30 G（0.3 mm）	8 mm	標準型	皮下組織の奥まで届く
32 G（0.23 mm）	6 mm	針折れ防止加工	皮下組織に届きやすく痛みが少ない

　売されており，個々の患者によって注射針を選択できる（**表6**）．刺入時の疼痛を軽減するための針加工技術が進歩しており，全体に細く，内径は広くて外径と内径の差が小さいにもかかわらず折れにくい構造をもった製品が普及している．針の長さについては，最近では8 mmのものはあまり使用されず，4 mm，5 mmあるいは6 mmが選択されることが多い．太さは30 G，31 G，32 G，34 Gのものがあるが，30 Gはあまり使われない．小児には4 mmの注射針が安全であるが，それでも6歳以下では筋肉組織まで刺入してしまうことがあり，皮膚をつまみ上げて刺入する方法を指導することが多い．ただし，皮膚を強くつまみ上げると注射する際に出血が問題になることがあり，注意が必要である．つまみ上げずに注射すると，片手で操作が可能で両手で注射器を把持することもできるので，針刺し事故を減少させることができ，注射可能な部位も広くなるという利点がある．

　表皮と真皮を合わせた皮膚の厚みは年齢を問わず1.9〜2.6 mmの範囲にあり，皮下組織の厚みは，年齢，性別，肥満度，注射部位によって異なる．したがって，幼児や小児を含むほぼすべての患者で長さ4 mmの注射針を選択すればよいが，肥満のある成人では肥満度に応じて5 mmや6 mmの注射針を選択する．インスリン注射量が多い場合には太い針を使うほうが刺入は容易ではあるが，痛みは強くなり，幼い患者ほど細い注射針

が選択される傾向がある．肥満傾向が明らかな成人では，体型に応じて31 Gの5 mmや32 Gの6 mmといった規格の注射針を使うことも多い．

　長さが4 mmの注射針を使用している幼児や小児および多くの成人では，皮膚をつまみ上げずに皮膚の表面に対して直角に注射するが，皮膚に強く押しつけると筋肉注射になる可能性があり，強く押しつけないように指導する．長さ4 mmよりも長い注射針を使用している患者では，皮膚をつまみ上げずに皮膚に対して斜め45度の角度をつけて注射する方法を指導することが多い．また，注射針の長さに関係なく小児や若年者や痩せ型の成人では皮膚をつまみ上げて，その皮膚の表面に直角に注射する方法を指導することもある．

コラム　インスリン投与量の調節についてのTips

- 1型・2型糖尿病ともにインスリンを同じ部位に注射し続けるとその部位の皮下脂肪が増生しインスリンの吸収速度が低下する．これに気づかずインスリンを増量して偶然に異なる部位に自己注射すると予期せぬ低血糖が起きる．患者が自己注射に慣れているほど，この問題は起こりやすく，患者が低血糖を嫌い不安になることを知っておくべきである．入浴直前の注射，運動直後の注射，インスリン必要量が減少する傾向がある更年期前後の注射も低血糖を起こしやすい．
- インスリン必要量は年齢によって変化する．インスリン分泌が完全に枯渇している1型糖尿病の場合，幼児期は0.6単位/kgぐらいから徐々に増えて，思春期前には1単位/kg程度となり，思春期に入ると1単位/kgを超えるようになる．25歳前後から減少傾向があり，30歳前後で1単位/kgとなり，40歳以降は0.7単位/kg程度まで減少する．更年期になると，男女ともインスリン拮抗ホルモンも分泌が減るようになるためなのか，インスリン必要量は減少する．季節により運動量や食事内容が変化することも少なくなく，平日と休日でも異なることも考慮してインスリン量を調節する．
- 1型糖尿病の子どもたちは，天気がよいと運動量が増え，天気が悪いと運動量が減ることが想定できるので，それを考えたインスリン量の変更を保護者や本人に指導することが望ましい．また，食事の量が変化しやすい小児期では，食事量の多寡に合わせて追加インスリンの量を調節することも必要になる．
- 女性では，月経周期に合わせてインスリン投与量を調節する．つまり，月経初日からの14日間の低温期はインスリンを減量し，排卵日からの14日間の高温期はインスリンを増量する．これは性周期におけるインスリ

ン感受性の変化に合わせた調整である.
・1型および2型糖尿病は,冬は血糖値が高くなりやすく,夏は冬よりも下がる傾向がある.
・シックデイのように炎症性サイトカインやインスリン拮抗ホルモンの増加が関与する場合のみにスライディングスケールを使う.

10 患者による自己管理と指導の基本

1. 血糖自己測定（SMBG）

　血糖自己測定（SMBG）については，正しく測定する方法を患者に指導すれば有用性が高い．市販されている自己検査用血糖測定器の多くは，約30〜600 mg/dLまでの測定が可能である．日常生活における血糖の変動パターンを把握できるほか，患者自身の治療への動機づけになると考えられている．しかし，患者の病態や治療内容によって，どの時間のデータが有益であるか異なることに注意が必要である．自己測定した血糖値を記録して外来診察の際に持参してもらい，医師と患者が一緒にその数値を検討し，治療にフィードバックすることが最も大切である．低血糖症状の出現時やシックデイにおける血糖自己測定は迅速な対応につながり，有用である．

2. 持続血糖モニタリング（CGM）

　持続血糖モニタリング（CGM）は皮下に留置したグルコースセンサーで間質液中のグルコース濃度を5分ごとに連続測定して1日4回程度実測した血糖値で補正し，1日の連続的な血糖値の変化を把握するモニタリング方法である．これにより，深夜の入眠中に生じる低血糖の有無を把握できるほか，暁現象，食後血糖のピーク値などを把握できる．

　このデータをもとにきめ細かな血糖コントロールや低血糖を回避することが可能となる．このモニタリング装置と連動する持続皮下インスリン注入療法が自動的に行える日がくることが期待されている．わが国では，CGMは主に1型糖尿病のコントロールに応用されることが多い．ガーディアン™コネクトが代表的であるが，2018年12月には，わが国において

Dexcom G4®と呼ばれる機種の使用が承認された．より新しい機種である G5にプログラムをアップデートしたDexcom G4®も使用されている． これらの機種は1日2回の校正が必要であるが，現時点での最新機種 Dexcom G6®では校正は不要である．

flash glucose monitoring（FGM）は，センサーを上腕に装着し，最 長14日間24時間連続で15分ごとに血糖値を測定・記録することが可能 なシステムであり，間欠スキャン（intermittently viewed CGM）と呼 ばれる．FGMを使用することで低血糖や不安・焦燥といった患者の心理 的負担を軽減できると考えられている．ただし，血糖自己測定を継続しつ つFGMを併用しないと測定値の適正な評価が困難なことがあり，アラー ト機能がある機器は現時点では開発されていないうえに必要に応じて手動 で校正をせねばならず，センサー付着部の皮膚に異常反応が生じ得る可能 性があるなど注意すべきこともある．そのため，日本では血糖自己測定の 補助[1]としての使用が承認されている．

3．教育入院

全身状態が良好であっても血糖コントロールが不良な糖尿病患者の場 合，その改善を目指した教育や合併症の精査を含む検査を目的とした入院 を行うことがあり，これを一般的に"教育入院"と称している．多くの 病院では，2週間程度の入院期間で各施設の独自プログラムに従った検査 や患者指導を行っている．施設によっては，糖尿病専門医や糖尿病療養指 導士によるプログラムが展開されている．

教育入院では，管理栄養士による栄養指導を受けながら，入院食として 理想的な食事療法を体験できる点は，具体性があって理解しやすく，教育 入院の大きなメリットであると考えられている．また，運動療法の指導も 積極的に行っている施設があり，個々の患者が自分に合った運動方法を具 体的に練習できるメリットがある．

糖尿病講習会や療養指導を個別あるいは集団で行うことで，患者が自分 の疾患について正しい知識を得ることが，治療に対するモチベーションを 高めると考えられている．また，血糖自己測定やインスリン自己注射の練 習を短期間に集中して実施することも可能となる．入院中に血糖を頻回に

測定するので，薬物療法の効果の判定あるいは薬用量の調整がスムーズに行えることもメリットである．

教育入院で大切なことは，入院中の血糖改善よりも，退院後に良好な血糖コントロールを維持することであり，それを意識した医療者側の取り組みが必要である．

4．食後高血糖が著しい糖尿病症例とその対応

血糖コントロールを進めるに当たり，食後高血糖が著しいために処方の決定に困難さを認める症例は少なくない．食後の血糖上昇に対する生活習慣における対処法として，以下のことがあげられる．

① 朝食は必ず摂る．昼食や夕食の内容や量に関係なく朝食を抜くと昼や夕，夜間の食後高血糖を生じやすいという報告[2]がある．

② 夕食を摂る時間が遅くなる場合は，炭水化物の回と野菜・主食の回の2回に分割し，2回目の間を3時間程度空けると（分食）2回目の時間以降の血糖値が改善するという報告[3]がある．

③ 食べる時間を野菜→肉・魚などの主菜→炭水化物の順にすることでGLP-1分泌を促進させることが期待できるとする報告[4]がある．また，野菜を先に食べることで食物繊維により食後の血糖上昇が抑制されるとの報告[5]もある．ただし，野菜を食べた後になるべく時間を空ける（15〜20分程度）ことが望ましいだろう．

④ 食後，あまり時間を置かずにウォーキングをする，3分程度のレジスタンス運動（筋肉トレーニング）を30分ごとに繰り返すと食後高血糖の抑制や夜間の血糖変動の改善に役立つとする報告[6]もある．

食後高血糖に対応するための薬物療法としては，α-GI，グリニド薬，DPP-4阻害薬，短時間作用型GLP-1受容体作動薬あるいは食後すぐの速効型〜超速効型インスリン注射などが選択肢となり得る．

胃切除後，経腸栄養施行中，肝硬変合併例，ステロイド投与中，血液透析中の糖尿病患者は，著しい食後高血糖を呈することがあり注意が必要である．

【文献】
1）Murata T, Sakane N, Kato K, et al：The Current Intermittent-Scanning CGM Device Situation in Japan：Only Adjunctive Use to SMBG Is Approved and the Latest Health Insurance Coverage Details. J Diabetes Sci Technol, 12(3)：729-730, 2018.
2）Jakubowicz D, Wainstein J, Ahren B, et al：Fasting until noon triggers increased postprandial hyperglycemia and impaired insulin response after lunch and dinner in individuals with type 2 diabetes：a randomized clinical trial. Diabetes Care, 38(10)：1820-1826, 2015.
3）Imai S, Kajiyama S, Hashimoto Y, et al：Divided consumption of late-night -dinner improves glycemic excursions in patients with type 2 diabetes：A randomized cross-over clinical trial. Diabetes Res Clin Pract, 129：206-212, 2017.
4）Kuwata H, Iwasaki M, Shimizu S, et al：Meal sequence and glucose excursion, gastric emptying and incretin secretion in type 2 diabetes：a randomised, controlled crossover, exploratory trial. Diabetologia, 59(3)：453-461, 2016.
5）Imai S, Fukui M, Kajiyama S：Effect of eating vegetables before carbohydrates on glucose excursions in patients with type 2 diabetes. J Clin Biochem Nutr, 54(1)：7-11, 2014.
6）Dempsey PC, Blankenship JM, Larsen RN, et al：Interrupting prolonged sitting in type 2 diabetes：nocturnal persistence of improved glycaemic control. Diabetologia, 60(3)：499-507, 2017.

11 糖尿病の合併症とその治療

1. 総論

　糖尿病の治療目標は，未然に合併症を防ぎ，健康寿命を延長することにある．この目標を達成するために注射糖尿病治療薬も合併症が顕在化してから導入するのではなく，合併症を予防するために早期に導入すべきであり，そのための患者教育も大切な治療である．インスリン療法による良好な血糖コントロールが合併症を予防することはすでにエビデンスが示されており，1型糖尿病はもちろんのこと，経口血糖降下薬のみではコントロールできない症例には積極的にインスリン療法を導入すべきである．

　合併症が進行した時期では内因性インスリン分泌が低下していることが多く，そのために血糖変動が大きくなり，インスリン療法を導入しても厳格な血糖コントロールは困難となりやすい．この意味でも，インスリン療法は早期導入が望ましい．

　心血管病（脳血管障害，急性冠症候群など）を合併した症例ではインスリン療法によって心血管イベントが増加して死亡するリスクが高まることを示唆する大規模試験データも報告されており，低血糖を起こすことがその要因ではないかと考えられている．心血管病を合併しているハイリスク患者に対する治療では，低血糖を極力回避する治療を心がけることが大切である．動脈硬化が合併症の主要な要因であり，日本動脈硬化学会では，動脈硬化性疾患予防のための脂質異常症に対する治療指針を示している．

2. 糖尿病網膜症

　高血糖が持続することで発症する糖尿病に特徴的な慢性合併症であり，発症しても自覚症状がないことが多いため，初診時やその後も定期的な眼

科受診が必要不可欠である（**表1，2**）．眼科では広範囲に網膜を観察するために散瞳が行われる．

　糖尿病網膜症の発症予防や初期の単純網膜症の軽症化は厳格な血糖コントロールを行うことで可能である．単純網膜症から増殖前網膜症への進展を抑制するには，血糖コントロールと血圧コントロールが有用である．ただし，急激な血糖コントロールは低血糖とも相まって糖尿病網膜症を悪化させることがあり，注意を要する．糖尿病網膜症が進行した場合には，光凝固法や硝子体手術などを行う．

　日本糖尿病眼学会から発行されている糖尿病眼手帳は患者の自己管理や患者教育に有用であり，眼科受診のたびに患者自身で記録するように指導するとよい．

　糖尿病網膜症の内科的治療として，HbA1cを7％以下にコントロールすることが網膜症の進行を予防できると多くの大規模臨床試験で示されている．また，強化インスリン療法で硝子体手術・白内障手術の施行数が減ることも示されている．半年以内でHbA1cを3％以上急激に改善させると網膜症が進行する場合があり，HbA1cが10％以上の未治療症例を加療するとしばしばこのような急激な低下が起こり得る．しかし，この現象は最初の2年間に多く，その後は長期的に網膜症の進行を遅延させることが可能であることがDCCTの調査によって示されている．血糖コントロール以外に，血圧コントロールや脂質コントロールも網膜症の進行を阻止す

表1　糖尿病網膜症の病期および特徴

病　期	特　徴
単純網膜症	毛細血管瘤，点状出血，斑状出血，硬性白斑，少数の軟性白斑
増殖前網膜症	多発する軟性白斑
増殖網膜症	新生血管，硝子体出血，牽引性網膜剥離

表2　眼科での眼底検査実施のタイミングの目安

・初診時や治療開始前
・治療開始から3〜4ヵ月後，6ヵ月後（著しい高血糖があったときは1ヵ月後も）
・6ヵ月で異常なし→6〜12ヵ月ごと
　　　単純網膜症　→3〜6ヵ月ごと
　　　増殖前網膜症→1〜2ヵ月ごと
　　　増殖網膜症　→2〜4週間ごと

ることに役立つことが示唆されている．網膜症の局所療法として，トリアムシノロンアセトニドのテノン嚢下注射・硝子体注射などが行われている．

　増殖変化の予防および抑制を目的として虚血領域に対して光凝固療法，黄斑浮腫に対しては局所光凝固・格子状（グリッド）光凝固・閾値下光凝固などが行われる．また，ステロイドテノン嚢下注射による黄斑浮腫予防や疼痛が少なく瘢痕化が少ないパターンスキャンレーザーの使用が行われている．

　増殖糖尿病網膜症の新生血管が関与する硝子体出血，出血性緑内障，高活動性線維性血管性増殖，牽引性網膜剥離，新生血管緑内障などは手術適応となる．これらの病態はどれも失明している状況であり，手術の効果を勘案する必要があり，全例が手術適応になるわけではない．

3．糖尿病性腎症

　典型的な糖尿病性腎症（diabetic kidney disease：DKD）では，尿定性検査で尿タンパクが陰性でも尿アルブミンが検出され，その後に尿タンパクがしだいに持続的に陽性となる．そして，ゆっくりと腎機能が低下していくことが多い（**表3**）．基本的には病理診断は不要で，臨床的に糖尿病が原因と考えられる慢性腎臓病(CKD)を糖尿病性腎症と規定している．ただし，糖尿病の罹病期間が短いのに尿タンパクが強陽性もしくは尿潜血陽性が認められる場合，あるいは尿検査所見に比べて腎機能検査の悪化が認められる場合は，積極的にほかの腎疾患との鑑別を行う必要がある．なお，糖尿病性腎症の病理組織所見は症例により多彩で，さまざまな要因が複雑に関連して腎障害が生じるものと考えられている．

　過去の研究から，本症の主要な要因は，1）高血糖による細胞内代謝異常，2）レニン-アンギオテンシン系の活性化を伴う糸球体高血圧であることが明らかにされており，適切な血糖コントロールと降圧剤であるARBの使用が予後の改善につながることが示されている．

　糖尿病性腎症は，日本人の2型糖尿病患者の約40％に合併する[2]とされており，重要な糖尿病合併症である．血糖コントロールとACE阻害薬あるいはARBの投与による治療に抵抗性を示す高度タンパク尿の症例や，アルブミン尿を伴うことなく早期から腎機能が低下する症例が存在するこ

表3 糖尿病性腎症の病期分類[注1)]

病　期	尿アルブミン値（mg/gCr） あるいは 尿タンパク値（g/gCr）	GFR（eGFR） （mL/分/1.73 m²）
第1期（腎症前期）	正常アルブミン尿（30未満）	30以上[注2)]
第2期（早期腎症期）	微量アルブミン尿（30〜299）[注3)]	30以上
第3期（顕性腎症期）	顕性アルブミン尿（300以上） あるいは 持続性タンパク尿（0.5以上）	30以上[注4)]
第4期（腎不全期）	問わない[注5)]	30未満
第5期（透析療法期）	透析療法中	

（文献1より）

注1)：糖尿病性腎症は必ずしも第1期から順次第5期まで進行するものではない．本分類は，厚労省研究班の成績に基づき予後（腎，心血管，総死亡）を勘案した分類である（URL：http://mhlw-grants.niph.go.jp/, Wada T, HanedaM, FuruichiK, BabazonoT, Yokoyama H, Iseki K, Araki SI, NinomiyaT, Hara S, Suzuki Y, IwanoM, KusanoE, Moriya T, Satoh H, Nakamura H, Shimizu M, Toyama T, Hara A, Makino H; The Research Group of Diabetic Nephropathy, Ministry of Health, Labour, and Welfare of Japan. Clinical impact of albuminuria and glomerular filtration rate on renal and cardiovascular events, and all-cause mortality in Japanese patients with type 2 diabetes. ClinExpNephrol. 2013 Oct 17. [Epubahead of print]）

注2)：GFR 60 mL/分/1.73 m²未満の症例はCKDに該当し，糖尿病性腎症以外の原因が存在し得るため，他の腎臓病との鑑別診断が必要である．

注3)：微量アルブミン尿を認めた症例では，糖尿病性腎症早期診断基準に従って鑑別診断を行った上で，早期腎症と診断する．

注4)：顕性アルブミン尿の症例では，GFR 60 mL/分/1.73 m²未満からGFRの低下に伴い腎イベント（eGFRの半減，透析導入）が増加するため注意が必要である．

注5)：GFR 30 mL/分/1.73 m²未満の症例は，尿アルブミン値あるいは尿蛋白値に拘わらず，腎不全期に分類される．しかし，特に正常アルブミン尿・微量アルブミン尿の場合は，糖尿病性腎症以外の腎臓病との鑑別診断が必要である．

とも明らかとなり，病理組織学的所見の多様性と合わせて病態の多様性が認識されるようになっている．難治症例の病態にはポドサイト障害やカロリー制限によって活性化される抗老化分子Sirt1などさまざまな要因が考えられているが，現時点ではその役割や治療への応用の可能性は解明されるべき課題である．

I 糖尿病性腎症と薬剤

　SU薬やメトホルミンなどのビグアナイド薬を使用している場合は，副作用防止の観点からも腎機能の推移には注意を払う必要がある．腎機能不全に陥った場合，これらの薬剤を含む多くの経口血糖降下薬は使用禁忌と

なり，注意すべきである．

　他方，SGLT2阻害薬は，服用開始後に一時的な腎機能の低下を認めるが，その後は投与期間中に腎機能がさらに低下することはなく，むしろ有意に腎機能の低下を抑制することが報告[3]されている．つまり，この薬剤は糖尿病性腎症の発症や進展を抑制する可能性があることが示唆されているが，そのメカニズムは現時点では明確にはなっていない．

　GLP-1受容体作動薬にも腎保護作用があることが糖尿病動物を用いた研究により示唆されている．週1回投与型のGLP-1受容体作動薬がヒトに対して糖尿病性腎症の発症や進展を抑制したという報告があるが，そのメカニズムは明らかではない[4]が，GLP-1受容体作動薬に抗炎症作用，抗酸化作用，血管拡張作用があることを示唆する実験報告もある．GLP-1受容体作動薬投与患者では顕性アルブミン尿の発症が有意に少ないとする報告も大規模臨床試験[5]から示されている．尿定性検査で尿タンパクが陰性か（1＋）の場合には3〜6ヵ月ごとに尿クレアチニンと尿アルブミンの定量を行い，両者の比を求めておく．尿定性検査で（2＋）以上の場合には尿クレアチニンと尿タンパク定量検査を実施，経過観察を行う．尿アルブミン値あるいは尿タンパク値と推定糸球体濾過率（eGFR）から糖尿病性腎症の病期を分類する．入院時であれば，24時間蓄尿によって検査を行う．

　アルブミン尿や血清クレアチニンの評価は早期診断に有用であるが，血清クレアチニンは食事内容や運動量の影響を受けやすく，アルブミン尿は運動，発熱，うっ血性心不全，高血圧，腎炎などの影響で上昇しやすいことに注意すべきである．

　糖尿病患者の高血圧治療薬の第一選択は，腎臓保護作用があるとされているACE阻害薬もしくはARBであり，尿タンパク増加や腎機能悪化を抑制することに期待する．薬剤だけではなく，血糖コントロールを継続し，脂質管理，肥満の是正，禁煙などの生活指導も必要である．食事療法，運動療法，生活指導は糖尿病性腎症の病期を考慮して行う．

II 病期に基づいた治療

　糖尿病性腎症がある場合，第1期であれば，通常の治療を継続する．第2期ではタンパク質の摂取量を1.0〜1.2 g/kg/dayに軽度制限するが，1.2 g/kg/dayを目標にすることが多く，極端な制限は不要であると考えられ

ている.

第3期では総摂取カロリーを25〜35 kcal/kg/dayとやや増やし，タンパク質の摂取量を0.8〜1.0 g/kg/dayに制限するが，2期と同様でよい症例も少なくないだろう．血清K値が高い傾向があれば，Kの摂取量も軽度制限する．食塩は8 g/day未満とする．この時期でも原則的に運動療法は継続するが，過激な運動は禁止する．

第4期ではカロリーは同様に高めに維持させつつ，タンパク質の摂取量を0.6〜0.8 g/kg/dayに制限する．K摂取量は1.5 g/day未満に制限し，食塩は7 g/day未満に制限する．運動は軽運動のみとする．

第5期の場合，血液透析を実施している患者ではタンパク質の摂取量を1.0〜1.2 g/kg/dayに軽度制限する．透析導入初期では0.9〜1.2 g/kg/dayとすることもある．K摂取量は1.5 g/day未満に制限し，食塩は8 g/day未満に制限する．運動は原則として軽運動とする．腹膜透析（CAPD）を施行している患者ではタンパク質の摂取量を1.1〜1.3 g/kg/dayにやや制限する．K摂取は軽度制限し，食塩は10 g/day未満に制限する．運動は原則として制限しないが，過激な運動は禁止する．

ただし，高血圧が明らかな症例では，病期にかかわらず食塩は6 g/day以下と制限するように推奨されている．また，糖尿病増殖網膜症がある場合はすべての症例で激しい運動は禁止する．

24時間蓄尿による分析から1日のタンパク質や塩分の摂取量を推定し，それをもとに摂取量が確実に維持されているかどうかを検討しながら患者指導を具体的に行うことが有用である．腎不全があっても，極端なタンパク質の制限はサルコペニア，フレイルを悪化させることになり，バランス感覚のある栄養指導・食事指導が求められる．

III 糖尿病性腎症と透析

新規透析導入患者で最も多い原因疾患は糖尿病である．腎不全が進行した時点では，インスリン治療が血糖管理方法として推奨される2型糖尿病患者の一部にはDPP-4阻害薬や腎不全（慢性腎臓病末期）でも使用可能なGLP-1受容体作動薬で管理される症例もある．ただし，インスリンでなければ管理できない症例はかなり多く，インスリン療法は透析中の患者に対しても生命維持やQOL確保のために必要であると考えられる．透析患者の場合，血糖管理にはHbA1cよりもGAや随時血糖値，血糖自己測

定値を評価することが必須であり，可能であれば持続血糖測定の活用が望ましい．また，グルコアルブミン（GA）＜20％が推奨されているが，それだけでは不十分であるという意見もある．

　透析中の糖尿病患者では透析の後半に血糖値が低下し，終了後に再上昇することが少なくない．これは，ブドウ糖とインスリンが透析によって血液中から除去されることで急速に血糖値が低下し，大きく低下したリバウンドとして高血糖が生じる透析起因性高血糖のためであり，透析後から食事摂取の時間間隔が短いほど起こりやすい．対処としては，グリニド薬やα-GIあるいはDPP-4阻害薬，短時間作用型GLP-1受容体作動薬，食前の速効型または超速効型インスリンの投与あるいは分食という生活習慣の指導が有効である．肥満の有無にかかわらず，食後のウォーキングなど運動することで改善し得る．

糖尿病性腎症による慢性腎臓病（慢性腎不全）および透析時の留意点

1 ）糖尿病患者は動脈硬化症，細小血管障害，神経障害，足病変などを発症し，透析に伴うトラブルが多い
2 ）薬物代謝が遅延するので，重症低血糖の発生リスクが大きいSU薬は中止する
3 ）低血糖の有無によらず自律神経障害による心悸亢進，冷感などの交感神経症状が出にくい
4 ）腎におけるインスリン代謝も遅延するため，インスリン作用時間も延長し，インスリン必要量が減少する症例が少なくない
5 ）赤血球寿命の短縮と造血治療による幼若赤血球の増加により，HbA1cは低値傾向になる場合とカルバミル化ヘモグロビンの増加によって高値になる場合がある
6 ）GAは尿中に急速に失われ，透析でも除去されて低値となり，甲状腺機能の影響も受けるため評価が困難である

4．糖尿病性神経障害（糖尿病ニューロパチー）

　長期間にわたる持続した高血糖により神経が障害され，知覚低下やしびれ，疼痛などの症状が生じることを糖尿病性神経障害という．治療には血

表4　多発神経障害に関する検査・評価方法

検 査	評価法
アキレス腱反射	足底を軽く押して伸展させたアキレス腱を打鍵する．糖尿病による多発神経障害では比較的早期から反射の減弱が認められ，障害が進行すると消失する．
振動覚	C128音叉を強く叩いて振動させ，内踝に当てて振動を感じる時間を測定する．10秒以内で低下する場合は低下，感じない場合は消失とする．
触圧覚	モノフィラメントなどを足背に当てて触覚を感じるモノフィラメントの太さによって神経障害の程度を判定する．
心拍変動検査	心電図のR–R間隔変動は糖尿病自律神経障害があると低下する．R–R間隔の変動係数（CV_{R-R}）は健常者では $1.5 \sim 2.0\%$ 以上であり，これを下回る場合には自律神経障害が疑われる．ただし，不整脈があると判定できない．
Schellong試験	ベッド上で十分に安静をとらせた状態で血圧と脈拍を3回測定し，起立させた直後から2分ごとに10分間，血圧と脈拍を測定し，収縮期血圧が20 mmHg以上低下した場合に自律神経障害による起立性低血圧があると判定する．

糖コントロールおよび生活習慣改善を指導することが基本となる．

I 分類と病態

　糖尿病性神経障害は，多発神経障害と単神経障害が知られている．

　多発性神経障害は，高頻度な初期症状として両側足底の知覚低下がみられることが知られている．また，異常感覚，しびれ，疼痛なども左右対称性に生じることが特徴である．運動神経障害や自律神経障害も発生する（表4）．

　単神経障害は，突然に発症する単一神経麻痺で，外眼筋麻痺や顔面神経麻痺が多いことが知られている．

II 治療

　多発神経障害の予防および治療には，良好な血糖コントロールの維持とともに禁酒・禁煙を指導する必要がある．長期化した不良な血糖コントロールを急激に改善させた場合，治療後神経障害として体幹や下肢の疼痛が出現または増悪することがあるが，良好な血糖コントロールを維持すれ

ば改善することがあり得る.

エパルレスタット（キネダック®）のようなアルドース還元酵素阻害薬は3ヵ月投与で無効な場合には中止を考慮する. 有痛性神経障害に対しては慢性神経性疼痛に準じた加療を行う. 自律神経障害による胃排泄遅延が認められる場合には, 超速効型インスリン製剤を食後投与に変更するか, 食直前の速効型インスリン製剤に変更すると有効なこともある.

一般的には下肢の末梢神経障害から自覚症が顕在化することが多いが, 上肢から症状が始まる例も少なくない. また, いくらかの左右差が認められる症状も少なくなり, ほかの原因による末梢神経疾患との鑑別が必要となることもある.

5. 皮膚病変

糖尿病による皮膚の代謝異常・恒常性の異常および糖尿病合併症である神経障害や循環障害によって, 糖尿病性皮膚硬化症, 糖尿病性潰瘍, 糖尿病性リポイド類壊死, 糖尿病性水疱, 壊疽, 黒色表皮症（皮膚病変をデルマドロームと表現する医師もいるが, 内容に変わりはない）などが生じることが知られている（表5）.

運動神経障害がある場合, 筋肉や腱の働きのアンバランスが生じ, 起立時や歩行時の足底圧分布が変化し, 筋萎縮が加わってハンマートゥーやクロウトゥーなどの足の変形が起きる. 変形部分に圧が加わることで胼胝や鶏眼が生じ, さらに潰瘍が発生することもある. 腓骨神経麻痺ではドロップフットを生じ得る. 感覚神経麻痺によって骨折に気づかずに歩行を続

表5 糖尿病の皮膚病変の原因別分類

血管障害	リポイド類壊死症, 糖尿病性水疱, 糖尿病性潰瘍, 糖尿病性壊疽, 末梢動脈疾患, 糖尿病性浮腫性硬化症, 糖尿病性神経障害に伴う足病変など
代謝障害	環状肉芽腫, 後天性反応性穿孔性膠原繊維症, 皮膚瘙痒症
皮膚感染症	足白癬, 蜂窩織炎, 壊死性筋膜炎, ガス壊疽, 壊死性軟部組織感染症, 貨幣状湿疹など

糖尿病にこれらの疾患が生じる可能性があることを知り, 皮膚科へのコンサルトを適宜行える体制を維持しておくことも大切であり, 皮膚科アトラスなどで病変の特徴を確認しておくことが望ましい.

け，シャルコー足と呼ばれる変形を生じることもある．糖尿病性神経障害と糖尿病に伴う皮膚病変には相互に重症度が相関する傾向があることが知られている．

また，糖尿病には創傷治癒遅延が起こり，真皮コラーゲン繊維に終末糖化産物（advanced glycation end products：AGEs）が蓄積することが知られている．

培養角化細胞の増殖因子として不可欠なインスリンは，生体の皮膚でも表皮角化細胞の増殖や移行，分化に重要な影響を示すことから，糖尿病患者の表皮の恒常性の維持にインスリン不足は悪影響を与えることが考えられている．

角化細胞に異常が生じると角質の質的異常が生じ，皮膚のバリア機能が障害される．ケラチン繊維を凝集させるフィラグリンは，タンパク分解酵素によってアミノ酸に分解され，アミノ酸とその代謝産物であるピロリドンカルボン酸は天然保湿因子として角質内で水分を保持する機能を有する．糖尿病患者のフィブラグリンは血糖，つまり，グルコースと結合して変質し，ケラチン繊維を凝集させる機能を失うだけでなく，分解産物であるピロリドンカルボン酸もグルコースと結合して天然保湿因子としての機能を失う．

糖尿病では，これらの異常によって黒色表皮症や皮膚乾燥が進み，知覚神経が角質直下の表皮内に侵入し，かゆみに対して過敏な状態になることが示唆されている．また，神経障害の早期において発汗障害が生じることが考えられており，上半身よりも下半身に発汗低下や皮膚乾燥が早く認められるとの報告[6]もある．

踵など足底付近に木炭のような外観の黒色皮膚硬化症や黒色表皮症が認められる場合，早期にメスやハサミなどを使用して黒色化した部分を真皮から剥離し，褥瘡と同様にデブリードマンを行い，肉芽形成を促進させる薬剤を塗布するなどして局所を保護すると治癒させることが可能であり，内科医や小児科医でも実施可能である．ただし，動脈を触知するかどうかなど血流が病変部の周辺に保たれていることを確かめてから行うことが必要である．この処置が遅れると足全体が黒色化し，壊死を起こすことが多く，できる限り早期に対応すべきである．

潰瘍をはじめとする皮膚病変に感染が加わると悪化しやすく，厳重な注意が必要である．皮膚のみの場合は可能な限り保存的に行う．水疱に対しては水疱蓋の除去，感染のないびらんや潰瘍には被覆材の使用や外用抗菌薬

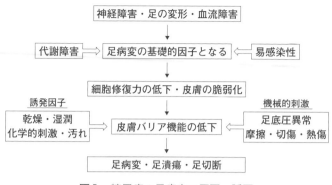

図1 糖尿病の足病変の原因・誘因

の処方を行い，胼胝や鶏眼などに対してはコーンカッターなどによる切削を行う．

　糖尿病患者の足の感染あるいは血流障害によって壊疽に陥った場合，患部のデブリードマンあるいは切断術が必要になる．血流障害が著しい部位にデブリードマンを行うと創傷治癒が進まず，新たな壊死が生じて切断を余儀なくされる場合がある（**図1**）．

Ｉ 糖尿病治療薬が関連する皮膚病変

　2型糖尿病を加療するすべての医師が知っておくべき薬剤関連性の糖尿病皮膚病変がある．その1つが，DPP-4阻害薬による薬剤性水疱性類天疱瘡であり，薬剤性水疱性類天疱瘡と特発性水疱性類天疱瘡はいずれも高齢者に多く発生する傾向があるため，両者間に発症年齢や性別の差異はないとされている．原因となる薬剤としてはビルダグリプチンとシタグリプチンが多いとされるが，それは処方数が多いためで，すべてのグリプチン製剤が原因になり得るといわれている．また，グリプチン製剤とメトホルミンの併用例も多い可能性が示唆されている．

　DPP-4阻害薬を内服して発症した症例の多くは，その内服を中止すると軽快する症例が多く，水疱の周囲に紅斑が少ない非炎症型症例が多いといわれている．また，抗BP180抗体（C末全長）が陽性になり，抗BP180抗体（Ncl6aドメイン）は陰性のことが多いといわれている．本症の発症を疑った場合，すみやかに皮膚科にコンサルトすることが望ましい．

もう1つの重要な薬剤関連性の糖尿病皮膚病変を生じる薬剤は，SGLT2阻害薬である．この薬剤を導入すると，その初期に一過性にみられる脱水によって患者がもともともっている皮膚の乾燥が増悪し，浮腫性紅斑が生じることが知られている．本剤の内服を開始して2～3週間の間に水分補給と皮膚の保湿に努めることで，この問題は回避できるとされている．ただし，尿素剤を使用することは皮膚への刺激が強くなって好ましくないとされている．また，ナイロンタオルで皮膚を強く擦ることも誘因となることを患者に指導すべきである．

浮腫性紅斑が発症した場合，ステロイド軟膏を1日2～3回，かゆみのある病変部分に保湿剤とともに塗付すれば改善するとされている．なお，私見ではあるが，若い女性がよく使用するセラミドが入った化粧品の乳液を塗付した上にステロイド軟膏を塗付しても良好な治療効果が得られる．

6. 足病変とフットケア

足病変のハイリスク群を見分ける簡易判別法として，Act Against Amputation（AAA）スコア[7] が知られている．このスコアが7点以上であればハイリスクであると判定し，フットケアの対象にすべきであるとされている．

糖尿病足病変に関連する因子は，糖尿病性神経障害，微小循環障害や末梢循環障害，易感染性あるいは高血糖による創傷治癒遅延などが関与する．ハイリスク患者に対しては，専門的なフットケアを行うことも考慮することが望ましい．感染，外傷，爪の変形，白癬症，胼胝，末梢動脈疾患（peripheral arterial disease：PAD）なども原因となり得る．

糖尿病足壊疽の原因とするPADは半数以下であるとされ，足病変にはさまざまな因子が関与していることが想定される．胼胝の亀裂や糖尿病性神経障害による知覚鈍麻による外傷なども関与している．

詳細な足の観察による早期発見が重要であり，足病変の既往，PADの存在，血糖コントロール不良，糖尿病性神経障害合併などの高危険因子がある患者ではとくに注意が必要である．肉眼的観察のほか，神経学的検査やPADの評価も行う．

治療には，皮膚科や循環器内科あるいは血管外科などとの連携が大切で

あり，靴の選び方や履き方・手入れについて，爪の切り方や爪周囲の清潔維持などの指導を行う．神経障害によって知覚が低下した患者にはあんかや湯たんぽなどの使用を禁止する．創部に加重が加わらない工夫を行い，感染徴候があれば抗菌薬を使用する．

　治療の目標は，蜂窩織炎や骨髄炎などの感染症や下肢切断につながり得る糖尿病による足壊疽などの予防である．爪甲切除，陥入爪や爪白癬などへの対策，角質除去，足浴などを必要に応じて行い，足の清潔維持などのセルフケアへの指導を行うフットケアを実施する．算定のための施設基準を満たせばフットケアは月1回の算定が保険診療において認められている．指導には対話による患者の思いを聞き出すことが有用である．欧米では100年以上の歴史がある足病医が医療の独立した職種として活躍しているが，わが国では糖尿病内科医を中心に各科の医師や専門訓練を受けた看護師などが協力して対応せざるを得ない現状にある．

　なお，糖尿病にも合併しやすいむずむず脚症候群（レストレスレッグス症候群）の患者は，糖尿病や不眠症，うつ病あるいは末梢神経障害や慢性腎臓病，鉄欠乏性貧血やパーキンソン病の有無のほか，年齢，性別，飲酒や肥満などの生活習慣，あるいは服薬歴や罹病期間に関係なく，自殺リスクが一般の3倍になるという報告[8]があり，注意を要する．

7. 高血圧・不整脈

I 高血圧

　糖尿病に高血圧が合併すると心血管イベントリスクが高くなることが知られており，原則的に厳格な管理が必要であると考えられている．日本高血圧学会による「高血圧治療ガイドライン2019」[9]では糖尿病合併高血圧では130/80 mmHg未満，家庭血圧で125/75 mmHgというコントロール目標が示されている．

　糖尿病合併高血圧に対する降圧薬として，第一選択薬は腎保護作用のエビデンスがあるACE阻害薬およびARBが用いられる．しかし，単剤では血圧コントロールが難しい症例も多く，Ca拮抗薬またはサイアザイド系利尿薬が追加される症例も多々ある．さらに，3剤併用が行われる症例も

ある．なお，ガイドラインでは推奨されていないが，海外ではβ遮断薬が心血管イベントの発生を抑制し，死亡数は増えないという大規模試験の結果も報告されており，わが国でも使用すべきであるという意見も少なくない．

　その一方で，糖尿病患者で降圧薬により血圧を目標血圧より下げてしまうと心血管イベントによる死亡リスクが高まる可能性が示唆され，危惧されている．しかし，降圧薬を投与されていない糖尿病患者であっても，血圧が120/80 mmHg未満では総死亡数が増加することが報告[10]されており，高齢者糖尿病患者では血圧が低い症例も多く冠動脈疾患や末梢動脈疾患など動脈硬化性疾患の合併例が多く認められる．

　以上のことに基づいて，血圧が低いことがそのまま危険因子となるのではなく，背後にある動脈硬化性疾患や慢性心不全，慢性腎臓病などさまざまな因子が，血圧がもともと低い，あるいは降圧薬に反応して低血圧を生じやすいことに影響している可能性も十分に考えられるという意見もある．したがって，個々の症例ごとに年齢，病態，合併症および併存疾患の治療などを含めた包括的な個別診療が重要であると結論づけることができ，定期的な運動負荷試験や全身的な動脈硬化性疾患のスクリーニングを行い，必要に応じて冠動脈インターベンションなどを積極的に行っていくべきである．

　糖尿病性神経障害（神経症）を合併する症例では，末梢交感神経や圧受容器反射系の機能不全により血圧調節機能がしばしば障害されており，血圧の大幅な変動や起立性低血圧，食後血圧低下あるいは低灌流性臓器障害，脳心血管イベントの増加に結びつくことから，神経障害にも注意を要する．

　尿からの糖の再吸収を抑制して血糖値を降下させるSGLT2阻害薬は，ブドウ糖排泄に伴う浸透圧利尿を主な機序とする利尿作用により収縮期血圧と拡張期血圧を数mmHgではあるが低下させることがあるが，ほかの影響の存在も示唆されており，今後の検討を待つ必要がある．

▮ 不整脈

　高血糖が単独で不整脈をもたらす可能性はほとんどないと考えられているが，糖尿病合併症の1つとして，心臓自律神経障害（cardiac autonomic neuropathy：CAN）が知られている．この障害と無痛性心

筋虚血，糖尿病性心筋症，致死的不整脈との関連性の存在が指摘されている．CANは末梢神経障害と同時進行することが知られており，副交感神経機能の約75％を司るとされる迷走神経が最初に糖尿病性神経障害を受ける神経であると考えられ，糖尿病性神経障害の臨床症状は副交感神経機能障害が主要因であるとする考え方もある．CANにおいても，頻拍や血圧上昇など交感神経が病的優位な所見が認められるのは，副交感神経の機能障害が関与している結果であるとの指摘がある．

　糖尿病は心房細動の危険因子であり，非糖尿病患者の2倍以上の心房細動リスクであるとされている．心房細動はとくに2型糖尿病患者の生命予後因子として重要な危険因子と考えられている．慢性心房細動を認めた場合には，血栓リスクも高いため，早期のワルファリン投与やDOAC（直接作用型経口抗凝固剤）の投与が必要である．最近は，DOACがワルファリンよりも有効であるとする報告もある．

　低血糖も不整脈に大きな影響を与える危険因子である．一般的に，血漿グルコース濃度が70 mg/dL以下に低下すると交感神経活性化状態が惹起され，カテコールアミン過剰分泌による血管収縮・血小板凝集・心筋酸素需要量の上昇とそれに続く心筋虚血，QT延長を生じて心室性不整脈リスクを高めることが知られている．QT延長化には低血糖によって引き起こされた高インスリン血症に伴う低K血症による心筋細胞再分極障害も関与していると考えられている．これらの機序による二次的な不整脈の発生も想定されている．

　糖尿病患者でも，インスリン使用例，SU薬使用者，高齢者，長期罹患症例のように低血糖リスクが高い患者や糖尿病性神経障害がある患者では24時間心電図モニタリングを含む定期的な心電図評価が望ましい．

8. 脳血管障害

　2001年からの10年間の日本人糖尿病患者の死因として第3位にあげられる血管障害のうち，脳血管障害はその44％を占め，脳梗塞は脳出血の1.7倍であったという．糖尿病合併症である大血管症（macroangiopathy）の1つである脳梗塞の多くは，アテローム血栓性脳梗塞として発症し，脳の細小動脈症（microangiopathy）はラクナ梗塞として発症することが

多い．同時に両者は脳出血の基盤となっている可能性も考えられている．また，糖尿病にも心房細動の合併は少なくなく，これによる心原性脳梗塞も少なくないと考えられる．

糖尿病は脳梗塞を発症する危険因子の1つであり，高血圧との関連性も示されているのは既述のとおりである．海外ではメトホルミンの大用量投与で脳血管障害リスクが有意に低下したとの大規模臨床試験報告があるが，わが国ではまだ十分なエビデンスが確立している状況には至っていない．今後，わが国でも臨床的な検討が進み，エビデンスが固まる可能性は高い．

糖尿病患者の管理には，頸動脈エコーによる動脈硬化についての評価，心電図や心エコーによる心機能の評価も忘れてはならない．脳血管障害を疑う場合には，遅れることなく頭部CT検査やMRI検査を行う．

糖尿病は脳血管障害再発の危険因子であることが知られており，厳密な血糖コントロールを行っても再発率は低下しないとされている．しかし，ピオグリタゾンやSGLT2阻害薬の一部については，脳血管障害の再発を低下あるいは心血管イベントや脳血管障害イベントの予後を改善する可能性があることを示す報告も出ており，今後の研究に注目が集まっている．海外では，有効であるというエビデンスがいくつか出ている．

糖尿病に合併した脳血管障害は抗血栓療法の対象となる症例も多いが，アスピリン不応例も存在し，アスピリン内服中の再発も多いとされている．アスピリンよりもクロピドグレルの有効性が高く，安全性はアスピリンよりもシロスタゾールが優れていることが示されている．心原性血栓性脳梗塞は，NOACまたはワルファリンの経口投与が行われているが，両者に予後や安全性に大きな差はない．

発症から4.5時間以内に脳出血がない脳梗塞症例に対しては血栓融解療法が有効なことも少なくないが，その適応には脳神経外科や神経内科の専門医へのコンサルテーションが望ましい．

高血糖が，AGEsの増加を招くことも動脈硬化の原因の1つであると考えられているが，脳血管障害の急性期に厳格な血糖コントロールを行っても予後には反映されないことが知られており，むしろ低血糖を回避することがより大切であると考えられている．そのため，血糖管理目標は140〜180 mg/dLとされ，経口血糖降下薬が内服可能でも血糖値が180 mg/dLを超えている場合にはインスリンでコントロールされることが少なくない．

　脳梗塞や脳出血，くも膜下出血に対する治療は，脳卒中治療ガイドラインなどを参考にしつつ，神経内科や脳神経外科とのすみやかで綿密な連携において行うべきである．高血圧や脂質異常症などの合併症も同時に加療する．抗血小板薬や抗凝固薬による出血リスクにも配慮し，深部血栓性静脈炎や肺塞栓などにも留意する．

コラム　糖尿病患者にみられるけいれん

症例1）67歳の男性

　65歳時に他院で高血糖に伴うけいれんを理由に入院加療を受けた既往がある．脳波に異常なく，電解質も正常値で抗けいれん薬は無効だったとのことで，抗けいれん薬の継続投与は受けていなかった．

　67歳時に自院へ昏睡を主訴として救急搬送され，当直医の判断で糖尿病性ケトアシドーシスとして時間外入院したが，データの検討から高血糖高浸透圧症候群であることが判明した．血液の浸透圧は高値であったが，K，Na，Ca，Mgはすべて正常値であった．

　インスリンの持続静注で血糖を下げている際に左上肢の不規則な不随意運動が生じ，当直医が抗けいれん薬を投与しようとしたが，前医での経過を理由に主治医が抗けいれん薬を使わないとの方針を決めていたため使用せず，そのままインスリンを継続投与した．この間も電解質には異常はなく，アシドーシスもなかった．この不随意運動はけいれんというよりもスパスム（冠攣縮）が持続しているような動きのこともあり，一定しなかった．

　血糖値が250 mg/dLまで低下した後は症状の再現はなく，神経学的後遺症を残すことなく回復した．その数ヵ月後に急性肺炎にて再入院した際に，シックデイに伴う高血糖が確認され，インスリン療法を開始した．このとき，血糖値が400 mg/dLを超えると顔面や左上肢にミオクローヌス様の不随意運動が生じ，それが部分発作様のけいれんに進展することが偶然にも観察された．血糖値が250 mg/dLまで低下すると前回と同様にけいれんは認められなくなり，神経学的後遺症を残すこともなかった．

症例2）70歳の男性

　数年前に他院で高血糖に伴うけいれんを観察されていた．電解質異常の有無や脳波検査の結果に関する情報は得られなかったが，抗てんかん薬の内服処方は受けていなかった．

　高血糖高浸透圧症候群により入院加療を行った際に，顔面にチック様の不随意運動が認められたが，意識は清明であった．血清Na値が129 mEq/dLと低下していたことが原因ではないかと考え，生理食塩水による脱水補正を行いながら，緩徐にNaの補正を行うと同時にインスリンにより血糖値

をコントロールした．血清Na値が正常化してもけいれんは観察された．しかし，血糖値が220 mg/dL以下に落ち着いた時点では観察されなくなった．
　その数週間後，患者は誤嚥性肺炎を発症した．電解質異常は認められなかったが，血糖値が400 mg/dLを超えると再び顔面にチック様の不随意運動が始まり，さらに右上肢に限局したミオクローヌス様の動きが認められ，部分発作様のけいれんであるかのようにみえた．この時点でも電解質異常は認められなかった．
　誤嚥性肺炎が重症であったため，呼吸抑制を生じる可能性がある抗けいれん薬は使用せず，インスリンによる血糖コントロールと抗菌薬による肺炎治療を優先した．誤嚥性肺炎が改善し，血糖値が200 mg/dL未満で安定すると部分発作様のけいれんにみえる症状は消失した．その後も嚥下障害が認められたため，インスリン療法を継続したが，しだいに嚥下機能が回復し，経口摂取が問題なく可能になるまでに回復し，神経学的後遺症は認められることなく回復した．

考案
　糖尿病性ケトアシドーシスと高血糖高浸透圧症候群を合わせて高血糖緊急症といい，迅速に適切な処置を行わなければ死に至る重篤な病態であり，糖尿病性昏睡とも呼ばれる．
　高血糖による高浸透圧血症による症状の1つとしてけいれんが高血糖高浸透圧症候群にみられることがあるとされている．けいれんの治療は，ゆっくりと血糖値を下げることが大切で，脳浮腫を生じないように急速な血糖低下は回避するほうがよいとされている．自験例では，2例とも高血糖高浸透圧症候群によるけいれんに対して抗けいれん薬を使用せず，インスリンで緩徐に血糖値を下げ，低Na血症があればそれをゆっくりと補正することで神経学的後遺症を残すことなく回復した．
　いずれも2型糖尿病であり，全身けいれんを伴うstiff-person症候群などの特殊な疾患は否定され，けいれんを生じ得る疾患は見出されなかった．また，けいれんを生じ得る薬剤も使用されていなかった．
　高血糖高浸透圧症候群は血糖値が600 mg/dL以上，浸透圧380 mOsm/L以上とされるが，この2例は，高血糖高浸透圧症候群には至らないシックデイにおける高血糖で，かつ，電解質異常がなくてもけいれんが生じることがあり得ることを示す事例であったと考えられる．
　なお，高Na血症や低Na血症などの電解質異常が伴う場合には，それによる脳浮腫やけいれんなどが合併する可能性があり，電解質補正を血糖コントロールおよび脱水の補正を同時に緩徐に行うことが必要である．
　また，79歳男性で，低Na血症を伴う高血糖高浸透圧症候群で顔面のチック様不随運動から始まるけいれんを生じた例も経験したが，血清Na値が正

常化した数ヵ月後に高血糖高浸透圧症候群が再発した際にも同様のけいれんを認めた．このときは血清Na値に異常は認めなかった．インスリンによる血糖コントロールで症状は消失し，やはり，神経学的後遺症は残さなかった．けいれんが起こりやすい何らかの要因が個体差として存在する可能性があるのかもしれない．

9. 冠動脈疾患（急性冠症候群）

　冠動脈疾患は冠動脈の動脈硬化による狭窄に伴う血流障害が主な原因となって生じる疾患である．動脈硬化性プラークの破綻に伴う血栓形成がきたす冠動脈の急性の狭窄や閉塞に伴う病態を急性冠症候群（acute coronary syndrome：ACS）といい，虚血に伴う心筋障害により胸痛や心不全症状を呈する．ACSにはST上昇型心筋梗塞，非ST上昇型心筋梗塞，不安定狭心症が含まれる．安定型虚血性心疾患（慢性冠動脈疾患）とは大きく異なり，ACSは緊急対応を要する疾患群である（**表6**）．心筋梗塞は糖尿病者の主要な死因の1つであり，そのリスクは糖尿病がない患者の3倍以上であるとされる．

　無症状でも冠動脈疾患や心不全を合併している糖尿病患者は少なくない．そのため，甲状腺クリーゼや過呼吸症候群あるいは興奮などによって長時間にわたって高心拍数（150/min以上）が持続し，心不全が急性増悪することがあり得る．とくに高血圧を認める症例では注意を要する．

　ACSのうち，急性心筋梗塞に対する今日の治療は，血栓溶解薬の静脈内投与に続いて経皮的冠動脈形成術を行い，ステントを留置して抗血小板薬を約1ヵ月投与してステントの閉塞を防ぐことである．狭心症に対しては，冠動脈の障害に応じてカテーテル治療かバイパス術を行う．バイパス術が行われるのは，主に左冠動脈起始部に障害がある場合や冠動脈3枝障害がある場合であり，1枝障害では薬物療法を行うことが多い．糖尿病患者の多枝冠動脈疾患に対する治療成績は，経皮的冠動脈形成術よりもバイパス術のほうが良好な長期成績を示し，びまん性狭窄にはバイパス術のほうが良好な治療成績を示すことが確立している．

　身体的・精神的ストレスが契機になって，たこつぼ型心筋症，ストレス

表6　糖尿病に合併した急性冠症候群の特徴

1）無痛性心筋虚血や無痛性心筋梗塞も多く，全身倦怠感やなんとなくつらいと訴える患者も多い
2）心筋梗塞発症時にポンプ失調合併例が多い
3）心筋梗塞発症急性期の死亡率が高い
4）心筋梗塞発症後の長期的生命予後は悪い
5）多枝病変，びまん性狭窄が多い

長期間心筋症を発症することもあり得る．これらの心筋症では心基部と心尖部の壁運動低下が特徴的であるが，冠動脈造影で狭窄所見が認められないことでACSと鑑別する必要があり，褐色細胞腫と心筋炎を除外診断する必要がある．

　冠動脈の動脈硬化が関与する疾患は，いずれも高血圧や喫煙，脂質異常症，慢性腎臓病（慢性腎不全），末梢動脈疾患（PAD），内頚動脈狭窄症などとも密接な関連があり，危険因子となる．

　糖尿病患者に対しては，ほかの合併症が進行している場合や心電図や心エコー検査で異常を認める場合には，冠動脈疾患を疑う症状がない場合でも，精査する必要があると考えるべきである．

　ACSを疑う場合，まず心電図検査を行う．過去の心電図があれば，比較をすることが必須である．ST-T変化や新規に認められる左脚ブロックは虚血由来のことが多い．また，超急性期ではST上昇を認めずT波の先鋭や増高を認めることがあり，この場合はST上昇型心筋梗塞に準じた対応を行う．ST上昇は梗塞病変を推定するには有用であるが，ST低下では基本的にその推定ではできない．明らかなST上昇がない場合でV$_{1 \sim 3}$にST低下がある場合には後壁梗塞を疑い，II・III・aVFでST上昇がある場合には右室梗塞を疑う．判断が困難な場合には循環器内科への早期コンサルトを依頼し，心エコー検査，心筋バイオマーカー（トロポニン，CPK，CK-MB，白血球数）を検査する．

Ⅰ　ST上昇型心筋梗塞（STEMI）

　ST上昇型心筋梗塞（STEMI）では，初期治療として鎮痛薬（モルヒネもしくはほかの鎮痛剤）投与と酸素吸入（SpO$_2$＞94％を目標とする），ニトログリセリン（亜硝酸薬）のスプレー，舌下錠あるいは点滴による

投与，アスピリンやクロピドグレルなどの抗血小板薬投与を行う．さらに，できるだけすみやかに循環器内科にコンサルトしてPCI（経皮的冠動脈インターベンション）による血栓溶解療法やIABP（大動脈内バルーンパンピング）加療などを症例に応じて実施する．PCI実施に時間がかかる場合，ヘパリンナトリウムによる血栓溶解療法を開始する．

II 非ST上昇型心筋梗塞（NSTEMI）

非ST上昇型心筋梗塞（NSTEMI）では，血栓溶解療法は行わないが，それ以外はSTEMIと同様の対応を行う．低リスクではない症例，胸部症状が増悪する症例，虚血による心不全症状が増悪する症例では，早期に再灌流を主眼にしたPCIやCABG（冠動脈バイパス術）を行うが，多枝病変もしくはPCI実施困難例もありCABGを準緊急的に行うこともある．いずれの場合にも，心電図と心筋バイオマーカーを4～8時間ごとにフォローし，急激な変化がないことを確認する．

III ACS診療で気をつけるポイント

血糖の変動幅が大きいと心血管疾患や認知症のリスクが増加することから，血糖変動を抑制するような血糖コントロール治療が必要である．ただし，ACS急性期に対する厳格な血糖コントロールは低血糖を起こし得るリスクを考えればメリットは少ない．

なお，糖尿病に合併した心不全におけるメトホルミン投与は，死亡率・再入院率および有害事象の減少が報告[11]されており，アメリカでも禁忌ではないが，わが国では現時点では禁忌とされている．また，DPP-4阻害薬は心不全を増悪させる可能性があり，注意すべきとされる．他方，SGLT2阻害薬は心不全に対する有意な改善効果が認められている．ほかの薬剤は，有用性が不明または有害である可能性を考えるべきであろう．

10. 末梢動脈疾患

末梢の動脈硬化による血流障害が惹起する冷感，しびれ，安静時疼痛，

表7 Fontaine分類（病期診断）

分 類	症 状
Ⅰ（軽度虚血）	無症状，もしくは冷感，しびれ
Ⅱ（中等度虚血）	間欠性跛行
Ⅲ（高度虚血）	安静時疼痛
Ⅳ（重症虚血）	潰瘍・壊疽

（文献12より作成，一部改変）

潰瘍や壊疽などを生じる疾患を総称して末梢動脈疾患（PAD）と呼ぶ（**表7**）．この疾患は，糖尿病の約10〜15%に合併する．加齢とともに増加し，脂質異常症や喫煙，高血圧などが危険因子として関与する．また，PADは心血管疾患の重要な危険因子である．

PADは症状から疾患を疑うが，無症状の時期でも足背動脈や後脛骨動脈の拍動の減弱，消失，左右差などがあれば診断の参考所見としての意義がある．PADを疑った際にまず行うべき検査は足関節と上腕の収縮期血圧比を調べるankle-brachial index（ABI）検査である．ABI検査は左右別に行う．正常値は0.9〜1.3で，0.9未満であれば，PADの存在を強く疑うべきであり，1.3以上であれば中膜の高度石灰化を疑う．PADの可能性が高い場合，血管外科や循環器内科での精査や加療に関するコンサルトを行う．

なお，脈波伝播速度（baPWV）も簡便な動脈硬化のスクリーニング法として使用されているが，この方法では動脈の粥状硬化は取りこぼすこと，検査実施時の血圧などの影響を受けることなどを考慮する必要がある．その他の指標として，大動脈起始部から足関節部までの動脈全体の弾性を示す指標として心臓足首血管指数（CAVI）が用いられるなど，いくつかの検査法が利用されている．

症候性PADについては，抗血小板薬（シロスタゾールやアスピリン）の投与のほか，経皮経管的血管形成術（PTA）やバイパス術などの外科的血行再建術を検討する．

糖尿病や高血圧，脂質異常症に対する治療は並行して行うべきであり，必ず禁煙をさせる必要がある．積極的なフットケアによる病変の早期発見が望ましい．超音波検査による頸動脈や下肢動脈も有用である．

コラム　ワルファリン療法と糖代謝・骨代謝

　ワルファリンはビタミンK依存性血液凝固因子の生合成を抑制することで抗凝固作用を発揮するが，ビタミンKの摂取を抑制しないと効果が十分に発揮できない．このビタミンKの摂取を制限することが糖代謝や骨代謝に影響を与えることが報告されている．ちなみに，ビタミンKは納豆，緑黄色野菜，わかめ，茶などに多く含まれているため，多くの外来患者はビタミンKの摂取制限を継続的に実施することは困難だろう．

　糖尿病がない355人の60〜80歳の被験者にビタミンKサプリメントを投与するとインスリン抵抗性の指標であるHOMA-Rの有意な低下が男性において認められたとする報告[1]やビタミンKの摂取量が多い高齢者は糖負荷後の血糖値とインスリン濃度がより低いという報告[2]がある．オランダでは，ビタミンKの摂取量が少ないほど成人の2型糖尿病の発症リスクが高かったという報告[3]がある．

　これらによりワルファリン療法中の患者にはビタミンK摂取を制限させる必要があり，糖尿病合併例では血糖値が悪化する可能性を考慮した管理が望ましいと思われる．

　また，ワルファリンとSU薬を併用すると低血糖を生じるリスクが高まることが知られており，転倒リスクも高まるという報告[4]もあることから，高齢者では薬物相互作用も念頭に置く必要がある．スタチンや抗血小板薬はワルファリンの作用を増強させることが知られている．

　ワルファリンはビタミンK拮抗薬として骨における骨基質タンパク質の活性化を阻害する可能性が指摘されており，これとビタミンK摂取制限が相まって骨量減少と骨折リスクの上昇を招く可能性が指摘[5]されている．

【文献】
1) Yoshida M, Jacques PF, Meigs JB, et al：Effect of vitamin K supplementation on insulin resistance in older men and women. Diabetes Care, 31(11)：2092-2096, 2008.
2) Yoshida M, Booth SL, Meigs JB, et al：Phylloquinone intake, insulin sensitivity, and glycemic status in men and women. Am J Clin Nutr, 88(1)：210-215, 2008.
3) Beulens JW, van der A DL, Grobbee DE, et al：Dietary phylloquinone and menaquinones intakes and risk of type 2 diabetes. Diabetes Care, 33(8)：1699-1705, 2010.
4) Stage TB, Pottegård A, Henriksen DP, et al：Initiation of glucose-lowering treatment decreases international normalized ratio levels among users of vitamin K antagonists：a self-controlled register study. J Thromb Haemost, 14(1)：129-133, 2016.
5) Gage BF, Birman-Deych E, Radford MJ, et al：Risk of osteoporotic fracture in elderly patients taking warfarin：results from the National

Registry of Atrial Fibrillation 2. Arch Intern Med, 166(2) : 241-246, 2006.

11. 脂質異常症

　動脈硬化の危険因子として，脂質異常症，喫煙，高血圧，糖尿病，慢性腎臓病，加齢，男性であること，冠動脈疾患の家族歴および既往歴，非心原性脳梗塞，末梢動脈疾患（PAD），腹部大動脈瘤（AAA），高尿酸血症，睡眠時無呼吸症候群（SAS），内臓脂肪蓄積とインスリン抵抗性に基づくメタボリックシンドロームがあることは多くのエビデンスが示されている．これらの危険因子を多くもつ症例ほど厳重な医学的管理が必要である．

　医学的管理が必要なすべての患者に生活習慣の改善を促していきたい．禁煙は動脈硬化予防に有用であり，肥満解消のための栄養・エネルギー摂取量の管理を行う食事療法はほかの危険因子の改善にも通じることが疫学的に示されている．また，身体の活動量や体力の水準が心血管病と負の相関を示しており，管理された運動療法によって適切な運動を行うことが重要であるとされている．

　成人における脂質異常症のスクリーニングとして，LDLコレステロールの基準値は140 mg/dL以上とされる．これを上回る場合に危険度が判定され，それに応じた予防対策が実施される．また，120 ～ 139 mg/dLの場合には各危険因子の有無と数などで評価する（表8, 9）．

　脂質異常症には，家族性高コレステロール血症に代表される原発性脂質異常症と疾患の影響による続発性脂質異常症がある．

　前期高齢者ではLDLコレステロール高値は冠動脈疾患の明らかな危険因子であり，スタチン治療により冠動脈疾患予防効果や非心原性脳梗塞の一次予防における有用性が期待できると考えられている．しかし，後期高齢者ではスタチン治療の意義はわかっていない．男性よりも女性のほうが生活習慣改善は効果的であり，女性の脂質異常症に対する治療の基本であるとされている．ただし，家族性高コレステロール血症や高リスク患者および冠動脈疾患の既往がある患者として定義される二次予防対象者では薬物療法も初期から考慮すべきである．小児においても適正な管理による食事療法と運動療法は有用であり，続発性脂質異常症に対しては成人と同様

表8 成人の脂質異常症診断基準（空腹時採血）*

検査項目	数　値	診　断
LDLコレステロール	140 mg/dL以上	高LDLコレステロール血症
	120 〜 139 mg/dL	境界域LDLコレステロール血症**
HDLコレステロール	40 mg/dL未満	低HDLコレステロール血症
トリグリセリド	150 mg/dL以上	高トリグリセリド血症
non-HDLコレステロール	170 mg/dL以上	高non-HDLコレステロール血症
	150 〜 169 mg/dL	境界域LDLコレステロール血症**

* 　10時間以上の絶食を「空腹時」とする．ただし水やお茶などカロリーのない水分の摂取は可とする．
** 　スクリーニングで境界域高LDL-C血症，境界域高non-HDL-C血症を示した場合は，高リスク病態がないか検討し，治療の必要性を考慮する．
・LDL-CはFriedewald式（TC—HDL-C—TG/5）または直接法で求める．
・TGが400 mg/dL以上や食後採血の場合はnon-HDL-C（TC—HDL-C）かLDL-C直接法を使用する．ただしスクリーニング時に高TG血症を伴わない場合はLDL-Cとの差が＋30 mg/dLより小さくなる可能性を念頭においてリスクを評価する．

（文献13より）

表9 小児（小中学生）の脂質異常症診断基準（空腹時）

検査項目	数　値
総コレステロール	220 mg/dL以上
LDLコレステロール	140 mg/dL以上
トリグリリド	140 mg/dL以上
HDLコレステロール	40 mg/dL未満

文献15）に基づき，TC，LDL-C，TGは95パーセンタイル値，HDL-Cは5パーセンタイル値から設定されている．

（文献14より）

に原疾患の治療が中心となる．なお，小児の場合は家族性高コレステロール血症も含めて脂質異常症の診断基準は成人とは異なることに注意する必要がある．治療を含めて成人に準じるのは15歳以上である．糖尿病患者では，脂質異常症に対する厳格な管理が必要である．

　小児糖尿病患者では，家族性高コレステロール血症に準じて，10歳未満の小児にはまず生活習慣の指導を行い，1ヵ月程度ごとにLDLコレステロール値のフォローを行う．連続してLDLコレステロールが200 mg/dL以上を示す場合には薬物療法を考慮し，専門医へのコンサルトが推奨されている．10歳以上の小児では，LDLコレステロールが180 mg/dL以上の場合は，生活習慣指導を行い，約1ヵ月後でも180 mg/dL未満と

ならない場合には薬物療法を開始する．第一選択薬はスタチンであり，できるだけ少量から開始する．家族歴に早発性冠動脈疾患がある場合や糖尿病を合併している場合は，管理目標である 140 mg/dL 未満を確実に維持するべきであるとされている．

12. 歯周病

歯槽膿漏や歯肉炎などの歯周病は血糖コントロールが不良な糖尿病患者に多発する傾向があり，重症化しやすいとされている．若年期から罹患率が高く，増悪しやすい要因として以下の理由があげられている．

1）好中球などの遊走能や食作用などの貪食細胞機能が低下している
2）免疫細胞の機能低下
3）血行障害
4）神経障害
5）唾液分泌の減少による口腔内自浄性の低下
6）コラーゲン合成障害による歯周組織の創傷治癒遅延
7）炎症性サイトカインや組織破壊に関与する酵素である MMPs を変化させる AGEs の過剰生産

歯周病の治療に伴って血糖値コントロールの改善が起きることが知られており，歯周病の悪化が血糖コントロールの悪化に影響するという指摘もある．ブラッシングを含む口腔内衛生の指導などの口腔ケアは食事指導とともに有用であるとされている．とくに高齢者での歯周病の頻度は高く，口腔ケアは誤嚥性肺炎や低栄養の予防にもあると考えられている．

13. 認知症

糖尿病による高血糖は血管性認知症やアルツハイマー型認知症の危険因子であり，認知機能の低下は血糖コントロールの悪化につながるとされている．しかし，厳格な血糖コントロールは高齢者の認知症の発症を予防し

ないばかりか，無自覚性低血糖および自覚的低血糖により認知機能の低下を助長する心配がある．高齢患者ほど定期的に認知機能をスクリーニングし認知症の早期発見に努めるべきである．急速な血糖値の変化は認知機能を低下させるほか，平均血糖変動が大きいほど認知機能が低下しやすいという報告もある．つまり，高血糖による血管障害とAGEsによる組織障害が認知症に関与していると考えられている．

高齢者糖尿病ではHbA1cが7.2〜7.9％の症例が認知症の発症が最も少ないとする報告もあり，ある程度進行した認知症患者はフレイルを合併していることから，HbA1cを約8％にすることは低血糖防止と認知症の進展防止を兼ねると思われる．

認知症になると服薬アドヒアランスが低下し，食事や運動に関する指示を忘れてしまうなど糖尿病の治療に悪影響を与えることが考えられる．インスリン自己注射ができなくなる，シックデイに適切な行動がとれなくなるなどの危険性も増加する．このため，現在では高齢者の血糖コントロールの目標設定には認知機能の低下が考慮されている．

認知症を認める高齢者糖尿病患者では，認知機能の程度に配慮した投薬内容や投与方法を考える必要がある．処方は1日1回投与とし，一包化するほうがよい．とくにSU薬やインスリン製剤を使用している場合には低血糖への注意がより必要である．DPP-4阻害薬やGLP-1受容体作動薬は単独での低血糖リスクが低く，血糖値の変動を改善することから，高齢者の2型糖尿病治療薬として第一選択になり得ると考えられる．また，DPP-4阻害薬で認知症が改善したという海外報告もあり，期待が寄せられている．アメリカではGLP-1受容体作動薬がパーキンソン病の認知機能障害を抑制したという報告もある．これらの作用についてはわが国ではまだ明らかではないが，期待できるという見方が少なくない．

また，ポリファーマシーに陥ると低血糖や薬物のさまざまな有害事象が増えることが知られており，本当に必要な薬剤が投与されているのかどうか定期的に確認するべきである．基幹病院の神経内科専門医が，前医が脳梗塞後遺症後の精神興奮や徘徊を伴う認知症患者に投与を開始したチアプリド塩酸塩（グラマリール®）を漫然と継続投与し，パーキンソン病の治療のために複数のドパミン作動薬を併用・増量して効果が得られなかったばかりか，不随意運動のためにインスリン自己注射ができなくなってしまった症例も現実にある．この症例は，チアプリド塩酸塩を中止することでパーキンソン病がすみやかに改善し，インスリン療法も低血糖を招くこ

となく再開できた．薬物相互作用については十分に確認する必要がある．

高齢者における認知症と低血糖の関連性は確実視されており，高血糖も同様である．高血糖は過食によることが多く，過食によって惹起される代謝ストレスがアルツハイマー型認知症の病態である脳へのアミロイドβペプチドの蓄積の一因であるとの研究報告もあり，糖尿病がアルツハイマー型認知症の発症リスクを約2倍に引き上げるとされるメカニズムに関与している可能性が示唆されている．

また，インスリン作用低下を促す代謝ストレスがアルツハイマー型認知症にも関与しているだけではなく，2型糖尿病の発症リスクにもなっているとする考え方も登場しており，今後の研究成果が期待される．

14. うつ病・睡眠障害

糖尿病にうつ病が合併することは多く，軽症のうつ病を含めると2型糖尿病の約半数にうつ症状が認められる．ステロイド投与や血糖コントロール不良により高血糖が悪化するとうつ症状も悪化することが少なくなく，血糖コントロールが良好になって安定するとやや遅れてうつ症状が軽快することも少なくない．

糖尿病とうつ病は双方向で関連性があり，うつ病がある患者や抗うつ薬を内服している患者は2型糖尿病の発症率が高く，2型糖尿病患者はうつ病の発症率が高いことが知られている．両者の合併は患者のQOLを著しく損ねる．

糖尿病患者の場合には，糖尿病に対する不安，食事・運動療法や薬物療法などの治療による心理的ストレスや経済的不安，合併症に対する不安，合併症による不快感もうつ病の発症トリガーになると考えられている．うつ病やうつ状態は糖尿病の予後を悪化させると一般的に考えられている．

ただし，2型糖尿病が診断される前にうつ症状を発症して内科外来を受診し，血液検査で偶然に糖尿病の存在が明らかになり，その治療を開始して血糖値が改善すると同時に患者自身が驚くほどうつ症状が改善する症例も実在する．

また，血清鉄あるいは血清亜鉛が低値で，これらの微量元素の欠乏によってうつ症状を生じる患者が糖尿病の有無に限らず存在することには，注意

する必要がある．これはセロトニンやドパミンなどの神経伝達物質の代謝にこれらの微量元素が補酵素として関与することが原因であると考えられる．これらの微量元素の欠乏によって多動をきたす症例が小児や若年者に多く，年齢が高くなるとうつ症状が多くなる傾向があると感じるが，現時点では十分なエビデンスはない．

うつ病患者の場合，抗うつ薬の一部に食欲亢進をきたすものがあり，2型糖尿病が発症するリスクが高くなるという考え方がある．たとえば，スルピリドは消化管運動を亢進させて食欲を増進し，パロキセチンなどの選択的セロトニン再取り込み阻害薬（SSRI）も食欲亢進をきたすこともある．

低血糖を反復すると不安感やうつ症状が悪化しやすいことが知られており，糖尿病治療では低血糖防止が重要である．また，うつ病がない糖尿病患者でも低血糖が反復すると糖尿病に対する不安感が強くなることも知られており，同様に注意が必要である．服薬支援を含んだ患者が抱える不安に焦点を当てた患者支援を中心とするマネジメントが効果的である．

なお，メトホルミンの投与でビタミンB_{12}欠乏が生じることでうつ症状が悪化することもあり，欠乏があれば補充を行うなど栄養管理が大切である．

糖尿病患者の睡眠障害は，糖尿病による口渇・夜間頻尿や夜間低血糖に対する不安，糖尿病の合併症である神経障害や末梢血管障害または脳血管障害後遺症などによる疼痛やしびれ，治療に対する不安・不満などさまざまな原因によって生じる．薬剤による不眠症治療は一般的な選択方法が採用されるが，生活習慣の記録などによる認知行動療法などの心理療法をはじめとする非薬物療法によるアプローチが重要である．

15. フレイルとサルコペニア

I 用語の使い分け

フレイル（frailty）は，老衰とも捉えられることもあるが，厳密には健康で自立している状態と能力障害が著しく終末期にある状態の中間に当たる状態である．2つの状態のいずれにも変化し得る可逆的な状態であることが特徴的であり，身体的・精神的および社会的な要素から構成される．

不可逆的な能力障害に陥る前に，その前状態を発見し，障害の進行を阻止することが大切であると考えられている．健康な自立状態と要介護状態の中間にある状態がフレイルであると表現してもよい．とくに糖尿病のある高齢者では，血管合併症やADLの低下，認知機能の低下などによる自立した自己管理が困難な生活機能障害に陥る症例が高頻度で認められ，フレイルの危険因子を多く有していると考えられる．

ロコモティブシンドローム（locomotive syndrome）は，運動機能障害によって移動能力が低下し，要介護状態に陥る危険性が高い状態であり，身体的フレイルと考えてよい状態である．運動器機能が低下する原因は加齢による機能低下と運動器疾患がある．フレイルの危険因子は，年齢，性別（男性＞女性），収入や世帯構成などの社会性疾患の有無が要因として知られている．

加齢による筋肉量の減少を意味するサルコペニア（sarcopenia）は，筋肉の減少と筋力の低下が進行性かつ全身性に生じることを特徴とする症候群で，身体的障害やQOLの低下，死などのネガティブな転帰をとるリスクを伴うものであると考えられる．

フレイルとサルコペニアには重複する部分が多く，いずれも予防には良好な栄養状態の維持と適切な運動量・活動量の維持が必要であり，栄養と運動に関する医療的介入が必須であると考えられる．具体的にはタンパク質とビタミンDが豊富な栄養・食事指導とレジスタンス運動を医学的な立場から指導することが必要である．糖尿病のある高齢者はもちろん，一般の高齢者についても，現時点では日本人高齢者に対する栄養・運動介入に関する十分なエビデンスはそろってはいないが，これらに関する留意をしつつ糖尿病患者に対する日常管理を行うことはきわめて重要であると考えられる．

高齢者の糖尿病患者は非糖尿病患者に比べて筋肉の量と筋力の両方がより低下するが，その理由は現時点では明らかではない．内分泌系の変化，末梢神経障害や末梢血管障害などさまざまな要素が関与している可能性が考えられている[16]が，確定していない．握力が男性26 kg未満，女性18 kg未満に低下した場合または歩行速度が0.8 m/s以下で四肢の骨格筋量が明らかに低下している場合にはサルコペニア[17]であると考えられる．

II 糖尿病患者における注意点

　糖尿病では，サルコペニアにより筋肉が減少するとアディポサイトカインによる炎症が強まるとともに脂肪が筋肉に浸潤することでインスリン抵抗性が増大し，TNF-αなどの炎症性サイトカインやCRPが増加し筋力低下が進むことが示唆されている．このようなメカニズムでサルコペニアが進むとともに肥満が明らかになる現象をサルコペニア肥満という．サルコペニア肥満に伴って筋力低下やミトコンドリアの機能低下には筋肉内に蓄積するAGEsが関連することが報告[18]されている．サルコペニア肥満がある糖尿病患者は，それがない患者よりも心血管系合併症リスクが高く，転倒リスクや要介護となるリスクも高いことが以前から知られている（**図2**）[19]．

　高齢者で血糖コントロールが良好な群にサルコペニア肥満が多い．理由は明らかではないが，ワシントン州での検討ではHbA1cが約7.6%の高齢者のサルコペニア肥満が最も少なかったという報告[20]もあり，認知症やADLを考慮した血糖コントロールとレジスタンス運動や栄養管理が有用であると考えられる．DPP-4阻害薬を投与されている65歳以上の患者では投与されていない患者よりも有意に筋肉量が多く，握力も強かったという報告[21]がある．DPP-4阻害薬による抗炎症作用により間接的に骨格筋に影響を与えたのではないかと推定されているが，十分なエビデンスはない．

　なお，栄養に関してはビタミンDとタンパク質の積極的摂取（1.2～1.5 g/kg/day程度）が推奨されている．運動はレジスタンス運動と有酸素運

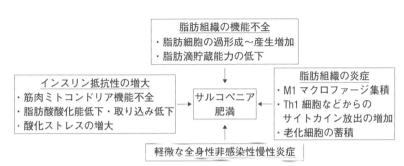

(文献19) より作成)

図2　サルコペニア肥満と脂肪組織・インスリン抵抗性の推定される関係性

動が効果的であると考えられるが，身体機能低下を考慮してレジスタンス運動は週2〜3回程度とすることが推奨されている．歩行などの有酸素運動は毎日行うことが望ましく，過度の負荷は避ける．

　また，糖尿病診療に限らず，高齢者に対する診療を行う際には，高齢者総合機能評価（CGA）により，患者がもつ医学的問題，身体状況，精神・心理的状況，社会的状況を把握し，適切な対応に努めるべきである．CGAは医師だけではなく，理学療法士や看護師あるいは薬剤師も行い，糖尿病療養指導士や栄養士はもちろん，医療ソーシャルワーカーも含めた多職種共同による患者指導・支援を進めていく必要がある．

16. 転倒・骨折および骨粗鬆症

　高齢者の転倒リスクとして，筋力低下や低栄養，歩行補助具使用者，転倒の既往，降圧薬や睡眠薬，抗うつ薬などの服薬歴，ポリファーマシー，長期入院歴などが知られているが，糖尿病患者では神経障害や視覚障害などの感覚障害によってよりリスクが高まると考えられている．HbA1cが7.0以上あるいは6.0以下の場合にも転倒しやすいことが知られているほか，高頻度の低血糖は転倒リスクを高める．高齢者の場合，自覚症状のない無自覚性低血糖が多いとされ，注意が必要である．

　糖尿病では骨密度の低下がなくても骨質が低下して続発性骨粗鬆症が生じやすいとされている．むしろ，骨密度が高くなる症例も少なくない．腰椎または大腿骨近位部における二重エネルギーX線吸収法による骨密度測定が行われる．骨質の低下は，AGEsによる骨コラーゲンの過剰糖化や骨形成刺激の低下，骨代謝回転の低下，骨の多孔化などの骨質低下など骨脆弱性が亢進することによると考えられている．

　糖尿病患者の骨折を予防する可能性がある骨粗鬆症の治療薬は現時点では明らかではない．グリニド薬のようなインスリン分泌刺激作用をもつ薬剤やメトホルミンは骨折リスクに影響しないか，もしくは抑制する可能性が示唆されており，チアゾリジン薬は骨密度の有意な低下を起こすことが知られている．これらの薬剤の影響を考慮しつつ，適切な血糖コントロールを行うことが骨折予防に有用である．

コラム　糖尿病と骨代謝

　骨芽細胞にはインスリン受容体が存在し，インスリンによって骨芽細胞の分化が促進されることで骨の主要成分であるオステオカルシンの発現が増強される．このオステオカルシンは膵島β細胞におけるインスリン分泌を促進する．オステオカルシンノックアウトマウスには肥満と耐糖能異常が認められ，その機序として膵島β細胞の減少によるインスリン分泌低下，および，脂肪組織から分泌されるアディポネクチン減少によるインスリン抵抗性の増加が報告[1]されている．インスリンは，破骨細胞を活性化し，骨吸収を増強する．小腸にもGPRC6Aと呼ばれるオステオカルシン受容体があり，マウスにオステオカルシンを投与すると血清GLP-1が増加し，さらに血清インスリン濃度も上昇することが報告[2]されている．GPRC6Aは，筋肉にも発現しており，GPRC6Aノックアウトマウスでは，耐糖能異常や筋肉量の減少が生じることが報告[3]されている．オステオカルシンが筋肉における基礎代謝を上げるとともにインスリン作用を高めることも報告[4]されており，インスリン作用の低下が糖尿病患者のサルコペニア肥満に関係している可能性も考えられる．

【文献】
1) Lee NK, Sowa H, Hinoi E, et al：Endocrine regulation of energy metabolism by the skeleton. Cell, 130(3)：456-469, 2007.
2) Mizokami A, Yasutake Y, Gao J, et al：Osteocalcin induces release of glucagon-like peptide-1 and thereby stimulates insulin secretion in mice. PLoS One, 8(2)：e57375, 2013.
3) Pi M, Quarles LD：Novel bone endocrine networks integrating mineral and energy metabolism. Curr Osteoporos Rep, 11(4)：391-399, 2013.
4) Tsuka S, Aonuma F, Higashi S, et al：Promotion of insulin-induced glucose uptake in C2C12 myotubes by osteocalcin. Biochem Biophys Res Commun, 459(3)：437-442, 2015.

コラム　糖尿病による合併症としての関節障害

　糖尿病では，膠原線維の変性による屈曲指の拘縮や肥厚した皮膚による関節可動域制限が生じやすい．健常者は両側の掌を合わせると左右の対応する指を相互にぴたりとつけ合わせることが可能であるが，膠原線維の変性による指節関節の可動域制限を生じた糖尿病患者では掌を合わせると隙間が生じ，神に祈りをささげる際の手の形に似ていることから"prayer sign"（祈りの手サイン）と呼ばれる．この症状のある糖尿病患者はしばしば手のこわばりを訴えるが，関節リウマチなどの膠原病とは異なり，熱感や圧痛などの炎症症状を認めない．テーブルの上に手を置くと関節可動域

制限が観察しやすくなることも知られており（テーブルトップ検査），第一および第二指節関節の拘縮によって生じる．治療は血糖コントロールと指のストレッチが行われるが難治性のことが多い．

化膿性関節炎や骨髄炎も起こり得ることが知られている．また，膠原線維の異常増生により椎体にびまん性特発性増殖症を生じることもある．Dupuytren拘縮や屈筋腱鞘炎，手根管症候群など手に認められる関節障害もある．

17. 排尿異常と慢性便秘

I 排尿異常

高齢者は男女ともに排尿異常は少なくないが，高齢者糖尿病患者ではこの問題はより多く認められる．また，高齢者ではなくとも血糖コントロールが不良な症例では排尿異常が伴いやすい．

糖尿病患者では，高血糖時には浸透圧利尿により多尿となる．また，自律神経障害による低活動性膀胱あるいは過活動性膀胱も少なくない．残尿や尿閉は水腎症や腎機能低下の誘因となり，尿路感染症も同様である．尿意切迫や頻尿，失禁を示す過活動膀胱はQOLを低下させる．高齢者では介護者のQOLも低下する．残尿があっても知覚低下のために残尿量が増え，尿閉や溢流性失禁を起こすこともある．高齢糖尿病患者の場合，認知機能や脳血管障害，加齢的変化などさまざまな要因によって病態が複雑化し，生命予後にも影響すると考えられている．

国際前立腺症状スコアや過活動膀胱症状スコア，排尿日誌（多尿・頻尿・夜間頻尿の確認や蓄尿機能の推測に使用）などを活用して尿失禁の鑑別や膀胱の活動性を鑑別し，泌尿器科へのコンサルテーションを行う．病態を把握したうえで生活指導，薬物治療，外科的治療などを進めていき，排尿障害を可能な限り改善することが望まれる．

頻尿などの蓄尿症状が中心で残尿が少ない場合，抗コリン薬やβ_3刺激薬を用いる．ただし，これらの薬は残尿が増加したり，尿閉を誘発したりする可能性があり，慎重投与と定期的な残尿評価が必要である．残尿が多い場合や排尿困難など排尿障害が中心の場合は，副交感神経刺激薬が用い

られるが，効果には限界があるとされている．また，α遮断薬が神経因性膀胱に使用される場合，糖尿病による自律神経障害があると立ちくらみ（起立性低血圧）などが生じる可能性があり，注意が必要である．

　排尿障害（下部尿路機能障害）は糖尿病の多くに合併する症状であり，慢性膀胱炎を生じる要因にもあるため，早めの対応が必要である．

Ⅱ 慢性便秘

　慢性便秘も糖尿病に合併しやすいことが知られている．糖尿病では自律神経障害を伴う便秘症の場合には治療が難しい例もあり，通過遅延型便秘の病態を示す症例が多いと考えられている．

　慢性便秘に対する治療の基本は生活指導であり，規則正しい生活リズムを身につけることがベースとなり，食事時間が規則正しいことに加えて十分な水分摂取や食物繊維摂取の確保，極端に油分が多い食事の制限といった食事指導を含む．また，食物繊維の摂取量が多く，かつ，1週間当たりの身体活動が多いほど便秘を訴える頻度が少なくなるとの報告[22]もあり，積極的な運動習慣を身につけることも指導すべきである．

　小腸液を増やす作用によって便秘を解消する薬剤には，ルビプロストン（アミティーザ®）やリナクロチド（リンゼス®），エロビキシバット（グーフィス®）があり，後者の2剤は腸管の蠕動運動を増やすとされている．浸透圧性下剤としてはラクツロースやポリエチレングリコール製剤（モビコール®）があり，後者は欧米では最も汎用されている薬剤であり，小児にも適応がある．なお，酸化マグネシウム製剤は腎機能が低下している症例では高Mg血症を発症する可能性があり，注意を要する．

18. 糖尿病性勃起障害

　糖尿病による神経障害や末梢血管障害は，勃起障害の大きな危険因子としてその発症に関与するだけではなく，心理的要因も関与する．つまり，器質的な勃起障害に心理的な勃起障害が合併することも少なくない．また，勃起障害があることは，神経障害や血管障害などさまざまな合併症の存在を示唆するため，多くの可能性に注意を払う必要がある．男性の糖尿

病患者の約30％に糖尿病勃起障害が合併すると考えられる.

治療薬として，シルデナフィル（バイアグラ®）などのPDE-5阻害薬が使用されるが，性生活だけではなく，飲酒や喫煙，社会環境，家族関係などへも影響するため，それを考慮する必要がある．なお，男性ホルモンなどを調べる内分泌検査のほか，50 mgのシルデナフィルを試験的に投与して効果を確かめるPDE-5阻害薬負荷試験（バイアグラテスト）も行われることがある.

内科的には，血糖コントロールを主体にシルデナフィル，バルデナフィルあるいはタダラフィルのいずれかを処方することが治療の基本となる．ただし，肝障害や腎障害がある症例や65歳以上では慎重に半量から投与するべきであるとされている.

これらの薬剤は性的興奮がないときに投与しても効果はなく，性行為の1時間前に投与する必要があるとされる．ただし，タダラフィルは効果が30時間持続するとされている．また，すべてのPDE-5阻害薬はニトロ製剤との併用は禁忌である.

効果が不十分と考えられる場合には，泌尿器科の勃起障害専門医へのコンサルトを行うべきである.

19. 糖尿病と消化器疾患

糖尿病性神経障害によって消化管を支配する自律神経に障害が及ぶと，胃の排泄遅延などの消化管機能低下が起こり，内服薬を処方どおりに服用し続けているのに血糖コントロールが安定しないことがあり得る．胃もたれや便秘などの症状に注意し，食事の内容や量を注意して見直し，必要に応じて薬物治療を検討する.

Ⅰ 肝臓

過剰なブドウ糖はインスリンの作用によってグリコーゲンとして肝臓で蓄積され，肝臓で取り込まれなかったブドウ糖が骨格筋や脂肪組織など末梢組織に運ばれる．肝臓に貯蔵されたグリコーゲンは空腹時にグルカゴンの作用によってブドウ糖へと分解され，エネルギー源として血液中に放出

される．慢性肝炎や肝硬変のような慢性肝疾患ではブドウ糖を肝臓に蓄積する能力も放出する能力も低下する．その結果，食後は高血糖となりやすく，空腹時には血糖値が低下しやすくなる．「糖尿病専門医研修ガイドブック第6版」[23]によると慢性肝炎の約20%，肝硬変の約40%に糖尿病が合併するとされている．

慢性肝炎の原因として，メタボリックシンドロームの肝臓における表現型とされる非アルコール性脂肪性肝疾患（NAFLD）や，肝硬変などに進行する可能性がある非アルコール性脂肪肝炎（NASH）などの脂肪肝が注目されており，食事・運動療法による肥満の軽減が最も重要な対策であると考えられている．NAFLDには，非アルコール性脂肪肝（NAFL）とそれに炎症や線維化を伴うNASHが含まれている．NAFLDの成因として，機会飲酒，肥満，糖尿病，甲状腺機能低下症，下垂体機能低下症などのほか，メトトレキサート，タモキシフェン，アミオダロン，ステロイドなどによる薬剤性，膵頭十二指腸切除術などがあげられる．病理学的には5%以上の脂肪化があるものとされ，薬剤性を除外している国もある．NASHは基本的に肥満があり，内臓肥満に関連性がある．肝細胞がんの成因としてNAFLD，とくにNASHは重要である．

NAFLDは2型糖尿病の発症リスクでもあり，非肥満NAFLDも2型糖尿病の発症リスクであることが確認されており，脂肪肝そのものが2型糖尿病の発症リスクであると考えられている．HCVやHIV感染に伴う脂肪肝も2型糖尿病の発症リスクである．2型糖尿病患者の20〜30%程度にALTが上昇する肝機能障害が認められるが，ALTが上昇しないNASHを含むNAFLDがかなり多く，日本人糖尿病患者の肝機能障害の約90%がNAFLDに起因すると推定する報告[24]もある．日本人男性では，糖尿病と高血圧があると有意にNAFLDが多く，女性は糖尿病が主な因子になる[25]と考えられている．

NAFLDおよびNASHに対する治療効果が期待できると報告されている2型糖尿病に対する血糖降下薬は，チアゾリジン薬のピオグリタゾンのほか，グリニド薬，DPP-4阻害薬，GLP-1受容体作動薬およびSGLT2阻害薬があるが，十分なエビデンスは現時点では蓄積されているわけではない．

なお，NAFLDの死因は，心血管疾患のほか，肝外悪性腫瘍，肝硬変，肝がんが上位を占めるとされている．また，肝線維化が進行したNAFLDと糖尿病は心血管疾患や肝がんの独立したリスク因子である．進行したNAFLDや肝硬変および肝性糖尿病では，低栄養状態を伴う筋組織などに

おけるタンパク質や脂質の異化の促進が生じ，飢餓状態となることが知られており，夜食療法（late evening snack：LES）を含めた分食でアルブミン合成を促進することや血糖コントロールに努める．

B型肝炎やC型肝炎は慢性化し肝硬変や肝細胞がんに進行する例があることはよく知られている．糖尿病患者は非糖尿病患者に比べて肝細胞がんになるリスクが約2倍であることが知られている[26)]が，そのメカニズムは不明である．

II 膵臓

インスリンは膵臓のランゲルハンス島（膵島）にあるβ細胞で作られる．重症の急性膵炎で膵臓の大部分が障害されたり，慢性膵炎による炎症がランゲルハンス島にまで波及したりするとインスリンの分泌が低下すると耐糖能が低下することがあり得る．

膵がんは膵臓の外分泌腺腫瘍が多いが，がんの浸潤が強くない時期でもインスリン分泌が低下して耐糖能が低下していることが少なくない．糖尿病患者は膵がんも非糖尿病患者に比べて罹患リスクが約2倍である[21)]といわれているが，やはりそのメカニズムはわかっていないようである．

20. 糖尿病とがん

糖尿病患者は肝がんや膵がんになるリスク因子であることが疫学的に知られている．海外では，肝内胆管がん，子宮内膜がんも糖尿病患者では非糖尿病患者の2倍程度リスクが高いとされている．肝外胆管がん，腎がん，食道がん，膀胱がんでもリスクの上昇があるとされている．高いリスクではないものの，統計学的に有意に糖尿病との関連性があるとされているがんは，ほかに大腸がん，胃がん，非ホジキンリンパ腫，乳がん，卵巣がんのほか，肺がんも知られている．わが国では，2型糖尿病患者の死因の1位はがんであるという報告[27)]もある．

日本癌学会と日本糖尿病学会の合同研究では，糖尿病の女性では全部位がんの発生リスクは1.2倍で，結腸がん1.34倍，肝細胞がん2.15倍，膵がん1.86倍，子宮頸がんが2.08倍で統計学的に有意であるとされた[26)]．

同じ研究では，男性では肝管がんが1.52倍であり，統計学的検討では，高齢者の糖尿病関連がん罹患・死亡が増加する可能性が示唆された．糖尿病は卵巣がんや子宮内膜がんを悪化させるという報告もあり，高インスリン血症とこれによるIGF-1シグナル伝達経路の異常活性化，性ホルモン結合グロブリンの異常，脂肪組織でのアディポカイン分泌などが関与している可能性がある．

　インスリン抵抗性が高い2型糖尿病では高インスリン血症が特徴であり，高インスリン血症がPI3K/Akt経路やRas/MAPK経路の活性化や活性化エストロゲンの増加などさまざまな因子を介してがん細胞の増殖を促していることが可能性として考えられている．さらに，高血糖によってがん関連遺伝子がエピジェネティック修飾されてがん化の影響が起きる可能性，あるいは，がん細胞が好気的条件下でも解糖系を利用してATPを産生を行うWarburg効果が高血糖により助長される可能性が想定されている．肥満における肥大化脂肪細胞に認められる慢性炎症によってアディポカインの分泌低下と炎症性サイトカインの増加によるJak2/STAT3が活性化されることが発がんに関与していることも想定されている．しかし，どの説も決定的なものではない．

　かつてがんとの関連性が指摘されたインスリン，チアゾリジン，インクレチン関連薬であるエキセナチドとシタグリプチンのがんリスクに対する影響は，現在ではそのエビデンスは限定的であると考えられている．むしろ，糖尿病そのものががんとの関連性があると考えられており，がん予防を意識した糖尿病診療が行われるべきであると指摘されている．また，ピオグリタゾンと膀胱がんの関係は肯定する報告と否定する報告があり，確定的であるとはいえないとする意見が多い．

　糖尿病の経過中に貧血の進行や想定外の体重減少が認められた場合には便潜血によるスクリーニングや消化管内視鏡検査を考慮する必要がある．食生活の乱れや感染症などのシックデイの要因が見当たらないにもかかわらず血糖コントロールが不安定な糖尿病患者では膵がんを疑うことも必要である．

21. 感染症

前項までの内容に重複する部分が多いため，ここでは概要の解説に留めるが，どの年齢でも，糖尿病に対して感染症は悪影響を与える頻度が最も高いと考えられる疾患群であり，シックデイの原因として最も重要なものと考えてよい．尿路感染症や上気道炎などの呼吸器感染症や皮膚感染症は糖尿病にしばしば合併する．肺炎，敗血症あるいは結核などに感染することもあり，これらと尿路感染症や真菌を含む皮膚感染症は高齢者糖尿病患者ではとくに多いことが知られている．

これらの疾患は入院リスクを高めることがさまざまなデータで示されている．敗血症だけではなく，高齢者では菌血症でも播種性血管内凝固異常症候群（DIC）につながりやすい．HbA1cが9.0％を超える高齢者では結核に感染することもあり，それにより死亡するリスクがとくに高いという報告もある．ただし，結核は若年者糖尿病患者にも認められることがあり，わが国では後期高齢者にのみ結核と糖尿病に関連がみられなかったとする報告もある．

結核については，わが国ではレボフロキサシンが結核治療薬としても保険適用が認められており，有効性も安全性も優れていると考えられている．既存の抗結核薬による副作用が問題になる場合や耐性菌による感染の場合にレボフロキサシンが選択されることが多い．海外では，そのほかにオフロキサシンやモキシフロキサシンが抗結核薬として使用されているが，現時点では後者はわが国では発売されていない．

また，肺炎球菌ワクチンやインフルエンザワクチンは，糖尿病患者の感染予防対策として接種するのが望ましいとガイドラインで推奨されている．

【文献】
1) 日本糖尿病学会 編・著：糖尿病診療ガイド2018-2019, P.86, 文光堂，2018.
2) Yokoyama H, Kawai K, Kobayashi M, et al：Microalbuminuria is common in Japanese type 2 diabetic patients：a nationwide survey from the Japan Diabetes Clinical Data Management Study Group（JDDM 10）. Diabetes Care, 30(4)：989-992, 2007.
3) Wanner C, Inzucchi SE, Lachin JM, et al：Empagliflozin and Progression of Kidney Disease in Type 2 Diabetes. N Engl J Med, 375(4)：323-334, 2016.

4）Marso SP, Bain SC, Consoli A, et al：Semaglutide and Cardiovascular Outcomes in Patients with Type 2 Diabetes. N Engl J Med, 375(19)：1834-1844, 2016.

5）Mann JFE, Ørsted DD, Brown-Frandsen K, et al：Liraglutide and Renal Outcomes in Type 2 Diabetes. N Engl J Med, 377(9)：839-848, 2017.

6）Watabe A, Sugawara T, Kikuchi K, et al：Sweat constitutes several natural moisturizing factors, lactate, urea, sodium, and potassium. J Dermatol Sci, 72(2)：177-182, 2013.

7）Act Against Amputation：AAAスコアシート.
　　https://aaa-amputation.net/aaa_score/

8）Zhuang S, Na M, Winkelman JW, et al：Association of Restless Legs Syndrome With Risk of Suicide and Self-harm. JAMA Netw Open, 2(8)：e199966, 2019.

9）日本高血圧学会高血圧治療ガイドライン作成委員会（編）：高血圧治療ガイドライン2019, ライフサイエンス出版, 東京, 2019.

10）Wu Z, Jin C, Vaidya A, et al：Longitudinal Patterns of Blood Pressure, Incident Cardiovascular Events, and All-Cause Mortality in Normotensive Diabetic People. Hypertension, 68(1)：71-77, 2016.

11）Crowley MJ, Diamantidis CJ, McDuffie JR, et al：Clinical Outcomes of Metformin Use in Populations With Chronic Kidney Disease, Congestive Heart Failure, or Chronic Liver Disease：A Systematic Review. Ann Intern Med, 166(3)：191-200, 2017.

12）日本循環器学会2014年度合同研究班報告：[ダイジェスト版]末梢閉塞性動脈疾患の治療ガイドライン（2015年改訂版）. 2015.

13）日本動脈硬化学会（編）：動脈硬化性疾患予防ガイドライン2017版. 日本動脈硬化学会, 26, 2017.

14）日本動脈硬化学会（編）：動脈硬化性疾患予防ガイドライン2017版. 日本動脈硬化学会, 140, 2017.

15）Ojada T, Murata M, Yamauchi K, *et al*. New criteria of normal serum lipid levels in Japanese children：the nationwide study. *Pediatr Int* 2002, 44：596-601.

16）Ali S, Garcia JM：Sarcopenia, cachexia and aging：diagnosis, mechanisms and therapeutic options-a mini-review. Gerontology, 60(4)：294-305, 2014.

17）Chen LK, Liu LK, Woo J, et al：Sarcopenia in Asia：consensus report of the Asian Working Group for Sarcopenia. J Am Med Dir Assoc, 15(2)：95-101, 2014.

18）荒木 厚, 周 赫英, 森 聖二郎：6. Sarcopenic Obesity—代謝からみたサルコペニアの意義—. 日老医誌, 49(2)：210-213, 2012.

19）Kalinkovich A, Livshits G：Sarcopenic obesity or obese sarcopenia：A cross talk between age-associated adipose tissue and skeletal muscle inflammation as a main mechanism of the pathogenesis. Ageing Res Rev, 35：200-221, 2017.

20）Ishii S, Chang C, Tanaka T, et al：The Association between Sarcopenic Obesity and Depressive Symptoms in Older Japanese Adults. PLoS One, 11(9)：

e0162898, 2016.

21）Rizzo MR, Barbieri M, Fava I, et al：Sarcopenia in Elderly Diabetic Patients：Role of Dipeptidyl Peptidase 4 Inhibitors. J Am Med Dir Assoc, 17(10)：896-901, 2016.

22）Dukas L, Willett WC, Giovannucci EL：Association between physical activity, fiber intake, and other lifestyle variables and constipation in a study of women. Am J Gastroenterol, 98(8)：1790-1796, 2003.

23）日本糖尿病学会（編著）：糖尿病専門医研修ガイドブック 日本糖尿病学会専門医取得のための研修必携ガイド，改訂第6版，診断と治療社，東京，2014.

24）Shima T, Uto H, Ueki K, et al：Clinicopathological features of liver injury in patients with type 2 diabetes mellitus and comparative study of histologically proven nonalcoholic fatty liver diseases with or without type 2 diabetes mellitus. J Gastroenterol, 48(4)：515-525, 2013.

25）Shima T, Seki K, Umemura A, et al：Influence of lifestyle-related diseases and age on the development and progression of non-alcoholic fatty liver disease. Hepatol Res, 45(5)：548-559, 2015.

26）春日雅人，植木浩二郎，田嶼尚子，他：糖尿病と癌に関する委員会報告．糖尿病，56(6)：374-390, 2013.

27）堀田 饒，中村二郎，岩本安彦，他：アンケート調査による日本人糖尿病の死因―1991〜2000年の10年間，18,385名での検討―．糖尿病，50(1)：47-61, 2007.

12 主な合併症治療薬

1．アルドース還元酵素阻害薬（ARI）

　アルドース還元酵素阻害薬（aldose reductase inhibitor：ARI）は高血糖によって生じる細胞内へのソルビトールの蓄積を減少させる薬剤であるが，標的細胞に不可逆的な変化が生じてしまっている場合には効果は得られない．製剤としては，エパルレスタット（キネダック®など）があり，糖尿病合併症としての末梢神経障害による疼痛，しびれ，振動覚異常，心拍変動異常の改善を目的として処方されている．この薬剤の作用によって尿が赤色または黄褐色になることを患者やその関係者に説明しておく必要がある．通常は1回50 mg，1日3回投与であるが，小児に適応はない．

2．メキシレチン塩酸塩製剤

　メキシチール®などの糖尿病性神経障害治療薬として販売されている医薬品で，効果発現が速いとされている．糖尿病性神経障害による自発痛やしびれの改善，心室性頻脈性不整脈の治療薬として処方される．糖尿病性神経障害の場合，成人に対しては，1回100 mg，1日3回食後とするが，2週間で効果が認められない場合には中止する．成人の心室性頻脈性不整脈に対しては，1回100 ～ 150 mg，1日3回食後投与し，小児の心室性頻脈性不整脈に対しては1日5 ～ 10 mg/kg，分3投与とする．小児の糖尿病性神経障害に対する適応はない．なお，房室ブロックのような重症刺激伝導障害がある場合は禁忌，重篤な心不全がある場合も原則禁忌である．本剤の使用の前後には，必ず心電図を記録し，その影響を確認する必要がある．

3. プレガバリン

　末梢性神経障害性疼痛に適応がある．γ-アミノ酸酪酸（GABA）の誘導体である本剤が興奮性神経伝達物質の放出を抑制することで鎮痛効果を発揮するとされている．腎臓から排泄される薬剤なので，腎障害のある患者では投与量を調節する必要がある．とくに高齢者では低用量から開始し，めまいの発生が多いことや転倒リスクが高くなることを意識することが必要である．商品名はリリカ®であり，投与中止には少なくとも1週間以上かけて徐々に減量することが必要である．体重増加や腎障害などの副作用もあり，慎重な使用が必要である．

　同じ作用機序をもつミロガバリンベシル酸塩（タリージェ®）も末梢性神経障害性疼痛治療薬として登場している．ミロガバリンベシルは半減期が非常に長く，作用時間が長い薬剤であるが，傾眠，浮動性めまいや体重増加などの副作用があり，使用にあたってはリリカ®と同様に十分な注意が必要であると考えられる．プレガバリンとミロガバリンベシルは認知症にも悪影響があるとの指摘もあり，注意すべきである．

4. イミダプリル塩酸塩

　タナトリル®などの商品名で販売されている1型糖尿病に伴う糖尿病性腎症に対して使用される降圧剤である．アンジオテンシンII生成を阻害することで糸球体の輸出細動脈を拡張させて糸球内圧を低下させ，腎症の発症や伸展を予防する．持続性ACE阻害薬の1つであるが，他剤に比べて副作用である空咳の発現頻度が低いとされ，腎性高血圧にも使用される．高血圧に対しては，1日1回5〜10 mgを投与するが，重症高血圧症，腎障害を伴う高血圧症，腎性（腎実質性）高血圧に対しては，1日2.5 mgから開始する．また，1型糖尿病に伴う糖尿病性腎症には1日1回5 mgを投与するが，腎障害が高度な場合には2.5 mgから開始する．レニン阻害薬であるアリスキレンフマル酸（ラジレス®）との糖尿病患者に対する本剤の併用は禁忌である．

ほかのACE阻害薬も糖尿病性腎症に対する適応外使用が認められている．小児に投与しやすいACE阻害薬としてはエナラプリル（レニベース®など）があり，これは生後1ヵ月以上の高血圧症や心不全への投与の保険適用がある．小児への投与量は0.08 mg/kg（心不全では0.02～0.05 mg/kg)から開始し，1～2週ごとに増量し，1日10 mgまで投与できる．

新生児から投与でき，小児糖尿病性腎症への適応外使用が認められているACE阻害薬としてカプトプリル（カプトリル®など）があり，新生児や6ヵ月未満では1回0.01～0.05 mg/kg，1日2～3回，最大1日6 mg/kgまでとされており，6ヵ月以上では1回0.3～0.5 mg/kg，1日2～3回，最大1日6 mg/kgまたは450 mgまで徐々に増量可能であるとされている．

5. ロサルタンカリウム

ニューロタン®などの商品名で販売されている2型糖尿病の糖尿病性腎症に適応があるARB（アンジオテンシンII受容体拮抗薬）に分類されている降圧剤である．高血圧症，高血圧とタンパク尿を伴う2型糖尿病の糖尿病性腎症のいずれの場合も1日1回25 mgから開始し，1日50 mgまで増量されることが多い．最大量は1日100 mgである．なお，6～16歳までの小児には1日1回0.75 mg/kgから開始し，1日1回50 mgまで投与される．ただし，1日1.4 mg/kgまたは100 mgを超えてはならないとされている．妊婦への投与は禁忌とされ，レニン阻害薬であるアリスキレンフマル酸（ラジレス®）との糖尿病患者に対する本剤の併用は禁忌である．ロサルタンカリウムには尿酸排泄作用もあることが知られている．

6. 脂質異常症治療薬

脂質異常症はメタボリックシンドロームや糖尿病などの生活習慣病に付随することが多く，食事療法や運動療法がその治療の基本であり，糖尿病に合併する脂質異常症の多くは二次性（続発性）脂質異常症である．

糖尿病は脂質異常症の危険因子であり，冠動脈疾患や脳血管疾患など脂

質異常症が関与する異常を予防する目的で積極的に処方されることが少なくない.

シンバスタチン（リポバス®），フルバスタチン（ローコール®），プラバスタチン（メバロチン®），ピタバスタチン（リバロ®），ロスバスタチン（クレストール®）などのスタチン製剤がしばしば用いられる．横紋筋融解症，ミオパチー，肝障害，消化器症状などの副作用は比較的少ないが，高度の肝機能障害を認める症例には使用は回避すべき製剤が多い．また，10歳以上の小児に適応があるのはピタバスタチン（リバロ®）のみであり，すべて妊婦や授乳婦には禁忌である.

スタチン製剤のなかでもコレステロール低下作用が強いストロングスタチンと呼ばれているリバロ®，クレストール®，アトルバスタチン（リピトール®）などは，インスリン感受性とインスリン分泌能を低下させることで2型糖尿病の発症リスクを上げる可能性があるとする報告[1]がある．具体的な機序や既存の2型糖尿病に対する悪影響については明らかではないが，糖尿病患者にはプラバスタチンなどの非ストロングスタチンの使用がよいのではないかとする意見もある．また，高用量のスタチン製剤が肝細胞がんの発症リスクを高めるという報告もある．このような状況のため，小児へのリバロ®の投与にも懸念が残る．いずれにしても定期的な確認と運動療法や食事療法が重要である.

プロブコールは，3歳以上の小児にも使用されているが，添付文書にはその記載はない．プロブコールやフィブラート系薬剤もまれだが横紋筋融解症を惹起する可能性があり，妊婦や授乳婦には禁忌なものがあると同時に肝障害や腎障害がある患者に対しても禁忌であり，注意が必要である.

フェノフィブラート製剤であるリピディル®は，1日1回投与で血清脂質異常（高中性脂肪血症と低HDL-C）を改善させ，それと同時に高尿酸血症も改善させる．なお，クリノフィブラート製剤は唯一の肝排泄型製剤であり，腎障害には影響しないと考えられる．ペマフィブラート製剤であるパルモディア®は，中性脂肪低下作用とHDL-C増加症がある.

7. クレメジン®

慢性腎不全治療薬であり，糖尿病性腎症に対しても使用される．ただし，

消化管内容物の排泄に支障をきたす可能性があるため，消化管に通過障害がある患者に対する投与は禁忌とされている．

クレメジン®は糖尿病患者の血清クレアチニンの上昇を有意に抑制するとされ，慢性腎不全患者の人工透析導入時期を20ヵ月以上延長させることが期待できるとの報告もあり，糖尿病による慢性的な腎機能障害（糖尿病性腎症）にも同様の効果が期待されるといわれている．成人に対して1日6g分3投与が行われる．

8．漢方薬

漢方薬で糖尿病の血糖コントロールはできないが，AGEsを分解して組織への沈着を減少させる作用があると考えられている漢方薬がある．たとえば，桂枝茯苓丸は糖尿病性神経障害や糖尿病末梢血管障害，糖尿病性腎症を改善するとの報告がある．

水太り型の肥満対策に用いられる防已黄耆湯もAGEsを減少させる効果があることが薬理学的に確認されている．この漢方薬は糖尿病における腎機能低下を抑制し，血清クレアチニン低下効果を有することが示されており，浮腫傾向がある中高年糖尿病患者の膝関節痛にも効果があることが報告されている．また，防風通聖散は固太り型の肥満対策に用いられるが，インスリン抵抗性の改善効果があることが報告されている．

八味地黄丸は頻尿や腰痛・膝痛，排尿障害など冷えを伴う症例に有効なことがある．これらの症状に加えて下肢の神経障害が加わる場合には牛車腎気丸が処方され，有効なことがある．

四肢末端に冷えが限局している場合には，当帰四逆加呉茱萸生姜湯が用いられることもある．四肢や後頸部などが冷えて痛む場合，ここで紹介している各方剤に調剤用として保険適用がある附子を1.5〜4.5 g/dayの範囲で少量ずつ増量しつつ加えることで痛みを緩和できることが少なくない．

芍薬甘草湯はこむら返り，下肢のつっぱり感などの筋肉の痛みに速効性を示す．ただし，甘草の投与量が多くなると偽性アルドステロン症を惹起する可能性が高くなることが知られており，7日を超える連日投与や1日3回，1回2.5 gのレギュラー・ユースを行うのは危険である．通常は，1回2.5 gまたは5.0 gの頓用として用いる．とくに高齢者の場合は，糖尿病

の有無に関係なく，頓用のみで用いるべきである．

六君子湯は，食欲不振や消化不良などの消化器症状や機能性ディスペプシアの改善に有効であることが確認されている．

柴胡加竜骨牡蛎湯は，2型糖尿病で高中性脂肪血症がありストレスが強くかかっている患者に投与することで冠動脈石灰化の進展を抑制するとの報告がある．

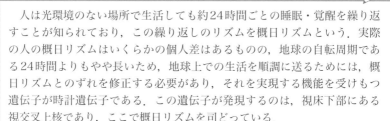

コラム　概日リズムと糖尿病

人は光環境のない場所で生活しても約24時間ごとの睡眠・覚醒を繰り返すことが知られており，この繰り返しのリズムを概日リズムという．実際の人の概日リズムはいくらかの個人差はあるものの，地球の自転周期である24時間よりもやや長いため，地球上での生活を順調に送るためには，概日リズムとのずれを修正する必要があり，それを実現する機能を受けもつ遺伝子が時計遺伝子である．この遺伝子が発現するのは，視床下部にある視交叉上核であり，ここで概日リズムを司どっている．

この遺伝子は複数あることが知られており，共同して働く．環境の周期に概日リズムを同調させる因子を同調因子といい，その代表は光である．真夜中に光を浴びると概日リズムが後退し，明け方に光を浴びると前進する．朝に光を浴びることで人体は概日リズムをリセットするが，これらの機能は環境温度に左右されない．

不規則で概日リズムが乱れた生活もさまざまな生活習慣病の原因になることが知られている．たとえば，高血圧，脂質異常症，糖尿病，がん，肥満も含まれている．また，肥満，高血糖，脂質異常症は時計遺伝子の変異と関連するとの報告[1]がある．また，時計遺伝子の1つである*Bmal1*が欠損すると膵島β細胞からのインスリン分泌が減少し，糖尿病が発症することが報告[2]されている．2型糖尿病は，ナイトワークやシフトワークをしている人の発症リスクが増加することが報告[3]されている．これは視床下部ペプチドであるオレキシンが概日リズムに沿って中枢性に糖代謝を調整していること[4]も関与していることが考えられている．オレキシンは肥満との関係もあると報告されており，糖代謝や睡眠リズムとの関係も知られている．

2型糖尿病は，多様な環境要因と遺伝的要因によって発症が誘発される複雑な代謝疾患である．肝臓におけるインスリン抵抗性や糖新生，膵島β細胞におけるインスリン分泌，骨格筋におけるインスリン抵抗性，脂肪組織におけるインスリン感受性や脂肪代謝などの調節因子として概日リズムが機能していることが明らかにされつつあり，2型糖尿病の治療ターゲットとして期待できる．

　時計遺伝子による概日リズムと糖代謝や脂質代謝に関連性があることに着目して栄養について考える時間栄養学の視点から，食事のタイミングと肥満・代謝を検討することで肥満を回避したり減量できたりする可能性があるという報告[5]もある．効果的な機能性食品の摂取タイミングやタンパク質の摂取タイミングと筋肉量や筋機能の関連性を研究した報告なども行われている．今後は，概日リズムや時間栄養学の視点から糖尿病やメタボリックシンドロームにおける食事療法や運動療法についての研究が進むことが期待される．

　また，糖尿病治療における暁現象やソモジー効果と概日リズムの関係も検討が進むことも期待され，起床後に生じる暁現象の血糖上昇には主にノルアドレナリンが関与するため，起床時に α 遮断薬の投与が血糖上昇の抑制に有効であることがすでに報告[6]されている．

　朝食前に最も低いが朝・昼・夕食後はほぼ同じという血糖値の生理的な日内変動を考慮した血糖管理は重要ではあるが，生活の要素である睡眠・覚醒・活動・食事や体動・仕事などに起因する血糖変動を制御していくことが必要である．

【文献】
1）Marcheva B, Ramsey KM, Buhr ED, et al：Disruption of the clock components CLOCK and BMAL1 leads to hypoinsulinaemia and diabetes. Nature, 466(7306)：627-631, 2010.
2）Perelis M, Marcheva B, Ramsey KM, et al：Pancreatic β cell enhancers regulate rhythmic transcription of genes controlling insulin secretion. Science, 350(6261)：aac4250, 2015.
3）Kroenke CH, Spiegelman D, Manson J, et al：Work characteristics and incidence of type 2 diabetes in women. Am J Epidemiol, 165(2)：175-183, 2007.
4）Tsuneki H, Wada T, Sasaoka T：Chronopathophysiological implications of orexin in sleep disturbances and lifestyle-related disorders. Pharmacol Ther, 186：25-44, 2018.
5）Morris CJ, Garcia JI, Myers S, et al：The Human Circadian System Has a Dominating Role in Causing the Morning/Evening Difference in Diet-Induced Thermogenesis. Obesity (Silver Spring), 23 (10)：2053-2058, 2015.
6）山内恵史, 相澤 徹：24時間とエネルギー代謝-糖尿病患者における代謝管理と時間生物学. プラクティス, 36(2)：179-184, 2019.

コラム　閉塞性睡眠時無呼吸症と2型糖尿病

　睡眠時無呼吸症候群は多くの生活習慣病との関連性が指摘されており，

とくに閉塞性睡眠時無呼吸症は高血圧，2型糖尿病，脂質異常症との合併が多く，メタボリックシンドロームと病態生理的に重複する部分があるとの指摘もある．

日本人の場合，肥満がなくても気道の解剖学的な狭さやアデノイドなどの病理学的な要因で閉塞性睡眠時無呼吸症がみられることが少なくない．したがって，体型で判断するよりも，いびきをかくかどうか，家族など身近な人から睡眠中に呼吸が止まると指摘されたことがあるかどうか，を問診することが本症の診断の第一歩となる．

閉塞性無呼吸症の無呼吸低呼吸指数（1時間当たりの無呼吸や低呼吸が生じる回数）と夜間低酸素血症の頻度は肥満とは無関係であり，これらはインスリン抵抗性と独立して相関するとされている．つまり，低酸素血症と無呼吸や低呼吸による睡眠の分断は，それぞれ独立してインスリン感受性を低下させ，糖尿病の罹患率が高まると考えられている．

脂肪体重とインスリン抵抗性には相関関係があるとされ，内臓の脂肪組織由来の炎症性サイトカインなどが遊離脂肪酸の放出を促進し，遊離脂肪酸によって膵島に炎症が惹起され，膵島β細胞の機能障害が生じる可能性が考えられている．また，健常成人でも睡眠制限や低酸素曝露で糖代謝異常を起こし得るという報告もある．

つまり，交感神経活動の増加が酸化ストレスや全身性炎症，内分泌系の変化あるいはアディポカインの変化などをもたらし，膵島β細胞機能障害や高血圧，インスリン抵抗性の増大を惹起し，2型糖尿病をもたらすと考えられ，Reutrakulらによって詳細が報告されている[1]．

【文献】

1）Reutrakul S, Mokhlesi B：Obstructive Sleep Apnea and Diabetes：A State of the Art Review. Chest, 152（5）：1070-1086, 2017.

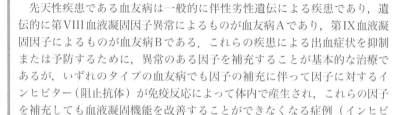

コラム　糖尿病と後天性血友病A

先天性疾患である血友病は一般的に伴性劣性遺伝による疾患であり，遺伝的に第Ⅷ血液凝固因子異常によるものが血友病Aであり，第Ⅸ血液凝固因子によるものが血友病Bである．これらの疾患による出血症状を抑制または予防するために，異常のある因子を補充することが基本的な治療であるが，いずれのタイプの血友病でも因子の補充に伴って因子に対するインヒビター（阻止抗体）が免疫反応によって体内で産生され，これらの因子を補充しても血液凝固機能を改善することができなくなる症例（インヒビター症例）がみられることは古くから知られている．

今日，遺伝的な血液凝固因子異常がないがんや膠原病のような自己免疫

疾患や糖尿病あるいは妊婦などで，これらの因子を補充された既往がないにもかかわらず第VIII血液凝固因子に対するインヒビターを産生してしまう後天性血友病Aの疾患概念が確立している．後天性血友病Aの原因として糖尿病は約7%を占めるとされ，血栓止血学を専門としない一般小児科医や内科医，産婦人科医，皮膚科医，整形外科医など幅広い分野の医師が後天性血友病Aに遭遇する可能性があると考えられており，日本血栓止血学会から本症に対する診療ガイドラインがネット上で一般公開されている．

　後天性血友病Aの特徴は，それまでなかった出血が突然に生じ，治療が遅れれば出血死に至る可能性があることとされている．突然の出血症状にAPTTの延長，PT正常，血小板数正常，第VIII血液凝固因子活性（FVIII：C）の低下が認められれば，本症を疑い，この因子のインヒビターを検査する必要がある．それが困難な場合は出血症状が強い場合には専門家に急いでコンサルトすることが必要になる．出血症状が重篤な場合には，インヒビターの検査を省略してコンサルトすることが望ましい．

　突然の出血症状とAPTTの延長，FVIII：Cの低下，FVIIIインヒビター陽性がそろえば後天性血友病Aであることが強く疑われるが，確定診断にはフォンウィルブランド因子の低下およびループスアンチコアグラントの存在を否定する必要がある．また，本症では症状の程度と第VIII血液凝固因子活性の強さは一致しないため，活性価が高い場合でもインヒビターが陽性であれば，細心の注意を払う必要がある．インヒビターにはタイプIインヒビターとタイプIIインヒビターが存在することが判明しており，後者の力価を測定する方法は現時点では確立しておらず，タイプIインヒビターのみを評価しているのが現状である．したがって，その力価のみで重症度を判断してはならない．また，インヒビターが検出された時点で，何かしらの基礎疾患があることを念頭に精査を進めることも必要である．

　本症の治療は，止血を行うことで，とくに重篤な出血に対しては緊急を要すると考えられており，治療薬を供給する製薬会社が医薬品卸業者の協力を得てノボセブン®のような活性型血液凝固VII因子製剤を供給する体制を整えるに至っている．また，活性型プロトロンビン複合体製剤（APCC）が使用される場合もある．APCCと遺伝子組み換え活性型血液凝固VII因子製剤のいずれが効果的であるかは事前には予想できないと考えられており，より迅速に入手できる製剤を投与する方法が現実的であると思われる．

　インヒビターの力価が低く，ある程度の第VIII血液凝固因子活性が認められ，出血症状が重篤ではないと判断される場合には，血液凝固第VIII因子製剤もしくはDDAVPによる止血治療が考慮される場合もあるが，因子活性の注意深いモニタリングを要する．

　本症に対して免疫抑制療法も積極的に行われるが，免疫不全による死亡が全死亡例の約半数を占めるとされ，慎重な治療が必要である．また，基

礎疾患や妊娠中または将来妊娠を希望する女性患者については，薬剤選択に慎重さが必要であり，シクロホスファミドなどのアルキル化剤は回避する必要があるとされる．

　なお，がん患者や糖尿病患者の場合，後天性血友病Aを発症する患者は高齢者ほど多いとされている．

【文献】

1）Cederberg H, Stančáková A, Yaluri N, et al：Increased risk of diabetes with statin treatment is associated with impaired insulin sensitivity and insulin secretion：a 6 year follow-up study of the METSIM cohort. Diabetologia, 58(5)：1109-1117, 2015.

13 糖尿病患者の他科受診：どんなときに紹介するとよいのか？

　糖尿病の合併症に目を配りつつ，必要なときに専門診療科を紹介することも必要である．しかし，過疎地のように地理的な条件などで他科受診が容易ではない場合，内科医や小児科医でもってある程度は他科に関する知識や診療技能を身につけておくことが望ましい．そのうえで，必要なときに必要な診療科に適切な診療情報提供書を添えて紹介すべきである．

　実際の診療では，他科受診を拒否する患者がいるのは事実であり，その主な理由は**表1**のようである．これらが複数混合しているケースが少なくない．

　これらのうち，最も多いのは「受診の必要性が正しく理解されていない」という場合であり，「眼に症状がないのに，眼科受診の意味がわからない」などと考える患者が典型的な例である．ここでは，糖尿病の主な合併症に関する他科受診を勧めるうえでのポイントを解説する．

1．腎臓内科

　慢性腎病は，慢性に経過するすべての腎臓病を含むものとして理解される疾患概念であり，

　①検尿異常，画像異常，病理所見などの腎障害を示唆される所見
　②腎糸球体濾過量（GFR）が60 mL/min/1.73 m² 未満
の両方またはいずれか一方が3ヵ月以上持続する場合に診断される．この

表1　患者が他科受診を拒否する理由

1）受診の必要性が正しく理解されていない
2）時間的・場所的・経済的な制約のいずれかが理由で通院できない
3）治療に伴う苦痛を回避したくて受診しない
4）医療や疾患を嫌悪・拒否している
5）治療に対する意欲がない

診断基準を満たした場合，慢性腎臓病（CKD）の管理や指導を目的に一度は腎臓内科を紹介受診させるべきである．糖尿病性腎症以外の腎疾患，たとえばIgA腎症などの慢性糸球体腎炎やネフローゼ症候群などが腎臓内科受診によって診断されることもある．また，急激に腎機能障害が生じたと判断する場合にも躊躇なく紹介することが必要である．この場合，急性腎不全や急速進行性糸球体腎炎（RPGN）などの急を要する疾患がみつかることもある．必要な場合には腎生検が行われることもある．

2. 眼科

　糖尿病による微小血管障害を原因とする糖尿病網膜症，網膜出血，網膜剥離，緑内障による失明など多くの問題が糖尿病に伴って起きる可能性がある．何の異常も認められない場合でも年に1回は眼科受診を勧めることが必要であり，単純糖尿病網膜症があれば少なくとも4〜6ヵ月に1度は，綿花様白斑のような血管閉塞の所見が認められてくる増殖前糖尿病網膜症の初期では3〜4ヵ月に1回は，さらに重症化すれば1〜3ヵ月に1回は眼科受診が必要であるとされる．網膜出血は「黒いシミ」のようにみえることがあり，白内障の初期で水晶体に白濁が生じると光が散乱して「まぶしい」と表現する自覚症状をもつ患者が多くなるとされ，これらのような症状を患者が訴えた場合はすみやかに眼科を紹介し，受診を促すべきである．なお，硝子体出血では黒いもやがかかってピントが合わないと訴えることも少なくない．

3. 整形外科

　AGEsによる骨の脆弱化による骨粗鬆症とそれによる椎体骨折が多く，その約3分の2は疼痛を伴わないとされる．第11胸椎から第2腰椎のいわゆる胸腰椎移行部が骨粗鬆症性骨折の好発部位であり，骨折治癒後も椎体の楔状化や圧潰などの骨折変形が残るため，骨折が多発すると脊椎後彎変形をきたし，筋疲労性および疎血性の慢性背部痛の原因になる．他にも胃

食道逆流現象や呼吸障害の原因や抑うつ状態の誘因になることもあり，ADLの低下の理由になることもしばしばある．骨癒合不全や偽関節化も少なくなく，下肢のしびれや排尿排便障害の原因にもなることがある．そのほか，糖尿病性末梢神経障害による糖尿病性足部障害（血行障害や潰瘍の形成あるいは神経病性関節症など）や糖尿病性骨関節症（温痛覚障害や深部知覚障害による骨関節の破壊・変形）も生じる．

　腎機能障害が進んで透析を行うようになると透析性脊椎症が多くなり，下位頸椎や下位腰椎の障害による四肢不全麻痺や下肢神経障害などが生じる．アミロイド線維の沈着による手根管症候群やばね指，肩関節周囲炎なども生じ得る．これらは必ずしも糖尿病に限定したものではなく，人工透析と関連した異常である．

　なお，神経内科でも手根管症候群と診断されることはあり，手根管開放術によって治癒させることが可能であるが，処置が遅れると神経障害が回復せず不可逆的な母指運動障害を残すことがあり，注意が必要である．

　手根管症候群は一側性に生じることが多く，下肢や上肢の神経障害，末梢動脈硬化性閉塞症，糖尿病網膜症などさまざまな合併症を伴う血糖値コントロール不良群に多い傾向があり，人工透析を受けていない症例でも認められることがある．高度の腎機能低下を伴っている高齢者症例も少なくなく，プレガバリンを減量して投与することで疼痛が軽減しない場合には手術療法を行うという考え方もあるが，可能であれば手術的治療を優先させるべきである．手根管症候群の自覚症状としては，「患側の手首が途中までしか屈曲できない」，「患側の手背が痛む，突っ張り感がある」，「患側の手で物をもとうとすると痛む」など神経原性疼痛の症状が多い．

　外傷の程度に関係なく四肢の疼痛や変形がある場合や腰背部痛が出現した場合には明らかな外傷機転がなくても骨折を考えて整形外科に紹介すべきである．変形や筋力低下，麻痺，神経痛にも注意が必要であり，下肢などからの滲出液の増加や悪臭あるいは発熱にも注意が必要である．手足のしびれに巧緻性障害や痙性麻痺あるいは間欠性跛行が出現した場合には上記のような破壊性脊椎骨関節症（透析性脊椎症）の可能性がある．両手のしびれに夜間の指痛や母指つまみ動作障害が生じた場合には手根管症候群を考える必要がある．

4. 神経内科・脳神経外科

　既述のように糖尿病性神経障害は，遠位感覚神経麻痺優位の左右対称性の慢性多発性神経障害である．急性有痛性糖尿病性神経障害，糖尿病体躯神経障害，外眼筋麻痺など慢性多発神経障害以外の場合，つまり，左右非対称であることや，運動神経障害優位である，あるいは下肢よりも腕や手の神経障害が優位な場合にはほかの疾患を疑って神経内科や脳神経外科の受診を積極的に勧めるべきである．

　急性有痛性糖尿病性神経障害はHbA1cが10％を超えるような患者で急激な血糖改善が起きた場合にみられる激しい下肢痛を主徴とする神経障害で，自律神経障害を伴うこともある．糖尿病体躯神経障害は胸部や腹部のしびれや激痛を特徴とし，脊髄炎や硬膜外膿瘍などとの鑑別を要する．糖尿病外眼筋麻痺は，複視や眼瞼下垂が急激に発症し，頭蓋内動脈瘤や脳梗塞・脳出血，頭蓋内炎症性疾患との鑑別を要する．

　手がしびれる疾患としては，既述の手根管症候群のほか，薬指や小指がしびれる肘部尺骨神経根症では手指運動障害も認められることがある．頸椎症性神経根症の患者も手のしびれを訴えることが多い．下肢，とくに足の症状に左右差がある場合，腰仙随神経根症が腰仙椎変形や椎間板ヘルニアから腰部脊柱管狭窄症に進行した可能性が考えられ，足底の違和感や足部のしびれ，歩行障害を示すことがある．血管炎性神経障害が単神経障害や多発単神経障害として出現することもあり，神経への圧迫が原因での単神経障害が単発または多発することもある．脳血管障害による症状でしびれがある場合には腱反射亢進があるなど，中枢性の所見を示すことに注意することが必要である．これらについては，いずれも迅速な神経内科受診を勧めるべきである．

　糖尿病性神経障害では，下肢の筋力低下が出現するのは一般的には感覚低下や全身的な自律神経障害を発症した後が多い．これらの先行症状より筋力低下が先行した場合には，別の疾患を疑う必要がある．たとえば，2ヵ月以上かけてゆっくりと進行する四肢脱力疾患の1つである慢性炎症性脱随性多発根神経炎は発見が遅れると麻痺などの後遺症を残す可能性がある．四肢遠位筋萎縮と筋力低下，凹側変形を示すシャルコー・マリー・トゥース病は感覚運動神経に加えて自律神経障害が目立つ．筋萎縮性側索

硬化症（ALS）は，数ヵ月から約3年の経過で呼吸麻痺に至る全身性筋力低下を生じる致死的疾患である．

5．循環器内科

　糖尿病は冠動脈疾患の発症率をおよそ2～3倍に上昇させるといわれており，心筋梗塞の既往がある糖尿病患者では冠動脈疾患による死亡割合はさらに多いことが知られている．糖尿病患者は冠動脈疾患を有していても無症状であることが多く，多発性冠動脈病変が多くみられ，それぞれの病変長が長く，細い血管経と強い石灰化を特徴とするとされている．これらの特徴は冠動脈形成術の成功率が低くなる要因であり，予後が悪い原因である．逆に，冠動脈形成術を受ける症例には糖尿病の合併率が高く，45％を占めるという報告がある．また，糖尿病と耐糖能障害を含めると全体の約80％を占めるという報告もある．症例によっては，血行再建術として冠動脈バイパス手術を行うこともある．薬物療法は，抗血小板薬，硝酸薬，β遮断薬などが使用される．脂質異常症治療や高血圧治療，食事・運動療法も必要である．

　糖尿病網膜症がある糖尿病患者では，冠動脈疾患イベントが糖尿病網膜症がない場合の約3倍に増えるという報告もあり，糖尿病網膜症がある患者に対して積極的に冠動脈疾患スクリーニング検査を行うことは有用である．

　30分以上続く胸痛の出現，心電図のST上昇または低下，白血球増加，CPKおよびCPK-MB，トロポニンTやH-FABP（ヒト心臓由来脂肪酸結合タンパク）などの心筋マーカーの上昇が認められる場合には急性心筋梗塞を含む急性冠動脈症候群（ACS）を疑ってすみやかに循環器内科を紹介する必要がある．なお，高感度心筋トロポニン検査では，発症から2時間以内に心筋梗塞のほぼ全例を検出できるとされている．

　冠動脈造影検査を行う場合，ビグアナイド薬を内服している患者にヨード系造影剤を使用して検査を実施すると乳酸アシドーシスを生じることがあり得る．ビグアナイド薬の代表であるメトホルミンの場合，ヨード系造影剤を使用する前に服用を一時的に中止し，造影剤使用後48時間以上経過してからメトホルミンの内服を再開することに定められている．

6. 皮膚科

　糖尿病に合併する皮膚疾患とその対応についてはフットケアの項（P.134）などで詳しく書いている．ここでは，皮膚科受診を勧めるべき皮膚疾患について簡単に記載する．

- ・糖尿病性潰瘍・壊疽：胼胝や外傷を契機に潰瘍化や感染によって悪化するため，黒色化する前に積極的な皮膚科受診を行うべきである
- ・糖尿病性浮腫性硬化症：背部から項部にかけて生じやすい淡い紅斑で，硬い．指で押さえても指圧痕を残さない．後頸部全体を覆い，バッファロー・ネックと呼ばれる
- ・糖尿病性黄色腫：四肢伸側や臀部に好発する数mmから数cmの丘疹や小結節で色調は赤褐色～黄色である
- ・手指関節硬化に伴う手指強皮症様変化：両手の手指を合わせて合掌できない
- ・リポイド類壊死：下腿前面の前脛骨部に生じる紅色，黄色，黄褐色の境界明瞭な局面で，毛細血管の拡張を伴う慢性皮膚疾患
- ・糖尿病性水疱：四肢とくに下腿や足に誘因なく突然生じる水疱
- ・糖尿病性神経障害による疣状局面
- ・後天性反応性穿孔性膠原線維症：褐色ないし黒色の角化物を伴う丘疹あるいは結節であり，瘙痒を伴う．糖尿病患者と慢性腎不全患者でもしばしば認められる
- ・色素性痒疹：瘙痒性紅斑・丘疹が上背部を中心に出現し網状となり，色素沈着を残す
- ・デュプイトラン（Dupuytren）拘縮：手掌尺側に生じる有痛性の皮膚変化
- ・汎発型環状肉芽腫：淡紅色の充実性丘疹や浸潤性紅斑で環状の形をしている
- ・色素性痒疹：瘙痒性紅斑または丘疹は紅斑で経過中に色素が出現する
- ・澄明細胞汗管腫：眼周囲の皮膚にできる皮膚色丘疹．糖尿病を合併することが多い

- 皮膚瘙痒症：皮疹はないが，かゆみが強い．掻くことで二次的な皮膚病変ができる
- 皮膚感染症：皮膚カンジダ症，爪白癬，蜂窩織炎などの感染症
- SGLT2阻害薬による薬疹にも注意が必要である（まれではない，とされる）

7. 精神科

　糖尿病は既述のとおり，うつ病や抑うつ状態との関連性が強いほか，患者の約40％に睡眠障害があるといわれている．糖尿病における睡眠障害の原因は，高血糖による口渇，多尿による夜間中途覚醒，糖尿病性神経障害からの疼痛による熟睡困難，夜間低血糖に対する不安，自律神経症状による胃腸障害などの影響があると考えられている．血糖コントロールが不良な症例に睡眠障害が多く，睡眠不足が糖尿病発病の危険因子になることも知られており，ホルモン分泌の変化が影響するとされている．

　うつ病や抑うつ状態が糖尿病の治療によって改善し，うつ病を治療すると糖尿病も改善することが知られているように，生活指導(睡眠衛生教育)や薬物療法による不眠症の治療は糖尿病の経過を改善する．ベンゾジアゼピン系睡眠薬は65歳以上の高齢者ではアルツハイマー型認知症の発症リスクを高めるとされ，メラトニン受容体に作用するラメルテオン（ロゼレム®）やオレキシン受容体拮抗薬のスボレキサント（ベルソムラ®）などが主に使用されている．

　幻覚や妄想を主症状とする統合失調症などに処方される非定型抗精神病薬は多くが体重増加や糖代謝異常などを惹起することから，糖尿病患者や家族歴に糖尿病がある患者がいる場合には慎重投与が必要であるとされる．また，オランザピン（ジプレキサ®）やクエチアピンフマル酸（セロクエル®）など糖尿病患者には禁忌とされる薬剤もある．これらの薬剤を処方されている統合失調症の患者にはとくに注意を要する．

　リスペリドン，アリピプラゾールも高血糖を起こすことがあり，糖尿病患者には慎重投与を要すると考えられる．

8．歯科受診

　歯周病は，糖尿病に多い合併症であるとともに，重症化した歯周病が微細な慢性炎症として糖尿病そのものを悪化させることがある．歯周病は，歯周組織に歯周病菌感染が生じた結果，歯周囲組織が炎症性に破壊され，歯の喪失につながる疾患である．歯周病は，歯肉炎と歯周炎に分解される．歯肉炎は，ブラッシングによるプラークコントロールで改善する．歯周炎は，深部歯周囲組織に波及したものである．歯周病を治療することでHbA1cが約0.5％改善し，これは糖尿病関連死リスクを約40％軽減する効果に相当するとされる．歯肉の出血や腫脹，口臭などを手がかりに歯周病を早期発見し，早期に治療を行うことが重要であるといわれている．

9．糖尿病と地域連携

　プライマリ・ケアを担う医療機関の多くは，単科または少数の診療科をもつ診療所や小規模病院が多くを占めている．したがって，適切なタイミングで他科の専門家にコンサルトを求めたり，共同管理を依頼することが必要になることが少なくない．理解力のある若い患者の場合には，患者自身によく説明を行い，担当する医師同士が互いに診療情報提供書などを活用して協業することで，スムーズに連携できる．

　高齢者の場合には，介護保険制度などの公的な仕組みを活用し，診療所や病院による訪問看護だけではなく，訪問看護ステーションを利用することも可能である．また，訪問ヘルパーも活用しだいでは有意義な存在であり，管理薬剤師や管理栄養士の訪問指導も視野に入れた地域連携をケアマネージャーを介してプライマリ・ケアを担う主治医が取り組んで在宅医療を進めていく姿勢はきわめて有用である．

　若年成人で重症心身障害者など身体的あるいは知的な問題で，継続的な通院が困難で家族だけでは自宅療養がうまくいかない場合，重度心身障害者医療制度や身体障害者手帳・療育手帳・重度障害者介護手当などの支援制度を利用することで，地域連携による在宅医療を進めていく際に活用で

きる．小児慢性特定疾患治療研究事業も基礎疾患によっては利用可能な場合が少なくない．

　要医療とされる子どもたちの場合，これらの制度を活用できるほか，子ども医療制度など自治体によって呼称が異なる乳幼児医療制度も在宅医療に活用できる自治体もしだいに増えつつあり，さまざまな制度を組み合わせて活用することで，今後は通院が困難な基礎疾患をもつ小児や若年成人にも地域連携を介した在宅医療が行えるケースが増えるものと期待される．

　介護が必要な患者の場合，介護者と患者間の人間関係の変化や介護者の入院，死亡あるいは認知症の発症などさまざまな家庭・介護環境の変化が原因になって糖尿病コントロールが悪化することがあり，地域連携している訪問リハビリテーションや訪問看護のスタッフ，ケアマネジャーからの情報が患者管理，患者指導に役立つ場面は少なくない．

　デイサービスなどの通所を始めた患者では，通所先でのおやつを食べることで血糖コントロールが悪化したり，体操教室やダンス教室に参加することで血糖コントロールが改善することもあり，そのような情報も把握する必要がある．これらを把握し，自己管理ができない患者へのサポートをするためにも地域連携は有用である．

14 糖尿病に関連する特殊な 糖代謝異常疾患の治療薬

1. 特殊な糖尿病および成長障害に対する 治療薬：ソマトメジンC製剤

ソマトメジンCは成長ホルモンの作用を各細胞に対して発揮するためのシグナル物質であり，その製剤は成長ホルモン抵抗性があるラロン型小人症，成長ホルモン抵抗性成長ホルモン単独欠損症Type1Aなどに有効な物質として製剤化された．ソマトメジンCはインスリン様活性を示すことから，インスリン抵抗性を示すインスリン受容体異常症などへの迂回経路治療薬として期待され，臨床試験でその効果が確認された薬物でもある．

インスリン受容体の構造的異常を含む機能異常をもつ症例に対して代謝改善の効果がある遺伝子組み換えソマトメジンC製剤（IGF-1）としてメカセルミン（ソマゾン®）がある．この製剤は，インスリン受容体異常症A型およびB型，脂肪萎縮性糖尿病やラロン型小人症，成長ホルモン抵抗性成長ホルモン単独欠損症Type1Aなどに有効であるとされている．

I インスリン受容体異常症

インスリン受容体異常症は，インスリン受容体がインスリンのシグナル伝達ができない病体であり，遺伝的異常によるA型と自己免疫によるB型に分類される．両者ともインスリンの作用が発揮できないために高血糖を示すが，糖尿病に対する血糖降下薬やインスリンは無効である．

1 A型

A型では多毛，黒色表皮腫，外陰部の肥大や多嚢胞性卵巣などのアンドロゲン過剰症を示し，著しい高インスリン血症を伴う耐糖能障害や反応性の食前低血糖，糖尿病で気づかれる場合が多い．これらの症状が著しい先天性奇形症候群としてDonohue症候群（子宮内発育遅延，低出生体重，皮下脂肪減少，アンドロゲン過剰症，妖精症と呼ばれる特異的な顔貌など）

やRabson-Mendenhall症候群（爪や歯牙の異常，多毛，黒色表皮腫と呼ばれる皮膚良性腫瘍，アンドロゲン過剰症，松果体過形成，インスリン抵抗性高血糖，ケトーシスなど）が知られている．体重当たり2単位のインスリンを投与しても血糖値が低下せず，空腹時インスリン値が15 μU/mL以上という高度なインスリン抵抗性を示すが，高度な肥満はみられない．確定診断には遺伝子診断が必要である．

A型やRabson-Mendenhall症候群の糖尿病に対する治療には，食事療法と運動療法，メトホルミンを中心とした薬物療法にIGF-1療法または大量インスリン療法が併用されることが多い．

2 B型

B型では高血糖と抗インスリン受容体抗体が検出され，表皮が黒く色素沈着する黒色表皮症を合併する．後天性自己免疫疾患でありさまざまな自己免疫疾患を合併する．B型でもA型と同様に空腹時などに低血糖を認めることもある．インスリン抵抗性が著明で，症状として高血糖に起因する口渇・多飲・多尿・体重減少，低血糖に起因する低血糖症状，高インスリン血症に起因する黒色表皮症および合併する自己免疫疾患の症状を呈する．

B型に対する治療は，ステロイドを含む免疫抑制療法，血漿交換療法など自己免疫疾患に対する治療と糖代謝異常に対するインスリン大量療法やIGF-1療法などが試みられている．また，本症と特発性血小板減少症(ITP)の合併例に対してピロリ菌の除菌を行って糖代謝が正常化し，インスリン受容体抗体が陰性化したという報告[1]もあるが，効果がなかったとする報告[2]もある．

▐ II ▌ 脂肪萎縮症

脂肪萎縮症は先天性または後天性に全身の脂肪組織が萎縮して痩せ型の体型を示す疾患で，各組織によって萎縮の程度もさまざまである．先天性は家族性とも呼ばれ，部分的な脂肪組織の萎縮を示す場合もある．

先天性症例の原因として複数の脂質蓄積にかかわる遺伝子異常が報告されている．先天性全身性脂肪萎縮症の発症には男女差はないが，先天性部分性脂肪萎縮症では女性例の報告が圧倒的に多く，同じ遺伝子をもっていても男性では症状が出にくい例があると考えられている．

後天性症例の原因として，自己抗体やHIVなどのウイルス感染，HIV

感染症治療薬であるHIVプロテアーゼ阻害薬による脂肪萎縮が考えられているが，その詳細は解明されていない．後天性全身性脂肪萎縮症，後天性部分性脂肪萎縮症は，どちらも女性が圧倒的に多いとされている．

脂肪萎縮症に対して，IGF-1療法やレプチン補充療法が行われている．

脂肪組織の萎縮に糖尿病や脂肪肝，網膜異常（糖尿病網膜症），糖尿病性腎症，糖尿病性神経障害などを伴ったものを脂肪萎縮性糖尿病といい，食欲の異常亢進，黒色表皮腫，生殖機能異常，肥大型心筋症なども脂肪萎縮症と共通して認められる．本症や脂肪萎縮症には低レプチン血症が認められ，脂肪萎縮症とともにレプチン補充療法が有用[3]であるとされている．レプチン製剤であるメトレプチン®を投与する場合，血糖降下剤との併用で投与開始初期に低血糖を起こしやすいことに注意する必要がある．また，メトレプチン®に対する中和抗体を人体が産生する可能性があることにも注意すべきであるとされている．また，レプチン補充療法ではすでに萎縮してしまった脂肪組織を回復させることはできない．

2. 高インスリン血性低血糖症治療薬：ジアゾキシド

膵島β細胞からのインスリン分泌を抑制する薬剤であり，高インスリン血性低血糖症の治療薬として使用されている．商品名もジアゾキシドであり，1歳以上は1日3〜8 mg/kg，分2または分3で少量投与から開始する．1歳未満では1日5〜10 mg/kg，分2または分3で開始し，8〜15 mg/kgが通常量とされている．小児に対する1日最大量は20 mg/kgである．

先天性高インスリン血性低血糖症は，先天性インスリン分泌過多により生後まもなくから低血糖を示す疾患群であり，MODY1もこのなかに含まれる可能性がある．生後3，4ヵ月以内で自然に問題がなくなる症例のほか，以後も持続する症例がある．また，持続的な高インスリン血症が乳児期以降になって明らかになる症例もある．遺伝因子が原因に関与していると考えられているが，現時点では確定したものではない．先天性という冠詞を使用しないことも多い．適切な血糖コントロールが行われない場合，死亡や知的障害，運動障害などが起こり得る．ジアゾキシドは膵島β細胞のATP感受性K^+チャンネルを活性化することでインスリン分泌を抑制して血糖上昇作用を示す薬剤である．その副作用は，嘔吐，不快感，血小板

増多，体液貯留，うっ血性心不全，ケトアシドーシス，高浸透圧性昏睡，急性膵炎，膵臓壊死などがある．

| コラム | アメリカの外来糖尿病治療の概要 |

アメリカでは，糖尿病は合併症の予防を第一とする治療が優先される傾向にあるといわれている．つまり，外来では，まず年齢やリスクとなる因子の有無によって大血管症の予防・進行防止のためにスタチン製剤やアスピリンの投与の有無や血圧コントロール状況を確認し，必要に応じた投薬を行う．次に微小血管症の予防や進行防止のために眼科受診状況を確認し，必要に応じて眼科受診指示出し，足病変の視診による確認や音叉による振動覚検査を行い，その後に高血糖による急性症状の有無や血糖値を確認する．そうして初めて血糖降下のための診療に移行する．

多くの場合，メトホルミンが第一選択薬とされ，次に考慮されるのはSU薬である．グリニド薬はコストベネフィットがよくないという理由から，限定的に高度腎障害がある症例で低血糖を回避したい症例などで使用される傾向があり，α-GI薬は胃腸障害が強いという理由でほとんど使用されないようである．DPP-4阻害薬は大血管症抑制効果に乏しく高価であるとしてあまり使用されない．リラグルチドとエンパグリフロジンの大血管症抑制効果はエビデンスが認められたことから，GLP-1受容体作動薬とSGLT2阻害薬は比較的使用されることが多く，2017年のアメリカ糖尿病学会の糖尿病ガイドラインでもリラグルチドとエンパグリフロジンの大血管症が認められる症例に対する血糖降下薬として推奨されている．

3剤併用でもHbA1cが目標値に達しない，あるいは，HbA1cが9％以上で口渇・多尿・昏睡などの急性期症状がある症例に対してはインスリン療法が行われる．インスリン療法は超遅効型インスリン製剤または中間型インスリン製剤を基礎インスリンとして1日1回，0.2単位/kgから開始し，空腹時血糖値を110〜120 mg/dLを目標に3日ごとに2〜4単位ずつ増減して投与量を調節する．

基礎インスリンの投与量が0.5単位/kgを超えてもコントロールが不良であると判断された場合には，①最も摂取量が多い食事の直前に超速効型または速効型インスリンを追加する，②GLP-1受容体作動薬を加える，③基礎インスリンと速効型か超速効型のインスリンを混合した製剤（混合製剤）の朝・夕の食前に計2回投与する，のいずれかが行われる．

それでもコントロールできない場合は，基礎インスリンと1日3回の食前速効型インスリン製剤の投与または1日3回の食前混合製剤が行われ，これらの方法を行う場合にはピオグリタゾン以外の経口血糖降下薬は原則として投与されない．

【文献】
1）Imai J, Yamada T, Saito T, et al：Eradication of insulin resistance. Lancet, 374(9685)：264, 2009.
2）武居晃平，小畑利之，一瀬直日，他：免疫抑制療法にて寛解し得たB型インスリン受容体異常症の1例．日本内科学会雑誌，105(4)：710-716, 2016.
3）Ebihara K, Ogawa Y, Masuzaki H, et al：Transgenic overexpression of leptin rescues insulin resistance and diabetes in a mouse model of lipoatrophic diabetes. Diabetes, 50(6)：1440-1448, 2001.

基本編　参考になる文献

・日本糖尿病学会，日本小児内分泌学会（編著）：小児・思春期1型糖尿病の診療ガイド，南江堂，東京，2017.
　―わが国の小児1型糖尿病診療の基本的な指針が示されている．
・加藤昌彦（編）：医師が知っておきたい外来で役立つ栄養・食事療法のポイント，文光堂，東京，2015.
　―内科外来や総合診療外来で役立つ医師のための栄養指導指南書．
・大久保雅通：糖尿病療養指導が上手になる本，カイ書林，埼玉，2014.
　―糖尿病診療と患者指導に必要なベーシックデイの重要な事項を理解できる指南書．
・黒田暁生，他：カーボカウント．ヴィジュアル糖尿病臨床のすべて 糖尿病患者の食事と運動−考え方と進め方，荒木栄一，他（編），中山書店，東京，64-66, 2014.
・桝田 出（編）：糖尿病に強くなる！療養指導のエキスパートを目指して，医学書院，東京，2015.
　―患者の主体性を引き出す療養指導のコツをチーム医療の視点で解説．
・橋本 浩：医療従事者のための臨床小児栄養学入門，中外医学社，東京，2017.
　―新生児・小児糖尿病とその栄養方法を含むさまざまな病態での栄養を解説した入門書．
・日本糖尿病学会（編著）：医療者のためのカーボカウント指導テキスト，文光堂，東京，2017.
　―管理栄養士や薬剤師，看護師も対象とした患者指導のための教科書．
・日本糖尿病療養指導士認定機構（編著）：糖尿病療養指導ガイドブック2015，メディカルレビュー社，大阪，2015.
　―糖尿病療養指導士のための公式ガイドブック．
・日本糖尿病学会，日本小児内分泌学会（編著）：小児・思春期糖尿病コンセンサス・ガイドライン，南江堂，東京，2015.
　―小児・思春期の糖尿病の基礎知識も学べる指南書．
・日本老年医学会，日本糖尿病学会（編著）：高齢者糖尿病診療ガイドライン2017，南江堂，東京，2017.
　―高齢者に対する血糖コントロール目標達成へのガイドライン．
・下門顯太郎，井藤英喜（編）：一般医のための高齢者糖尿病診療マニュアル，メディカル・サイエンス・インターナショナル，東京，2015.
　―ガイドラインにはないことも教えてくれる実践的な参考書として有用である．
・北村 諭（編著）：これだけで十分 内科医のための処方集，改訂6版，中外医学社，東京，2016.
　―総合内科での処方頻度が高い薬品を集めたコンパクトな参考書．
・大井一弥：ライフステージや患者背景から学ぶ臨床薬理学，羊土社，東京，2017.

―薬学生や薬剤師を対象にしているが，他の医療従事者にも有用な知識が満載．
・寺内康夫（編）：いま知っておきたい経口糖尿病治療薬の疑問76，南江堂，東京，2015．
　―経口糖尿病治療薬の基礎から応用までが解説されている便利な本．
・日本小児臨床薬理学会教育委員会(編)：小児薬物療法テキストブック，じほう，東京，2017．
　―糖尿病をはじめ，病態から解説した日本小児臨床薬理学会の教科書．
・日本動脈硬化学会：動脈硬化性疾患予防のための脂質異常症治療ガイド，2013年版，日本動脈硬化学会，2013．
　―さまざまな状況の患者に対する脂質異常症治療ガイド．
・日本動脈硬化学会：動脈硬化性疾患予防ガイドライン，2017年版，日本動脈硬化学会，2017．
　―動脈硬化性疾患に対する脂質代謝異常症対策を含む最新ガイドライン．
・海津嘉蔵（編）：あなたも名医！糖尿病性腎症をどう治療する？ 外来でここまでやろう！，日本医事新報社，東京，2016．
　―糖尿病腎症の実践的外来診療指南書．
・岩本俊彦：高齢者診療のワンポイント・アドバイス，ライフ・サイエンス，東京，2016．
　―高齢者のQOLの維持・向上を目指す医療を実践するためのアドバイス集．
・若原直人：内科医のためのやさしくわかる眼の診かた，羊土社，東京，2017．
　―糖尿病の眼科的解説など内科医にとってわかりやすい眼の診かたの指南書．
・根本隆章：総合診療徹底攻略100のtips，中外医学社，東京，2017．
　―糖尿病を含むさまざまな疾患に対する総合内科の重要事項を明解に解説している．
・日本糖尿病学会：糖尿病治療ガイド2018-2019，文光堂，東京，2018．
　―2016年のガイドラインをもとに治療薬についてUpdateした本．
・宮崎泰成，秀島雅之（編）：いびき！？眠気！？睡眠時無呼吸症を疑ったら，羊土社，東京，2018．
　―睡眠時無呼吸症に関する最新の実践的な知識が身につく参考書．
・岩岡秀明，栗林伸一（編著）：ここが知りたい！糖尿病診療ハンドブック，Ver.4，中外医学社，東京，2019．
　―糖尿病の診療に必要な知識が惜しみなく網羅されているベストセラー図書．
・酒井道生，天野景裕，小川孔幸，他：後天性血友病A診療ガイドライン，2017年改訂版，日本血栓止血学会，2017．
　―オンラインで公開されているきわめて有用性の高いガイドライン．
・日本老年医学会，日本医療研究開発機構研究費・高齢者の薬物治療の安全性に関する研究研究班（編）：高齢者の安全な薬物療法ガイドライン2015，メジカルビュー社，東京，2015．
　―高齢者に対する薬物療法の注意点が要領よくまとめられた実用的なガイドライン．
・日本高血圧学会：高血圧治療ガイドライン2019，ライフサイエンス出版，東京，2019．
　―さまざまなエビデンスに基づいた高血圧治療ガイドライン．

応用編

一歩進んだ
糖尿病マネジメント

💡 ポイント

- 食事療法と薬物療法を理論的に関連づける試みが行われている.
- 適切な糖質制限療法は糖尿病治療以外にも有効であると考えられる疾患が多い.
- 個々の患者の病型や重症度のほか, ライフスタイルや嗜好などを踏まえた QOL を高めるための個別化した治療プランが必要である.
- 合併症が多く, 血糖コントロールが難航する場合には, 患者やその家族に合併症について懇切丁寧に説明し, その改善に血糖コントロールが有効であることを理解させ, 本人の意欲と家族の協力を引き出すことが, その後の改善につながる.
- 患者が心理的に治療に抵抗し, 健康状態を改善しようと努力しない場合は, 血糖コントロールが難航することが多い. この場合, 臨床心理学的なアプローチをはじめとして, 患者の心を理解する努力が必要になる.

1 一歩進んだ糖尿病治療

1．食事療法と薬物療法

　糖尿病の病態，肥満度や代謝の改善目標，平素の身体活動量，食習慣などさまざまな要因を考慮して食事療法を検討する必要があり，すべての患者に適応できる画一的な食事療法はないと考えられている．個別対応の第一歩は，実際の食事がどのようなものなのかを正確に調査したうえで，長期的な体重の推移をみて判断することが基本ではあるが，患者によっては過去の体重が明らかではないことも多く，長期的な経過観察により，体重の推移を確認する必要があることが多い．

I 食事量の考え方

　脳のエネルギー消費量は基礎代謝のおよそ20％とされ，基礎代謝が1,500 kcal/dayと仮定すると脳のエネルギー消費量は300 kcal/dayとなり，ブドウ糖に換算すると75 g/dayとなって，ほかの臓器・組織の必要量との合計は100 g/dayであると推定される．一般的に，成人では1,500〜2,000 kcal/dayの基礎代謝であると考えられるので，肝臓での糖新生を必要としない糖質の量は100〜150 g/dayであり，米飯1食100 g（糖質40 g）と普通のおかず（糖質20 g）を1日3回食べることで，1食60 gの糖質（180 g/dayの糖質）ならほとんどの人は糖新生が肝臓で行われる必要がなくなることが想定できる．ここでいう糖質とは，炭水化物から食物繊維などの混合物を除いたものである．

　これらの糖質の量についてはカーボカウントのテキストなどに記載されており，摂取量のコントロールに有用である．ここにどれだけの糖質を上乗せするか，あるいは減じるかは，個々の患者についてそのときどきの体調も含めたさまざまな要因を加味して個別に対応すべきである．

II　食事療法と治療薬の組み合わせ

　2型糖尿病患者には基礎カーボカウントによって食事量を調整し，病態に応じた経口血糖降下薬や注射薬を処方していきたい．インスリン抵抗性に問題がある2型糖尿病患者では，消化管ホルモンであるGIPとGLP-1という2種類のインクレチンの効果を増強するDPP-4阻害薬とGLP-1受容体作動薬の投与が有用であり，食後高血糖が目立つ症例では消化管からの糖吸収速度を低下させるα-GI薬を併用することで効果が期待できる．

　1型糖尿病およびインスリンを使用している2型糖尿病患者に対しては，インスリン投与量をカーボカウントによる糖質量算出により調整する応用カーボカウントが有用である．インスリン頻回注射法やインスリンポンプ療法，強化インスリン療法を行い，超速効型インスリンあるいは速効型インスリンを使用している患者に適応する．

　低糖質食を摂取することは，SGLT2阻害薬を内服することと類似した結果を人体にもたらす．すなわち，SGLT2阻害薬はブドウ糖の尿中への排泄量を増やすことで血糖値を下げ，低糖質食はブドウ糖を摂取しないことで血糖値を下げるものであり，どちらも体重が減少する．つまり，両者の対象として適切な患者は肥満・過体重症例である．低糖質食を食べているつもりで食物繊維が不足する低炭水化物食を食べている患者はミネラルやビタミンなどの栄養素が欠乏するおそれがある．また，低糖質食や低炭水化物食を摂取している患者に対してSGLT2阻害薬を投与すると強いケトーシスやケトアシドーシスを起こす可能性があり，とくにシックデイではSGLT2阻害薬は投与すべきではない．

2．穏やかな糖質制限食

　糖尿病に対する食事療法として従来から行われているものは，主に肥満解消を目的としたエネルギー制限食（カロリー制限食）であり，インスリン抵抗性増加の大きな要因である肥満に着目したものであることは明らかであろう．しかし，実際の臨床では肥満のない糖尿病患者に対してもエネルギー制限食がしばしば指導されており，そのような患者にとってエネルギー制限食が過酷なものであることは，厚生労働省が示している日本人

の食事摂取基準をみても容易に理解できると考えられる.

　エネルギー制限食では標準体重×25〜30 kcalとしているが,肥満のないデスクワーカーの標準的なエネルギー摂取量は標準体重×30〜37.5 kcalであり,適切なエネルギー摂取量であると考えられるデスクワーカーはごく一部であろう.非肥満者に対する従来からのエネルギー制限食は骨密度を低下させたり[1],筋肉量を減少させたり[2]することが報告されており,低栄養に陥るリスクがあることが明示されている.

　アメリカでは,脂肪制限食は2015年に改定された食事ガイドラインから除外されているが,週に1Lのオリーブ油を摂取する地中海食が脂肪制限食よりも心疾患や脳血管障害を減らす[3]ことや,総脂質摂取量の制限は肥満症予防や動脈硬化危険因子の改善に結びつかない[4]と示されたことがその理由であると考えられているようだ.

　糖質を極端に制限すると体内でケトン体が産生される.小児の難治性てんかんに対するケトン食(ケトン体産生食)療法は,私が医師になった昭和62年(1987年)には国立療養所や国公立病院でも難治性てんかんの治療として行われており,その後,現在でも行われている治療法である.ケトン食療法にはケトン体による腎結石が生じやすくなるというリスクやカルニチン欠乏症に陥る可能性が高まるというリスクがあるが,定期的なフォローを行って適切な対応を行えば恐れるに足りないことであると思われる.むしろ,患児のためにケトン食を作り続ける保護者の苦労が大変であり,ケトン食に飽きてしまう子どもにその摂取を継続させる苦労を経験した小児科医は少なくないだろう.

　尿細管におけるブドウ糖の再吸収を抑制し尿中へのブドウ糖の排泄量を増やすことで血糖値を下げるSGLT2阻害薬は,血糖値を低下させる効果があるにしても,それだけでは説明がつかないほど心血管疾患の発症や総死亡率を抑制する[5]こと,さらに,腎障害を予防する効果がある[6]ことが報告されている.SGLT2阻害薬によって経口摂取されたブドウ糖までもが尿中に排泄されていると考えられるほど尿中ブドウ糖濃度が高まることを理由に糖質制限食が糖尿病治療に有効であり,心血管疾患や腎疾患の発生を抑制する効果や総死亡率を抑制するのは血液中に増加するケトン体の好影響の存在が理由であるという仮説[7]も発表されている.

　糖尿病性昏睡の1つであるケトアシドーシスの原因物質として嫌われているケトン体ではあるが,脱水がなく代謝性アシドーシスが伴わない高ケトン体血症があっても患者の意識レベルは問題なく保たれることは日常診

療でもしばしば経験する事実である．尿ケトン体が陽性であっても，自主的に糖質制限食を食べている脱水のない2型糖尿病患者たちは元気なことがほとんどである．つまり，「ケトン体＝ケトアシドーシス」ではないことは明白であり，糖質を制限するために不足するエネルギー摂取量については，植物性を中心にしたタンパク質や植物性脂質で補い，脱水予防がきちんと実行されていれば糖尿病性ケトアシドーシスによる昏睡を招く可能性は低いと考えられる．しかし，それでもなお，糖質制限食を否定する，あるいは反発する論文が少なくない．それらの論文のいくつかでは，糖質制限食の定義が明確ではないことも事実であり，糖質と食物繊維を含めたものである炭水化物を糖質単独と混同して「炭水化物制限食には疑問がある」とするものまである．

　糖質をほぼゼロあるいは1食当たり20g未満にする極端な糖質制限食では，血中および尿中のケトン体濃度は高くなり，腎結石やカルニチン欠乏症を生じるリスクが高いことが予想される．しかし，1食当たりの糖質を20〜40gとする場合にはケトン体はわずかに生じても高濃度になることはないと予想される．この程度の糖質制限食は，すでに本書のコラムにも記載したとおり（P.22），コンビニの食材を利用しても実現可能であり，食事のメニューにバリエーションをもたせて長期的に継続することが可能なものになっている．このような低糖質食（緩やかな糖質制限食）を地中海食などと組み合わせることで，食事の広がりをさらに高めることも可能である．

　なお，この食事療法の適応は，肥満やメタボリックシンドローム，耐糖能異常，糖尿病だけではなく，タンパク質が不足がちなサルコペニアを含むロコモティブ・シンドロームや認知症あるいはがんの患者を含むとする意見もある．糖尿病とがんの関係を示す論文も本書で述べているように数多く，血糖値を低下させることはがんの発症・再発に対する予防につながるとされ，ケトン体の一種であるβ-ヒドロキシ酪酸による酸化ストレス処理能力の向上ががん抑制につながるとする考え方もある．

3．治療の個別化

　糖尿病には1型，2型があるものの，合併症に対する考え方は共通して

おり，血糖値をどうコントロールするかが焦点となるのは間違いない．しかし，2型糖尿病に対する治療薬の幅が広がっているだけではなく，インスリン製剤やそれを投与するためのデバイスの種類，血糖測定機器類の種類も含めて選択肢が増えており，その選択には患者の年齢や職業を含むライフスタイルや価値観，健康感，家庭環境，社会的状況など多くの因子が影響を与える．

患者によっては普通感冒に罹患しても糖尿病の診療を受けている主治医を頼る者も少なくなく，家庭や職場，学校における対人関係や心理的な問題も糖尿病の診療と併せて医師に相談する患者もいる．

また，糖尿病にはさまざまな合併症があり，糖尿病を診療する医師は，それぞれの合併症に関する必要かつ十分な知識をもつことが求められるほか，合併症に関係する各診療科の医師やコメディカルスタッフとの良好な連携関係を維持する必要がある．

つまり，糖尿病の診療に当たる医師は総合診療医としての資質が必要であり，総合診療医が糖尿病の専門的な知識を身につけて診療に当たることも重要となると考えられる．

患者の置かれている社会的状況やライフスタイル，成長や老化を含むライフステージや価値観に合わせた個々の患者にとって適切な個別化された治療を行っていくことがよりよい予後を担保できると考えられており，その実現には医師ばかりではなく，看護師や管理栄養士や臨床心理士，理学療法士など多職種の協業が必要であると考えられる．在宅医療を受ける患者では，訪問看護師やケースワーカー，介護福祉士，訪問薬剤師などとの協業も大切である．

コラム　患者に教えてもらういろいろな糖尿病対策

　糖尿病患者には，いろいろな価値観やライフスタイルをもった方がおり，すべての患者に同じ指導をしていると，医師や管理栄養士，看護師や薬剤師の話を聞き流してしまう患者も少なからず出てくる．そういう場合，患者が興味をもっていることを聞き出し，それを積極的に実践させることで治療効果が出てくることがある．また，積極的に患者と対話をしようとする姿勢をもつことで患者からさまざまな糖尿病対策を聞き出すこともできる．さらに，そこから低血糖回避の対策もできることが少なくない．ここでは，患者から聞いた話の一部を紹介することにする．

1）60代男性．著者が担当を開始したときは，空腹時血糖180 mg/dL，HbA1c 7.9％で体重が69 kgだったが，著者自身が肥満解消に努力して食事を工夫した経験談をすると，その後にしだいに体重減少とHbA1cの改善を認め，6ヵ月後には64 kg，HbA1c 6.7％まで改善した．患者に「薬は変えていませんが，日常生活で何か変えましたか？」と質問したところ，このような回答を得た．「昼飯にいつも行っていた食堂の味が辛めだからごはんをたくさん食べてしまうと思ったので，自分で食べたいと思う肉や魚の入った薄味の弁当を作って昼飯にしたら，ごはんの量が減り，だんだん痩せてこうなった．痩せ始めたときに先生にほめられて励みになった」とのことであった．

2）70代女性．食事量や食事時間が不規則で，HbA1cは7.9～8.3％と血糖コントロールが不良であった．趣味がないと暗い表情で話していたが，再診を重ねるうちに実は歌好きであることが判明し，地域の高齢者が参加しているカラオケサークルに参加を勧めた．最初は新しい友人ができるか心配していたようだが，数ヵ月後には「カラオケが楽しくて，新しくできた友達と旅行に出かけたり，新しいカラオケ店探しに出歩いたりしていたら，痩せ始めて，毎日がとても楽しいです」と笑顔で語るようになるとともに血糖コントロールもできるようになり，1年後には空腹時血糖110 mg/dL，HbA1c 6.0％と改善し，その後もよい状態を維持している．

3）80代女性．甘いもの，とくに和菓子がどうしてもやめられないと食事療法も運動療法も拒否していたが，「おいしい和菓子のお店を歩いて探すのも楽しいですよね」という話をしたところ，2ヵ月後からHbA1cが8.8％から8.0％になり，「がんばって運動されましたか？　それとも甘いものを我慢されましたか？　よくなってきましたよ」と喜んで検査結果を説明したところ，「実は，人に聞いたおいしいお菓子のお店まで歩いて行くようにしました．前は外に出るのが面倒で，家に籠っていましたが，外でいろいろなお店をみて歩くのが楽しくて，お菓子を買うのを忘れて洋服を買ったこともあります．認知症ですかね？」と笑われた．それ以後はゆっくりとHbA1cが6.8～7.0％まで改善し，認知症らしき症状は認められていない．暑い日と雨の日以外は必ず，買い物に出かけているとのこと．出かけない日には，お菓子も食べないと決めて実行しているという．

4）70代男性．数年前からHbA1c 5.8％，空腹時血糖110～130 mg/dLを維持している患者．外来で著者が担当するようになって3ヵ月ほどを経てから「いつもしっかりと養生をされていますね．良過ぎるぐらいのデータが並んでいますが，何かお困りのことはありませんか？」と質問したと

ころ，「特別困るということはありませんが，たまに，そうですね，月に一
度もないのですが，20 ～ 30分間だけ妙に汗が出て気分が悪いことがあり
ましたね」とのこと．低血糖を考えて，数年間内服していた第2世代のSU
薬を半分に減量したところ，発汗や気分不良はその後は全くなく，1年後も
HbA1c 5.8 ～ 6.0%，空腹時血糖115 ～ 130 mg/dLを維持している．

4. 糖尿病と女性の性周期や不妊症などとの関係

I 女性のライフステージと糖尿病

　女性は思春期，性成熟期，妊娠・出産期，更年期，閉経期という性差が
最もはっきりと認識される時期に耐糖能異常や糖尿病を発症しやすいとい
われている．妊娠糖尿病（gestational diabetes mellitus：GDM）はそ
の最も顕著な例である．しかも妊娠糖尿病を認めた女性では，3 ～ 5年あ
るいはそれ以降でも2型糖尿病を高率に発症することは，既述のとおりで
ある．

　遺伝的要因に影響を受ける1型糖尿病は，日本を含むアジア諸国におい
てはほかの地域の国々に比べて発症率が低い．わが国における小児1型糖
尿病の発症率（対10万人年）は，1.5 ～ 2.5の範囲にあるとされ，思春
期前の発症率は女児が男児の約2.5倍である．しかし，1型糖尿病の発症
ピークである思春期とそれ以降では男女ともに発症率は大きく減少し，男
女差はほぼないか，わずかに女児が多い傾向にある．

　従来から，女性の心血管疾患の有病率は閉経後に上昇することが知られ
ており，その主要原因が脂質異常症であることが推定されている．エスト
ロゲンには肝性リパーゼ活性抑制作用や肝LDL受容体増加作用および活
性亢進作用があり，閉経に伴うエストロゲンの減少によって血清LDLコ
レステロールが増加する．高血圧や動脈硬化の有病率も閉経後に増加する
ことが知られており，同様の原因が考えられる．

　わが国では2型糖尿病が増加するのは男性では40歳以降であるのに対
し，女性では50歳以降であり，このことと閉経に関連性があると考えら
れる．欧米のデータをみると糖尿病が閉経を機に増加するとは必ずしもい

えないが，少なくとも早期卵巣機能不全が耐糖能異常に関係すると考えられるデータは海外でも報告されている．また，1型糖尿病は自然閉経を早めることが知られており，卵巣機能・エストロゲンと糖尿病との関連性が研究され，さまざまな報告がされている．

Ⅱ 不妊症とインスリン抵抗性

　生殖年齢にある女性の6〜10%という高頻度に認められる疾患である多嚢胞性卵巣症候群（polycystic ovary syndrome：PCOS）の罹患女性では，正常女性よりもインスリン感受性が低下することでインスリン抵抗性を示し，高インスリン血症を呈する．さらに高アンドロゲン血症，高黄体化ホルモン（LH）血症も示すことが知られている．PCOSがある女性患者は，肥満の有無に関係なく，脂質代謝異常，2型糖尿病，メタボリックシンドローム，心血管疾患，脂肪肝を認める頻度が高く，月経異常（無月経，希発月経または無排卵周期症）を主症状とし，男性化徴候を示すこともある．日本人患者の場合，高アンドロゲン血症は認められない症例も多いため，その高値は診断に必須ではない．肥満傾向が著しい症例では高アンドロゲン血症の頻度は増える．

　初期卵胞発育障害，子宮内膜機能低下，絨毛間腔の循環不全は，インスリン抵抗性を伴う月経異常・排卵障害や不妊・初期流産の原因になると考えられている．インスリン抵抗性が高まると高インスリン血症となり，これによってIGF-1が高値となり，その結果として卵巣におけるアンドロゲン産生を増加させることが男性化と卵胞発育停止に関与するとされている．過剰なアンドロゲンにより視床下部下垂体からLHの過剰分泌が起こる．高インスリン血症による子宮内膜機能の低下は受精卵の着床を阻止する傾向があると考えられており，インスリン抵抗性を減じて高インスリン血症を改善するメトホルミンを投与すると，内膜機能の生物学的マーカーであるglycodelinと内膜接着過程を促進するインスリン関連成長因子であるIGF-BP1が増加するとの報告[8]があり，メトホルミンが不妊症を改善する可能性が示唆されている．また，PCOSによる高率の初期流産（42〜62%）はメトホルミンの継続投与によって著明に減少（8.8〜26%）し，出生児への影響もない[9]という複数の報告もある．しかしながら，現時点ではわが国ではメトホルミンの投与は日本薬局方において妊娠中は禁忌となっている．ただ，佐久本ら[10]は，不妊女性に投与したメトホルミン

によって，妊娠が成立してからもその投与を続けることで高率に妊娠が継続でき，母体や胎児への有害事象を認めていないと報告している．また，インスリン抵抗性を改善するピオグリタゾンは器官形成期に有害事象が生じることが動物実験で示されていることから，妊娠成立後に継続されることは現時点ではないと思われる．

　糖尿病の有無にかかわらずインスリン抵抗性は心血管疾患の危険因子である．閉経後にインスリン抵抗性は著しく高まると考えられており，閉経後女性の心血管疾患リスクの重要な因子である[11]であるとする意見もある．耐糖能の異常の有無にかかわらず，更年期障害に対するホルモン補充療法（HRT）はインスリン抵抗性と脂質代謝を改善する[12]ことが示されている．この効果は，HRTに併用する黄体ホルモンの種類には関係なく，同等であるとされている．HRTを受けることによって更年期以後の女性の2型糖尿病の新規発症は減少するという複数の報告も出されている．ただし，コントロール不良の糖尿病がある女性に対するHRTは静脈血栓塞栓症，不正性器出血，乳がん，卵巣がん，冠動脈疾患増加の可能性や頭痛などの副作用の問題もあるとされ，HRTには糖尿病の予防や治療を目的とした実施適応はない．

5. 糖尿病患者に対する動脈硬化対策のトレンド

I 期待が高まる治療薬

　糖尿病治療の至高の目的は，脳血管障害や急性冠症候群，閉塞性動脈硬化症などの深刻な心血管イベントの予防であり，その根底に血管内皮機能障害より始まる動脈硬化がある．高血圧や糖尿病は，脂質代謝異常，肥満，運動不足，喫煙，塩分過剰摂取や閉経とともに血管内皮機能障害の因子であることが知られており，血管内皮機能障害は心血管イベントの独立した危険因子である[13]ことが示された．だが，血管内皮機能障害は不可逆的なものではないことも知られており，治療のチャンスがあることは周知の事実である．

　長寿社会となった現在，高齢者の糖尿病患者が増加しており，低血糖リスクが少なく心血管イベントの抑制効果があるエビデンスが明らかになっ

たGLP-1受容体作動薬やSGLT2阻害薬が注目されている．また，インクレチン関連薬であるGLP-1受容体作動薬やDPP-4阻害薬による動脈硬化指標の改善効果も報告され，これらの薬剤による動脈硬化抑制に期待がもたれている．

週1回投与のGLP-1受容体作動薬同士であるセマグルチドとデュラグルチドとの比較では，前者が血糖コントロールと体重減少効果がより優れていることが示され，大血管障害抑制効果が期待されている．

SGLT2阻害薬であるエンパグリフロジンによる心血管イベントの二次予防効果が報告[14]され，さらにカナグリフロジンによる心血管イベントの二次予防効果があること，一次予防効果が期待できることについての報告[15]があり，これがSGLT2阻害薬のクラス効果である可能性が示唆されるようになった．また，エンパグリフロジンによる脈波伝播速度の改善[16]，ダパグリフロジンによる血流依存性血管拡張反応の改善[17]など，SGLT2阻害薬による大血管障害抑制効果の存在が示唆されるに至った．ダパグリフロジンを含むSGLT2阻害薬による心血管リスク低減とeGFRの改善は，SGLT2阻害薬に共通の効果（クラス効果）であるという報告[18]もある．

II 中性脂肪やコレステロールへの対応

糖尿病患者では，インスリン作用の低下に起因する高LDLコレステロール血症，高TG血症や低HDL血症が認められる．「動脈硬化性疾患予防ガイドライン2017」[19]によれば，糖尿病患者では，まずLDLコレステロールを120 mg/dL未満に抑制するとされている．ただし，家族性高コレステロール血症，非心原性脳梗塞の既往，末梢動脈疾患の合併，網膜症や腎症のような細小血管合併症，持続する血糖コントロール不良状態，メタボリックシンドローム，喫煙，肥満などがある患者では二次予防を行うべきであるとされる．二次予防ではLDLコレステロールを100 mg/dL未満とし，急性冠症候群再発リスクが高い非心原性脳梗塞の既往，末梢動脈疾患の合併，メタボリックシンドローム，喫煙，因子の重複がある症例ではLDLコレステロールを70 mg/dL未満に抑制すべきとされている．

実際の治療では食物繊維を25 g/day以上摂取させ，アルコールは純アルコール25 g/day以下とする．薬物療法はスタチン系のほか，小腸コレステロールトランスポーター阻害薬であるエゼチミブの併用を考える．ス

タチン系薬剤とエゼチミブの合剤もすでに流通している．スタチン系は高齢者，腎機能障害，肝機能障害，フィブラート系薬，エリスロマイシンなどとの併用で副作用リスクが増すため，注意が必要である．

　フィブラート系薬は高TG血症や低HDL血症に対して有用である．2017年に承認されたペマフィブラートは食後高脂血症改善効果があり，腎代謝を受けず，スタチンとの相互作用がないなど期待できる要素を備えている．また，魚類などに含まれるEPAやDHAは糖尿病患者の冠動脈イベントを減少させる．さらに，プロタンパク質転換酵素サブチリシン/ケキシン9型阻害薬（PCSK9阻害薬）のLDLコレステロール低下効果は，糖尿病患者においても有効性と安全性が大規模臨床試験によって確認された[20]ことから，高用量スタチンで管理困難な症例への選択肢の1つとして期待されている．

　2019年8月31日からパリで行われた欧州心臓病学会会議で，脂質異常症に対する診療ガイドラインが新しいエビデンスの提示とともに改訂された．65歳以上70歳以下の年齢区分を新設するなど，細分化が進んだ印象が強い改訂で，家族性コレステロール症の患者では，心血管イベントを予防するためにLDLコレステロールを抑制する目標値を治療前の半分以下の値または55 mg/dL未満への低下になるようにするという厳しい管理目標があげられている．高リスクの2型糖尿病患者でも治療前のLDLコレステロール値を50％以下または70 mg/dL未満にするという厳格な数値目標が以前よりあげられている．また，75歳以下の心血管イベントの一次予防としてスタチンを投与することが明記された．これまでは，わが国同様に二次予防にスタチンの投与が明示されていただけに，わが国への影響も少なくないと思われる．また，スタチンとエゼチミブまたはPCSK9阻害薬の併用などもクラスIの推奨に変わったなど，より一層，積極的な薬物療法が推奨されている．

　糖尿病患者では，肥満はもちろん，睡眠障害がもたらすレプチン抵抗性の惹起による肥満が動脈硬化に悪影響をもたらすことが知られている．睡眠障害は高脂肪食を好む嗜好性の要因となる[21]ことも知られており，レプチンとの関係が示唆[22]されている．

　さらに，腸内細菌叢の異常（dysbiosis）は，炎症性腸疾患，関節リウマチ，多発性硬化症などの自己免疫疾患やアレルギー疾患のほか，肥満，糖尿病，動脈硬化などの代謝性疾患にも関与することが明らかとなっており，今後の研究成果が待たれる．

　いずれにせよ，糖尿病患者に対する血糖・血圧・脂質に対する同時介入はわが国の研究においても有用性[23]が示されており，個々の患者の状況に応じてオーダーメイド対応を行うべきであると思われる．

コラム	糖尿病と腸内細菌叢

　肥満がある人の腸内細菌叢では，*Firmicutes*に属する腸内細菌が多く，*Bacteroidetes*に属する腸内細菌が少ないという報告[1]がなされたことを契機に，肥満や2型糖尿病に腸内細菌が関係していることが知られるようになり，国や民族あるいは受けている薬物療法により腸内細菌叢の構成が異なる[2]ことも知られるようになった．たとえば，中国の2型糖尿病患者では*Firmicutes*に属する*Clostridium*属や*Bacteroides*属が多く[3]，ヨーロッパの女性2型糖尿病患者では大腸菌や*Lactobacillus*属が多く[4]，日本の2型糖尿病患者では*Lactobacillus*属がやや多く，*Clostridium*属は少ない[5]と報告された．

　腸内細菌を菌種ではなく細菌が備える機能に着目して分類すると，2型糖尿病患者では短鎖脂肪酸酸性菌である*Roseburia*属や*Faecalibacterium prausnitzii*が少なく，腸管バリア機能に重要なムチン層を維持する役割をもつ*Akkermansia muciniphila*も少ないことが報告[6]されている．このことから，腸内細菌が人体の糖代謝に能動的に影響を与える機序が見出された．酢酸やプロピオン酸などの短鎖脂肪酸は，腸管内分泌細胞であるL細胞からのGLP-1産生を促進する[7]ことや，さらに脂肪の蓄積を抑制してインスリン抵抗性に影響する[8]ことが示された．また，L細胞の胆汁酸受容体を介してGLP-1産生を促進される[9]ことも示されている．腸管バリア機能が障害されている肥満や糖尿病の患者の腸管には慢性炎症が存在し，腸内細菌とエンドトキシンが関与している[10]ことが注目されている．近年の研究では*Akkermansia muciniphila*が多い2型糖尿病患者はインスリン感受性がよく，脂肪肝がより軽度である[11]ことが示されている．

　乳酸菌が糖尿病に与える影響も検討されており，*Lactobacillus reuteri*がインスリン抵抗性を改善する[12]との報告もある．

　また，複数の腸内細菌を移植するものと考えられる便微生物移植術（fecal microbiota transplantation：FMT）により腸内細菌叢の多様性の実現と短鎖脂肪酸酸性菌の増加とともにインスリン感受性が改善した[13]との報告もある．さらに高脂肪食で減少する*Akkermansia muciniphila*がメトホルミンによって増加する[14, 15]ことも示されており，未治療の2型糖尿病でも同じ現象が起きる[16]ことが確認された．また，マウスにおいてビフィズス菌が脂肪細胞における悪玉アディポカインの発現を低下させ，アディポネクチンの貯蔵量も著明に増加させる[17]ことが示された．

　さらに，陰イオン交換樹脂で作られた胆汁酸吸着剤がdysbiosisと糖尿病や肥満症の治療薬となる[18]こともわが国において示されている.

【文献】

1) Ley RE, Bäckhed F, Turnbaugh P, et al : Obesity alters gut microbial ecology. Proc Natl Acad Sci U S A, 102(31) : 11070-11075, 2005.

2) Forslund K, Hildebrand F, Nielsen T, et al : Disentangling type 2 diabetes and metformin treatment signatures in the human gut microbiota. Nature, 528(7581) : 262-266, 2015.

3) Qin J, Li Y, Cai Z, et al : A metagenome-wide association study of gut microbiota in type 2 diabetes. Nature, 490(7418) : 55-60, 2012.

4) Karlsson FH, Tremaroli V, Nookaew I, et al : Gut metagenome in European women with normal, impaired and diabetic glucose control. Nature, 498(7452) : 99-103, 2013.

5) Sato J, Kanazawa A, Ikeda F, et al : Gut dysbiosis and detection of "live gut bacteria" in blood of Japanese patients with type 2 diabetes. Diabetes Care, 37(8) : 2343-2350, 2014.

6) Plovier H, Everard A, Druart C, et al : A purified membrane protein from Akkermansia muciniphila or the pasteurized bacterium improves metabolism in obese and diabetic mice. Nat Med, 23(1) : 107-113, 2017.

7) Tolhurst G, Heffron H, Lam YS, et al : Short-chain fatty acids stimulate glucagon-like peptide-1 secretion via the G-protein-coupled receptor FFAR2. Diabetes, 61(2) : 364-371, 2012.

8) Kimura I, Ozawa K, Inoue D, et al : The gut microbiota suppresses insulin-mediated fat accumulation via the short-chain fatty acid receptor GPR43. Nat Commun, 4 : 1829, 2013.

9) Thomas C, Gioiello A, Noriega L, et al : TGR5-mediated bile acid sensing controls glucose homeostasis. Cell Metab, 10(3) : 167-177, 2009.

10) Hotamisligil GS, Erbay E : Nutrient sensing and inflammation in metabolic diseases. Nat Rev Immunol, 8(12) : 923-934, 2008.

11) Dao MC, Everard A, Aron-Wisnewsky J, et al : Akkermansia muciniphila and improved metabolic health during a dietary intervention in obesity : relationship with gut microbiome richness and ecology. Gut, 65(3) : 426-436, 2016.

12) Simon MC, Strassburger K, Nowotny B, et al : Intake of Lactobacillus reuteri improves incretin and insulin secretion in glucose-tolerant humans : a proof of concept. Diabetes Care, 38(10) : 1827-1834, 2015.

13) Vrieze A, Van Nood E, Holleman F, et al : Transfer of intestinal microbiota from lean donors increases insulin sensitivity in individuals with metabolic syndrome. Gastroenterology, 143(4) : 913-916.e7, 2012.

14) Shin NR, Lee JC, Lee HY, et al : An increase in the Akkermansia spp. population induced by metformin treatment improves glucose homeostasis in diet-induced obese mice. Gut, 63(5) : 727-735, 2014.

15）de la Cuesta-Zuluaga J, Mueller NT, Corrales-Agudelo V, et al：Metformin Is Associated With Higher Relative Abundance of Mucin-Degrading Akkermansia muciniphila and Several Short-Chain Fatty Acid-Producing Microbiota in the Gut. Diabetes Care, 40(1)：54-62, 2017.

16）Wu H, Esteve E, Tremaroli V, et al：Metformin alters the gut microbiome of individuals with treatment-naive type 2 diabetes, contributing to the therapeutic effects of the drug. Nat Med, 23(7)：850-858, 2017.

17）Le TK, Hosaka T, Nguyen TT, et al：Bifidobacterium species lower serum glucose, increase expressions of insulin signaling proteins, and improve adipokine profile in diabetic mice. Biomed Res, 36(1)：63-70, 2015.

18）Kusumoto Y, Irie J, Iwabu K, et al：Bile acid binding resin prevents fat accumulation through intestinal microbiota in high-fat diet-induced obesity in mice. Metabolism, 71：1-6, 2017.

6．糖尿病に対する認知行動療法

　糖尿病患者には年齢，教育水準，価値観，生活環境などそれぞれ異なる人々がおり，その全員に単一の方法で各自にとって十分な療育指導を行うことは困難である．そのため，さまざまな教育・指導方法が考案されている．患者の理解度に合わせて段階を踏んで指導を進めていく小学生の通信教育や学習塾のような糖尿病療養指導カードシステムを開発し，実用化している施設もあるが，指導する側の習熟度も高度である必要性が高いものが少なくないと感じる．

　患者が自発的かつ積極的に治療目標の達成のために参加して治療を主体的に受けることを「アドヒアランスが高い」という．アドヒアランスは，継続受診をする，処方された薬剤を正しく服用する，指導された食事，運動，禁煙，禁酒などの生活指導を積極的に遵守する，など糖尿病の治療目標達成にとくに重要な要素となる．

　認知行動療法は，知識を医療者が患者に伝達することに終始するのではなく，カウンセリングという対話によって患者が自ら自分の疾患を含むさまざまな問題に気づき，自ら行動変容を行うことで生活習慣の改善を目指す治療法である．つまり，正しいことを教え込む，覚えさせるのではなく，

患者自身に正しいことに気づいてもらえるように対話を進めていくことが
その基本的な認知心理学的手法である．患者自らが自身の問題を解決する
ためにクリアすべき本人の認知の歪みに気づき，それを患者自らが課題と
して設定しクリアする方法を考案するように導くことが大切であり，要す
るに食事や運動などの生活習慣，服薬アドヒアランスの改善について患者
自身が望ましい方向へ自身の行動を修正していくことを支援することが認
知行動療法の本質である．

　支援を効果的なものにするためには，患者が活用できるモダリティーと
して，体重測定，自己血糖測定，家庭血圧測定のように医療機関に出かけ
なくても患者自身が自分で評価できるスケールを活用することが有用であ
ると考えられる．

　医師や看護師，糖尿病療養指導士，管理栄養士，理学療法士などのリハ
ビリテーション・セラピストがこの技法を行うことは有用であると考えら
れるが，実施する時間的余裕がないことも多い．そこで，臨床心理士など
の心理職によるカウンセリングを行うこともあり，さまざまな医療職間の
連携が必要となる．

7. 終末期の糖尿病ケア

　高齢者の終末期における糖尿病治療については，高齢者糖尿病診療ガイ
ドラインなどに言及されているが，若年者であっても終末期における対応
は基本的に差異はないと考えてよい．つまり，疼痛のある注射治療は糖尿
病の症状である口渇や頻尿のようなQOLを悪化させる症状が問題となら
ない限りにおいては，できるだけ少なくすることが基本である．末期がん
を合併した2型糖尿病患者ではHbA1cが7.5未満にコントロールできて
いると余命期間が長いとする報告もあるが，エビデンスレベルはそれほど
高くない．

　終末期ケアの要点は，患者の苦痛をできるだけ緩和し，低血糖を回避し，
糖尿病による昏睡をきたす病態を回避し，脱水症や足病変の悪化を回避し，
患者とその家族の尊厳を保ちつつ適切な治療を提供できるよう努めること
である．

コラム　古くて新しいメトホルミン

　メトホルミンに代表されるビグアナイド薬は，1954年にフェンホルミンが内服薬として開発されたが，1929年には動物実験で血糖低下作用を示す数種類の薬剤がすでに存在していたことが知られている．メトホルミンがわが国で発売されたのは1961年であり，ブホルミンが発売されたのは1968年である．フェンホルミンは重篤なアシドーシスが相ついで報告されたことから，わが国ではこれら3種類のビグアナイド薬は1977年の厚生省（当時）の副作用情報によって慎重投与されるようになった．その後，メトホルミンは実際にはほかの2剤よりも重篤な乳酸アシドーシスを起こすリスクがはるかに低いことがわが国で認識されるようになるまで30年を超える長い歳月を要することとなった．アメリカでは1994年にメトホルミンの有効性と安全性がFDAによって承認され，その後はさまざまな有用性が報告されるようになり，今日ではわが国でも第一選択薬と考える医師が増えつつある．もちろん，今でも慎重な意見もあるが，メトホルミンの日本人2型糖尿病に対する有用性が2006年に乳酸アシドーシスを発症することなく示されたとする報告[1]がなされたことを契機にメトホルミン製剤であるメトグルコ®が2010年に発売され，その薬用量が750〜1,500 mg/day，最大2,250 mg/dayと海外と同等になったことが注目された．ただし，現在は海外ではメトホルミン製剤は最大2,550 mg/dayが使用可能となっており，わが国はではやや少ない状態が続いている．2016年には日本糖尿病学会はビグアナイド薬の適正使用に関するRecommendationを改訂し，メトグルコ®はようやくわが国でも使いやすい薬剤となり，高齢者に対しても慎重投与することが可能になった．

　メトグルコ®とそのジェネリック医薬品「メトホルミン塩酸塩錠MT」はeGFRが30 mL/min/1.73 m^{2}未満の場合は禁忌とされる．海外では，eGFRが30〜45 mL/min/1.73 m^{2}の場合は1日500 mgが推奨されている．しかし，同じメトホルミン製剤であるにもかかわらず，グリコラン®とそのジェネリック医薬品は，メトグルコ®が「メトホルミン塩酸塩錠MT」とは異なり，1日最高用量はいまだに750 mgであり，高齢者には禁忌とされていることも注意が必要である．

　基本的には75歳以上の後期高齢者であっても，腎機能に問題がなく，代謝性アシドーシスや脱水に陥るリスクが少ない，認知症も問題がない患者であればメトホルミンの投与は可能であると考えられる．

　また，メトグルコ®，メトホルミン塩酸塩錠MTは軽度の肝機能障害がある症例でも投与可能であるが，飲酒歴に問題がある症例では肝機能障害がある場合は投与しないほうが安全であると考えられる．ASTあるいはALTの値が100を超える場合はこれらの薬剤を投与すべきではないとされることが多い．

　メトホルミンは，インスリン分泌を刺激しない薬剤であり，肝臓における糖産生抑制作用やミトコンドリアにおける糖新生抑制・呼吸鎖抑制，糖新生をAMPキナーゼ（AMPK）非依存性に抑制する作用，消化管における神経系やAMPKを介した血糖低下作用，腸内細菌に関連する血糖低下作用などさまざまな経路を通じて血糖値を低下させると考えられている．また，がん抑制作用や心血管保護作用を示すことが報告され，注目されている．また，小腸で作用してGLP-1の分泌を促進するという報告[2]もあり，今後の検討の結果を吟味する必要がありそうである．

　メトホルミンの血糖降下作用は，用量依存性があることが示されており，1日2回投与と3回投与では効果と乳酸アシドーシスの危険性には有意差はないと報告されている．

　さらに，海外では徐放製剤の有効性と安全性が報告されているが，従来の製剤も2回投与でも3回投与でも効果に差がないとする報告，1回投与でも効果があるなどさまざまな報告があるが，実際の効果は個々の症例によって異なると思われる．実地臨床では血糖値とHbA1cの推移を観察し，個別に対応する方法が現実的であるだろう．

【文献】
1）加来浩平，田嶼尚子，河盛隆造：2型糖尿病治療におけるメトホルミンの使用実態に関する観察研究（MORE study）．糖尿病，49(5)：325-331, 2006.
2）Diabetes Care, 35：195-205, 2016.

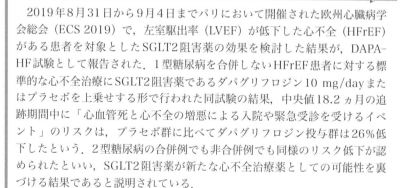

| コラム | 心不全とSGLT2阻害薬 |

　2019年8月31日から9月4日までパリにおいて開催された欧州心臓病学会総会（ECS 2019）で，左室駆出率（LVEF）が低下した心不全（HFrEF）がある患者を対象としたSGLT2阻害薬の効果を検討した結果が，DAPA-HF試験として報告された．1型糖尿病を合併しないHFrEF患者に対する標準的な心不全治療にSGLT2阻害薬であるダパグリフロジン10 mg/dayまたはプラセボを上乗せする形で行われた同試験の結果，中央値18.2ヵ月の追跡期間中に「心血管死と心不全の増悪による入院や緊急受診を受けるイベント」のリスクは，プラセボ群に比べてダパグリフロジン投与群は26％低下したという．2型糖尿病の合併例でも非合併例でも同様のリスク低下が認められたといい，SGLT2阻害薬が新たな心不全治療薬としての可能性を裏づける結果であると説明されている．

　なお，同学会では，アンジオテンシンⅡ受容体拮抗薬／ネプリライシン阻害薬（ARNI）が左室駆出率が45〜57％に保たれている女性患者の心不全に対して有効であることを示すPARAGON-HF試験の結果も発表された．

この試験には日本人データも含まれているが，その例数は79例と少なく，ただちにわが国で利用できる治療法ではないと思われる．

【文献】
1）Villareal DT, Fontana L, Das SK, et al：Effect of Two-Year Caloric Restriction on Bone Metabolism and Bone Mineral Density in Non-Obese Younger Adults：A Randomized Clinical Trial. J Bone Miner Res, 31(1)：40-51, 2016.
2）Das SK, Roberts SB, Bhapkar MV, et al：Body-composition changes in the Comprehensive Assessment of Long-term Effects of Reducing Intake of Energy (CALERIE) -2 study：a 2-y randomized controlled trial of calorie restriction in nonobese humans. Am J Clin Nutr, 105(4)：913-927, 2017.
3）Estruch R, Ros E, Salas-Salvadó J, et al：Primary prevention of cardiovascular disease with a Mediterranean diet. N Engl J Med, 368(14)：1279-1290, 2013.
4）Mozaffarian D, Ludwig DS：The 2015 US Dietary Guidelines：Lifting the Ban on Total Dietary Fat. JAMA, 313(24)：2421-2422, 2015.
5）Zinman B, Wanner C, Lachin JM, et al：Empagliflozin, Cardiovascular Outcomes, and Mortality in Type 2 Diabetes. N Engl J Med, 373(22)：2117-2128, 2015.
6）Wanner C, Inzucchi SE, Lachin JM, et al：Empagliflozin and Progression of Kidney Disease in Type 2 Diabetes. N Engl J Med, 375(4)：323-334, 2016.
7）Ferrannini E, Mark M, Mayoux E：CV Protection in the EMPA-REG OUTCOME Trial：A "Thrifty Substrate" Hypothesis. Diabetes Care, 39(7)：1108-1114, 2016.
8）Jakubowicz DJ, Seppälä M, Jakubowicz S, et al：Insulin reduction with metformin increases luteal phase serum glycodelin and insulin-like growth factor-binding protein 1 concentrations and enhances uterine vascularity and blood flow in the polycystic ovary syndrome. J Clin Endocrinol Metab, 86(3)：1126-1133 [h77] , 2001.
9）Jakubowicz DJ, Iuorno MJ, Jakubowicz S, et al：Effects of metformin on early pregnancy loss in the polycystic ovary syndrome. J Clin Endocrinol Metab, 87(2)：524-529, 2002.
10）佐久本哲郎, 寺田陽子, 徳永義光：インスリン抵抗性をもつ不妊・月経異常の治療. 臨床婦人科産科, 70(5)：380-386, 2016.
11）Innes KE, Selfe TK, Taylor AG：Menopause, the metabolic syndrome, and mind-body therapies. Menopause, 15(5)：1005-1013, 2008.
12）Sumino H, Ichikawa S, Itoh H, et al：Hormone replacement therapy decreases insulin resistance and lipid metabolism in Japanese postmenopausal women with impaired and normal glucose tolerance. Horm Res, 60(3)：134-142, 2003.
13）Kajikawa M, Maruhashi T, Hida E, et al：Combination of Flow-Mediated Vasodilation and Nitroglycerine-Induced Vasodilation Is More Effective for

Prediction of Cardiovascular Events. Hypertension, 67(5)：1045-1052, 2016.

14）Zinman B, Wanner C, Lachin JM, et al：Empagliflozin, Cardiovascular Outcomes, and Mortality in Type 2 Diabetes. N Engl J Med, 373(22)：2117-2128, 2015.

15）Neal B, Perkovic V, Mahaffey KW, et al：Canagliflozin and Cardiovascular and Renal Events in Type 2 Diabetes. N Engl J Med, 377(7)：644-657, 2017.

16）Solini A, Giannini L, Seghieri M, et al：Dapagliflozin acutely improves endothelial dysfunction, reduces aortic stiffness and renal resistive index in type 2 diabetic patients：a pilot study. Cardiovasc Diabetol, 16(1)：138, 2017.

17）Shigiyama F, Kumashiro N, Miyagi M, et al：Effectiveness of dapagliflozin on vascular endothelial function and glycemic control in patients with early-stage type 2 diabetes mellitus：DEFENCE study. Cardiovasc Diabetol, 16(1)：84, 2017.

18）Clegg LE, Heerspink HJL, Penland RC, et al：Reduction of Cardiovascular Risk and Improved Estimated Glomerular Filtration Rate by SGLT2 Inhibitors, Including Dapagliflozin, Is Consistent Across the Class：An Analysis of the Placebo Arm of EXSCEL. Diabetes Care, 42(2)：318-326, 2019.

19）日本動脈硬化学会（編）：動脈硬化性疾患予防ガイドライン，2017年版，日本動脈硬化学会，2017.

20）Sabatine MS, Leiter LA, Wiviott SD, et al：Cardiovascular safety and efficacy of the PCSK9 inhibitor evolocumab in patients with and without diabetes and the effect of evolocumab on glycaemia and risk of new-onset diabetes：a prespecified analysis of the FOURIER randomised controlled trial. Lancet Diabetes Endocrinol, 5(12)：941-950, 2017.

21）Greer SM, Goldstein AN, Walker MP：The impact of sleep deprivation on food desire in the human brain. Nat Commun, 4：2259, 2013.

22）Hakim F, Wang Y, Carreras A, et al：Chronic sleep fragmentation during the sleep period induces hypothalamic endoplasmic reticulum stress and PTP1b-mediated leptin resistance in male mice. Sleep, 38(1)：31-40, 2015.

23）Ueki K, Sasako T, Okazaki Y, et al：Effect of an intensified multifactorial intervention on cardiovascular outcomes and mortality in type 2 diabetes（J-DOIT3）：an open-label, randomised controlled trial. Lancet Diabetes Endocrinol, 5(12)：951-964, 2017.

2 特殊な対応が必要な場合

1. 妊娠と糖尿病およびその管理

　妊娠時にみられる糖尿病は**表1**[1]のように分類される．それぞれ診断基準が異なるが，いずれの場合も厳格な血糖値管理が必要である．

　妊娠糖尿病の管理は周産期合併症の予防と母児の長期予後の良否に関与するという視点から厳重に行う必要がある．妊娠糖尿病の妊婦から出生した児は，若いときから肥満や2型糖尿病に罹患しやすいという報告[2]もあ

表1　妊娠時にみられる糖尿病

（1）妊娠糖尿病 gestational diabetes mellitus（GDM） 　75 gOGTTにおいて次の基準の1点以上を満たした場合に診断する． 　　①空腹時血糖値≧92 mg/dL 　　②1時間値≧180 mg/dL 　　③2時間値≧153 mg/dL **（2）妊娠中の明らかな糖尿病　overt diabetes in pregnancy**[注1] 　以下のいずれかを満たした場合に診断する． 　　①空腹時血糖値≧126 mg/dL 　　②HbA1c値≧6.5% 　＊随時血糖値≧200mg/dLあるいは75gOGTTで2時間値≧200mg/dLの場合は，妊娠中の明らかな糖尿病の存在を念頭に置き，①または②の基準を満たすかどうか確認する[注2]． **（3）糖尿病合併妊娠　pregestational diabetes mellitus** 　①妊娠前にすでに診断されている糖尿病 　②確実な糖尿病網膜症があるもの 注1．妊娠中の明らかな糖尿病には，妊娠前に見逃されていた糖尿病と，妊娠中の糖代謝の変化の影響を受けた糖代謝異常，および妊娠中に発症した1型糖尿病が含まれる．いずれも分娩後は診断の再確認が必要である．血糖値もしくはHbA1c上昇のいずれか一回で診断可能である． 注2．妊娠中，特に妊娠後期は妊娠による生理的なインスリン抵抗性の増大を反映して糖負荷後血糖値は非妊時よりも高値を示す．そのため，随時血糖値や75gOGTT負荷後血糖値は非妊時の糖尿病診断基準をそのまま当てはめることはできない．これらは妊娠中の基準であり，出産後は改めて非妊娠時の「糖尿病の診断基準」に基づき再評価することが必要である．

（文献1より）

る．出産を希望する女性糖尿病患者に対しては，先天奇形や流産のリスクを抑えるために妊娠前の管理が不可欠である．とくに妊娠初期の高血糖は母体の糖尿病性アシドーシスなどによる死亡リスクや子宮内胎児死亡リスクが高く，胎児の心奇形のリスクが高いことが知られている．また，妊娠中の高血糖による巨大児の出生頻度，新生児一過性呼吸窮迫症候群，新生児低血糖などのリスクが高くなることが知られている．

　食事療法はすべての糖代謝異常合併妊婦の基本的な治療法であり，食品交換表の活用は有用性が高いと考えられている．インスリンを使用する場合，カーボカウントは妊婦でも有用である．適切かつ厳格なコントロールが求められるが，産科医や内科医，小児科医，看護師，助産師，栄養士などの連携による妊婦とその家族との共同の血糖管理の実施が必要である．インスリンの必要量は妊娠初期には悪阻により減少することもあるが，中期以降はインスリン抵抗性の増大によりインスリン必要量は増加する．

　妊娠糖尿病では，正常妊娠を継続している状態で過去の妊娠に早産や反復性流産がない場合など，母体側の条件が良好で妊娠12週以降に妊娠経過に異常がない場合は原則的に運動療法の実施が可能である．他方，妊娠初期の血糖コントロール不良は流産の頻度が増加すること，妊娠中の糖尿病性腎症の進行は早産のリスクを高める可能性があることが知られている．なお，肥満妊娠糖尿病妊婦に対する軽度の運動を推奨するだけの科学的根拠は現時点ではないとされている．

　安定した妊娠初期の妊婦を対象に運動管理を行い妊娠糖尿病の予防効果を調べたメタアナリシスでは，運動に予防効果があることを示す報告は複数あるが，児の予後を含めると効果が明らかではないとする報告もあり，決定的なものはないと考えられる．しかし，妊婦に対する運動管理に関するエビデンスはしだいに確立されつつあるという見方もあり，少なくとも産科的には安全な出産を目指す方法として有用であると考えられる．

　妊娠中の血糖管理には，体重増加に注意して適切なエネルギー量の摂取を指示する必要がある．妊娠糖尿病と診断された妊婦は糖尿病発症のハイリスク群であり，出産後に耐糖能の再評価を行う．

　経口血糖降下薬はすべてが胎盤を通過し，母乳に移行する可能性もあるため，妊娠中や授乳期には使用しない．血糖管理にはカーボカウントを活用した食事療法や運動療法およびインスリン療法を行う．

　健康妊婦と同じ血糖値で管理することを目標として，空腹時血糖95

表2　妊娠中の使用に安全性が確立している薬剤

・速効型および中間型ヒトインスリン
・持効型溶解インスリン：デテミル
・超速効型インスリン：リスプロ，アスパルト

mg/dL以下，各食前血糖値100 mg/dL以下，2時間値120 mg/dL以下とし，GAを15.8%未満に保つことを目標とする．使用するインスリン製剤は妊婦への投与が認められている製剤を選択する．つまり，超速効型はノボラピッド®，ヒューマログ®であり，速効型はノボリン®R，ヒューマリン®R，中間型ではノボリン®N，ヒューマリン®Nであり，持効型溶解ではレベミル®が使用される（**表2**）．産褥期や授乳期においても，インスリン療法が行われる．妊娠中はインスリンの頻回注射が必要な症例が少なくないが，分娩後は1型，2型糖尿病ともインスリンの必要量は減少し，2型では一時的にインスリン療法を中止できる症例もある．

　妊娠中のコントロールが困難な症例に対しては，MDIやCSIIの必要性を本人や家族に説明して積極的に行うべきだとされている．

　産後は母乳を推奨する．妊娠糖尿病では母乳による授乳は期間依存性に母体の2型糖尿病の発症を減少させる効果があることが知られている．妊娠糖尿病症例は産後6〜12週で75 gOGTTによる再評価をすることが奨励されているが，その評価に問題がなくても妊娠中の血糖値に問題がなかった場合に比べ7倍以上の頻度で将来的に2型糖尿病を発症するとされ，長期的なフォローが必要である．妊娠糖尿病症例のうち，出産から5年後で約20%，10年後で約30%が2型糖尿病と診断されたとの報告もある．

　また，運動習慣や食生活にも注意を払った生活指導が必要である．次の挙児を希望する場合，定期的なフォローアップは不可欠である（**表3**）．

2．災害発生時の糖尿病診療

　医療機関で平素から災害時に備えて医薬品や医療材料を備蓄しておくことは重要であり，実行することが望ましい．しかし，1つの医療機関でできることには限度があり，長期の避難生活を余儀なくさせられる人々に対応するためには，医師会や市町村，都道府県との協力関係が必須であろう

表3 妊娠時の血糖コントロールに関する注意点

・妊娠可能な女性糖尿病患者には下記の2項目を説明し，理解したうえで計画妊娠を考えさせる
　①妊娠中のコントロール不良は胎児先天奇形，巨大児，流・死産，新生児低血糖や母体の危険あり
　②妊娠中に母体の糖尿病網膜症や糖尿病性腎症などが急速に悪化することがあり得る
・妊娠中期以降は胎盤由来のホルモンなど体内環境や胎児の影響でインスリン必要量が増大する
・妊娠糖尿病があった妊婦は産後に糖尿病発生リスクが高く，フォローが必要
・妊娠時に緩徐進行型1型糖尿病が診断されることもあり，抗GAD抗体なども検査する

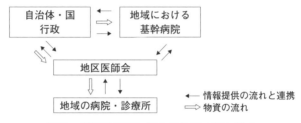

図1 災害時医療に備える体制の基本構成

（**図1**）．診療情報を保存するために遠隔地にあるサーバーにデータをバックアップしておくなどの工夫は小さな医療機関でも実行可能なことであり，クラウドサービスを利用するなどの工夫が望ましい．

　糖尿病患者に限らず，さまざまな慢性疾患の患者に対して患者用災害対策マニュアルを準備し，定期的な訓練を患者指導の一環として行っておきたい．また，患者が薬剤を管理する際に，古い薬剤から使用することを指導しておくことも有用であるといわれている．避難生活においては，深部静脈血栓症の予防を念頭に運動を推奨し，栄養バランスを考えた支援食の食べ方を教育しておくことも有用である．

　災害時には医療用物資が不足することが多いと考えられるため，インスリンその他の治療薬の使用量を最小に抑えるための運動療法や食事療法を平素からしっかり実施し，災害時にも患者が自主的に運動療法を継続し，支援物資の食料を適切に摂取でいるような基礎知識およびその関連情報を提供しておくことが必要である．自治体や医師会が中心となって災害時にも改めてこれらの情報を医薬品などの救援物資とともに患者やその家族に伝える手段を整備しておくことも必要であろう．

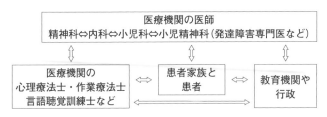

図2 発達障害・知的障害のある糖尿病患者への支援体制

3．発達障害や知的障害を伴う患者の糖尿病

　一般的な小児の糖尿病患者の場合，小児科から内科への転科は，進学や就職あるいは結婚などで転居を伴うことも少なくない．15歳から25歳ぐらいにおけるライフイベントに伴って実施するとスムーズに実行できることが多い印象である．

　他方，発達障害や知的障害を伴う患児の場合，一般の小児と違って，新しい環境への順応性が低く，新しい生活環境や医療環境に馴染めない例もある．そのため，小児科でも内科でも，それぞれの患児に見合ったチーム医療による療育・療養指導が必要となる．それぞれの障害について医療関係者が正しい知識をもつとともに，医療機関・家庭・学校・幼稚園・保育所などで患児とその家族をサポートすることが必要となる（**図2**）．このような観点から，要医療小児として在宅医療が必要になる患者も少なくない．

4．慢性閉塞性肺疾患（COPD）を伴う
　　患者の糖尿病

　COPDと2型糖尿病は生活習慣病であり，COPD患者には頸動脈に動脈硬化が認められることが多く，糖尿病のコントロールが悪ければ動脈硬化が進行し，虚血性心疾患や脳梗塞が生じるリスクが高まる．COPDが急性増悪を年に2回以上繰り返す患者では，そのたびにステロイドの全身投与を5日前後受けることになり，ステロイドによって糖尿病のコントロールが悪化する．血糖コントロール不良は感染を起こす危険因子であり，

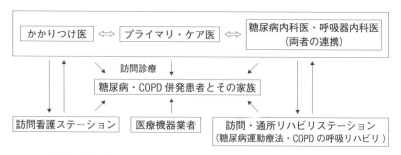

図3 糖尿病とCOPDを併発している患者に対する連携支援

COPDの急性増悪などの原因になり得る．つまり，悪循環に陥る可能性があるため，処方や管理するうえではより注意が必要である．

　COPDと糖尿病が併存する患者では，COPDの安定期における治療は長時間作動性抗コリン薬または長時間作動性β刺激薬の吸入が第一選択となる．COPDの急性増悪を生じた場合には，血糖測定を1日4回前後行い，血糖値が200 mg/dLを超える場合にはインスリンのスケール注射を行うことで管理する．急性期のステロイド投与は5〜7日程度であり，これよりも前後の期間を入れて数日間長く血糖管理を適切に行えば，大きな問題を起こすことはないと考えられる．

　2型糖尿病の10％以上にCOPDが合併するとの報告[3]のほか，糖尿病とCOPDが合併している患者に高用量ステロイドを吸入療法として日常管理を行うと糖尿病に関連する入院リスクが上昇したとするオーストラリアの報告[4]があり，ステロイドの長期吸入は見直すべきであるとの意見が優勢である．

　とくに高齢の糖尿病患者はインスリン分泌能が著しく低下している例が多く，経口糖尿病薬のみでCOPDの急性増悪を乗り切ることは不可能である一方で，自己注射が認知機能の低下とともに困難になるため医療的不利を抱えていることを意識した支援が必要である．そのため，チーム医療による支援が必要になる（**図3**）．

5．IgG4関連疾患を伴う患者の糖尿病

　IgG4関連疾患は2015年7月に難病指定された血清IgG4高値と組織中

へのIgG4陽性形質細胞の浸潤を特徴とする疾患で，全身のあらゆる臓器・組織が罹患する可能性があるとされている．自己免疫性膵炎を合併する症例では，糖尿病や膵臓の悪性腫瘍の発症が起こり得る．また，糖尿病や膵臓悪性腫瘍がIgG4関連疾患の診断の契機になることもある．

IgG4関連疾患はステロイドが著効する疾患であり，自己免疫性膵炎の炎症が強い早期にステロイド療法を行うことでインスリン分泌能を保つことができること[4]が知られている．しかし，ステロイドによる糖尿病（ステロイド糖尿病）を引き起こすことがあり，血糖値を1日4回以上測定し，血糖値が200 mg/dLを超える場合には速効型インスリンをスケール打ちする必要がある．

また，ステロイド療法の実施後に膵臓が線維化を起こすことで糖尿病を生じたという報告[6]もあるため，ステロイド療法実施後も血糖値をフォローするなど，厳重な管理が必要な疾患であると考えられる．

6．高カロリー輸液・経腸栄養時の血糖管理

高カロリー輸液や経腸栄養を行うと，糖尿病の既往がない患者であっても耐糖能異常を生じることがある．また，糖尿病患者や平素から耐糖能低下がある患者では，末梢静脈点滴を受けるだけで著しい高血糖を呈して気分不良などの自覚症状を訴える症例もあり得るので，注意を要する．

輸液による高血糖に対しては，速効型インスリン製剤を輸液製剤に混合して投与するのが簡便な方法である．一般的には，ブドウ糖5〜10 gに対して速効型インスリン製剤1単位を投与する．6時間ごとに血糖を測定し，インスリン投与量を調整する．輸液ルートにインスリンが一時的に吸着されることがあり，吸着されたインスリンが体内に入って低血糖を起こす可能性がある．これを回避するために，ブドウ糖の量から求められる速効型インスリンの量を10〜20%少なめに見積もった量から投与を開始する．原疾患の改善や糖毒性の解除によって血糖値の正常化の兆しが認められれば，速効型インスリン投与量を適宜減量する．

輸液製剤と速効型インスリン製剤の混合による血糖コントロールがうまくいかない場合には，速効型インスリン製剤を生理食塩水で1単位/1 mLに調整してシリンジポンプを使用し2〜3 mL/hで投与を開始し，1時間

ごとに血糖値を測定して投与量を調整する．血糖値が200 mg/dL未満に近づいて改善する傾向が認められれば，測定間隔を延長しつつ投与量を減量していく．その際，100 mg/dL未満にならないように留意する．

経腸栄養によって高血糖を呈する場合には，経腸栄養剤に経口血糖降下薬であるSU薬またはDPP-4阻害薬を粉砕して混ぜ合わせたものを経腸投与するか，インスリン皮下注射を行う．耐糖能異常が軽度であれば，インスリン皮下注射は必要としないことが多いと思われる．経腸栄養開始前ごとに血糖値を測定し，効果を評価する必要がある．

経口薬で十分な効果が得られない場合には，速効型または中間型インスリン製剤の皮下注に切り替える．多くの場合，2〜4単位で開始し，経腸栄養開始前と次の経腸栄養開始前の血糖値を測定し，インスリン投与量を調整する．スライディングスケールを用いることも少なくない．

7．術前術後の管理

がんに限らず，周術期には厳格に血糖コントロールを実施しないと縫合不全や創部感染の危険性が高まるとされ，一時的にインスリン療法を行うこともある．周術期における血糖コントロール目標は食前140 mg/dL未満，食後180 mg/dL未満とされている．インスリンは皮下注射のほか，超速効型インスリン製剤の持続点滴，スライディング注射などが状況に応じて選択される．

メトグルコ®のようなメトホルミン製剤やジベトス®のようなブホルミン製剤といったビグアナイド薬は，全身麻酔を行うような手術では乳酸アシドーシスを生じるリスクが高くなるとされ，遅くても手術の3日前までに中止しておくことが勧められている．

コントロール目標が達成できない症例に対しては，強化インスリン療法が行われることが通例である．

術後は手術の影響により高血糖になりやすく，インスリン製剤を用いることが多くなる．とくに，絶食中の高血糖に対してはインスリン製剤をスライディングスケールに従って注射することが少なくない．

術後の炎症所見が落ち着き，腎機能の悪化が確認できればビグアナイド薬の再開は可能である．α-GIは，イレウスなどの副作用の回避のために

術後は再開しないほうがよいとする意見もあり，再開は他剤の組み合わせ
で食後血糖が十分にコントロールできない，あるいはインスリンが何かの
理由で使用できないといった場合に，慎重に考慮すべきだろう．

　糖尿病がある患者では術後の血栓症が生じるリスクが高く，創傷治癒に
時間がかかり，感染症にも陥りやすく，低栄養で創傷治癒や感染症は悪化
しやすい．

8．がん患者における糖尿病の管理

　糖尿病があるがん患者では，周術期や化学療法などがん治療のすべての
場面で，糖尿病に対する特別な配慮が必要になる．がんの治療状況や食事
量の変化に応じたきめ細やかな血糖降下薬やインスリンの調整，患者に対
するシックデイ対策指導を行う必要がある（**表4**）．また，糖尿病がない
患者でもステロイド治療によって糖尿病を発症することもあるほか，免疫
チェックポイント阻害薬は劇症1型糖尿病を誘発することがある．がん治
療における糖尿病管理はがん支持療法の一部と考えるべきである．

　糖尿病がある場合，糖尿病がない患者に比べて多くのがんで長期予後が
劣るとされており，がん手術後の死亡率は糖尿病の合併により約50%高
まる[7] ことが知られている．

　術前血糖コントロール目標値は，空腹時100～140 mg/dL，食後血糖
160～200 mg/dL，尿ケトン体陰性，尿糖1＋以下または糖質摂取量の
1/10以下の尿糖1日排泄量とされている．平素から良好なコントロール
を受けている糖尿病患者の侵襲が小さい手術は普段の治療を継続して手術
を行えると考えられているが，開腹や開胸を伴う場合はコントロールが良

表4　食事摂取量が不安定な場合の超速効型インスリン製剤の注射の例

食事量	超速効型インスリン量
全　量	予定量の全量
2/3	予定量の70%
1/2	予定量の50%
1/3	予定量の30%
ゼ　ロ	な　し

好であっても術前からインスリン強化療法に移行することが望ましい.

術後3〜7日は血糖値の変化が著しい症例が多く, きめ細かいインスリン投与の調整が必要になる. 低血糖を回避するため, 140〜180 mg/dLを目標にすることが推奨されている.

食欲不振時にはSU薬は低血糖防止のために中止し, 体調不良時は副作用防止のためにメトホルミンを中止するなどシックデイと同様の対策が必要である. 基本的には食直後に超速効型インスリン製剤を皮下注して血糖コントロールを行うことが望ましい.

化学療法による嘔吐・嘔気に対しては抗がん剤投与に合わせて1〜5日間のデキサメタゾンが投与され, 糖尿病患者はその間に容易に300〜400 mg/dLの高血糖を示すことが多く, 投与終了後1〜3日続くことが多い. 化学療法に伴う薬剤性間質性肺炎の治療にもステロイドが使用される. また, 多発性骨髄腫や悪性リンパ腫などの悪性腫瘍に対する治療にもステロイドが用いられる. ステロイドの影響は個人差が大きく, 血糖値が極端に高くない場合にはスライディングスケールによるインスリン投与を行ってもよいが, コントロールが困難であると判断した場合にはすみやかに一時的なインスリン強化療法に変更するべきである.

平素からインスリン療法を行っている患者では, ステロイドによりインスリン必要量が1.5〜2倍程度に上昇することが多く, 患者にもあらかじめ説明をして投与量の変更を伝えておくことが有用であるとされている.

膵臓がんに対する膵切除術, 各種がんに対するステロイドの使用, 高カロリー輸液などで糖尿病が発症するケースは少なくない. がん治療の経過中に高浸透圧高血糖症候群が発症して糖尿病の存在が明らかになる症例もある.

抗がん薬の一種であるエベロリムスは, インスリンの作用機序にネガティブフィードバックをかけることがあるとされており, その代表であるmTOR阻害薬などの分子標的薬は高率に高血糖をもたらす. 膵内分泌腫瘍に対するエベロリムス投与によって著しい耐糖能異常を起こし, 経口血糖降下薬による血糖コントロールを行った症例も報告されている. このような薬剤の使用開始の前後では定期的な血糖値の経過観察が必要である.

また, メラノーマや肺がんなどに対して用いられる免疫チェックポイント阻害薬であるニボルマブやペムブロリズマブなどでは膵島 β 細胞が障害されて1型糖尿病が誘発される症例があることも知られている.

また, 乳がんのようながんの治療による生存例で糖尿病の発症リスクが

高まることも知られている．なお，終末期におけるケアでも血糖コント
ロールを継続することは患者の自己効力感を維持するうえで有用であり，
積極的に行うべきである．

9. 緩和ケアにおける糖尿病治療

　緩和ケアにおいてはがんの終末期に限らず，患者の自己効力感を損ねな
いように本人の希望を考慮し，著しい高血糖や低血糖による不快な自覚症
状をできるだけ少なくするように努める必要がある．苦痛の緩和と尊厳の
ある生涯を全うできるように援助を行う．

　諸外国のガイドラインなどを総合すると，終末期における血糖値は110
〜170 mg/dLを目標とすることが望ましいと考えられる．高血糖は全身
倦怠感や意欲低下などの原因となり，低血糖は発汗や焦燥感など精神的不
安定をもたらすため，回避すべきである．

　インスリン注射の回数や投与量については，食事摂取量の減少とともに
減量することが可能になる場合もあるが，本人や家族の希望も考慮して，
合理的な方法を模索していきたい．

10. 感染症合併時の血糖管理

　糖尿病患者は免疫機能の低下や血行障害あるいは神経障害により感染症
に罹患しやすい．感染症に罹患すると血糖コントロールが悪化しやすく，
シックデイの原因としても感染症が占める割合は多い．逆に血糖コント
ロールが悪化すると感染症も悪化しやすくなることが知られている．重症
感染症罹患時には，インスリン療法を中心とした血糖管理を行い，140
〜180 mg/dLを目標値とする．

　糖尿病に重症感染症が合併すると炎症性サイトカインやストレスホルモ
ンが増加し，インスリン抵抗性が高まって血糖値が高くなる．

　重症感染症は抗菌薬など，原因となる病原体に応じた加療を行いながら，
低血糖を起こさないように細心の注意を払って血糖コントロールを行う．

重症感染症が存在すると，メトホルミンが乳酸アシドーシスの原因になり得るため，メトホルミンを中止してインスリン療法を行うことが多い．経口摂取が可能な場合にはインスリン固定注射が望ましいが，禁食時や経口摂取が不十分なときには輸液にインスリンを加えて点滴を行うか，基礎インスリン注射に速効型インスリン製剤のスライディングスケールによる投与を行う．

なお，頻度は少ないが，**表5** 感染症は糖尿病患者の予後を悪化させる．

表5 糖尿病に特異的な感染症

・気腫性腎盂腎炎	・悪性外耳道炎
・気腫性胆嚢炎	・非クロストリジウム性ガス脳炎
・フルニエ壊疽	・鼻脳ムコール症

11. シックデイへの対応・対策

I 基本事項

糖尿病の治療中に感染症などで発熱，下痢，嘔吐などの体調不良，あるいは食欲不振に陥るなどで食事が摂れなくなる状況に陥る状況をシックデイという．必発ではないが，シックデイでは血糖値が著しく高くなることがあり，高血糖とともにケトアシドーシスに陥ることもある．

インスリン治療中の患者は食事が摂れなくても，低血糖に陥る可能性がない限り，基礎インスリン注射は継続することが原則である．ただし，2型糖尿病でインスリンと経口血糖降下薬を併用している患者で，全く食事を摂らない場合，しばしば経時的に血糖値の低下が進行する症例もあり，血糖値の経時的測定はシックデイではとくに重要となる．これはインスリン非依存状態にある患者に多くみられる傾向がある．また，血糖値が極端に低下し，その後に急に高血糖に陥る症例もあり得る．

シックデイでは食事摂取量が減少してもインスリン抵抗性が上昇するため，しばしば血糖値が上昇傾向を示す．とくにインスリン依存状態の患者ではケトアシドーシスに陥りやすく，食事が摂れないときにインスリンを自己判断で中止することはきわめて危険であり，インスリン療法中は少な

くとも基礎インスリン注射を中止すべきではないと考えられている.

　シックデイに陥ったときは主治医に連絡をして指示を受けるように指導しておく必要があり，食事が摂れない原因となった疾患の症状が強い場合や血糖自己測定値が高い場合にはすみやかに医療機関を受診するよう指導しておくことが大切である（**表6，7**）.

　家庭でのシックデイへの対応方法としては，

> 1）脱水を予防するための十分な水分摂取
> 2）普段食べ慣れている消化のよい食物の摂取
> 3）3〜4時間ごとの血糖自己測定の実施と薬剤の使用量の調節を指導すること

が必要である.

　また，2型糖尿病患者では食事の摂取量に応じてインスリン療法の食事量スケール（既述）を指導することも有用な症例もある.

　医療機関では血糖値および尿あるいは血中ケトン体の測定を行い，ケトーシスの有無を確認する.1〜1.5 Lもしくはそれ以上の必要に応じた生理食塩水の点滴静注を行って脱水を補正する.シックデイの原因となっている疾患を治療することも大切である.

　経口摂取ができないとき，尿ケトン体強陽性，血中ケトン体高値あるいは血糖値が350 mg/dLを超える場合には入院加療が望ましい.

Ⅱ シックデイ対策治療における重要ポイント

1 1型糖尿病におけるシックデイの薬物療法

　1型糖尿病は絶対的なインスリン依存状態にあり，シックデイでも中間型インスリンや持効型溶解インスリンは原則的に継続させる必要がある.

表6　日常におけるシックデイ対策に関する指導のポイント

・シックデイ対策は高齢者や小児では，本人だけではなく家族にも伝えておく
・シックデイにおける薬剤の使い方をあらかじめ決めているか，理解しているかを確認する
・ケトーシスになりやすい1型糖尿病などでは尿中か血中ケトンの測定方法を教える
・CSIIトラブルに備えた予備注射製剤も準備しておく

以上のことを確実に行うことは，患者の生命を守るうえできわめて重要である.

表7　シックデイ対策としての患者指導のポイント（インスリン調整は除く）

・状況の把握を行う
　全身状態，食事・水分の摂取状況
　直前の血糖降下薬の使用状況（インスリンも含めて確認する）
　原因となっている疾患・状況の把握
　ケトアシドーシスなど重大な合併症が起きるリスク評価

・対応方法を患者や関係者に伝える
　十分な食事摂取ができない場合，経口血糖降下薬は減量または中止する
　安静と保温の維持
　白湯・スープ，味噌汁などで水分を摂る
　消化のよいお粥や好きな食べ物で糖質を摂る

水分摂取が不十分な場合は点滴が必要であり，著しい体調の悪化時は医療機関に連絡し，受診する必要があることを説明しておく．また，入院が必要な状況を教えておく．その代表的な状況は以下のとおり
　・著しい高血糖が持続するとき
　・脱水が著しいときや心不全など合併症の増悪が考えられるとき
　・糖尿病性昏睡への移行が危惧されるか，移行したとき
　・飲食不能が長く続くとき
　・意識レベルの低下があるとき

食事量スケールを使ってインスリンの投与量を変更することが多いが，時にはインスリンを増量する必要が生じることもある（**表8**）．

②２型糖尿病におけるシックデイの薬物療法

　２型糖尿病患者は経口血糖降下薬を内服していることが多く，食事摂取が不十分な場合には薬剤別に対応する必要がある．また，インスリンの扱いについても１型糖尿病とは異なることに注意が必要である．また，普段はインスリンを使用していない患者に持続する高血糖への対策としてインスリンを使用する必要が生じる場合もある．

　SU薬やグリニド薬は低血糖リスクのため，食事摂取量が日常の半分に満たない場合には中止し，それ以上摂食するが少ない場合には普段の半量に減量する．

　DPP-4阻害薬は単独投与であれば低血糖リスクが低いが，全く食べないときには中止する．

　GLP-1受容体作動薬は，単独投与では低血糖リスクが低いが，副作用としての消化器症状があり，食事が全く摂れない場合や消化器症状が強い場合は中止する．

表8　1型糖尿病患者の追加インスリン食事摂取量スケールの例：
　　　基礎インスリンは通常は継続

食事摂取	インスリン投与量
70％以上	全量または70％程度
50％以上	50％または70％以下
50％未満	30 ～ 50％程度

表9　2型糖尿病患者のシックデイにおけるインスリン食事摂取量
　　　スケールの例

食事摂取量の割合	インスリン投与量
80％以上	通常どおり
50 ～ 80％未満	2/3に減量
30 ～ 50％未満	1/2に減量
30％未満	1/5に減量

表10　シックデイの際に中止すべき経口血糖降下薬

分類	商品名	理由
α-GI	グルコバイ®, ベイスン®, セイブル®など	悪心や嘔吐, 下痢, 腹痛を増悪させ得る
ビグアナイド薬	メトグルコ®, グリコラン®など	食べずに下痢や嘔吐など脱水の危険性がある
チアゾリジン薬	アクトス®	低栄養により浮腫や心不全の可能性がある
SGLT2阻害薬	スーグラ®, フォシーガ®など	脱水やケトアシドーシスのリスクがある

（商品名は主なもののみ）

　インスリンの投与は，インスリン依存状態がある場合には1型糖尿病に準じた対応を行う．インスリン分泌能がある程度維持されている場合には，食事摂取量スケールを使った調節を行う（**表9**）．
　なお，シックデイで中止すべき経口血糖降下薬とその理由を**表10**に示す．

コラム	長期間放置されていた糖尿病とその合併症

　数ヵ月以上にわたって無治療のまま放置されていた糖尿病を抱えている患者をみつけた場合，まず治療開始前に可能な限り眼底検査を行い，糖尿病網膜症の評価をしたい．次に血管合併症やそのほかの合併症の精査を行

い，運動療法を実施してもよい状態かどうかを判断する．それまでは，基本的に運動療法は避け，食事療法と薬物療法による血糖コントロールを図る．

血糖値と同時に血中インスリンまたはCペプチドを測定し，入院では24時間アジ化ナトリウム蓄尿による尿中Cペプチドも測定する．血圧，体重，身長を測定し，眼底検査，尿定性・沈渣，腎機能検査，CV_{R-R}検査を含む心電図など合併症に関連する検査を積極的に行う．

高血圧や糖尿病性腎症の程度によって塩分やタンパク質の摂取制限を加える食事療法を指導する必要がある．適正な薬物療法の導入を行い，急激な血糖コントロールの改善は網膜症の悪化の原因になり得るので，HbA1cの改善は1ヵ月当たり1%程度を目指す．治療開始1ヵ月でも眼底検査を行い，血糖コントロールの改善をみながら自覚症状の改善を患者に振り返らせると過去の症状が想起されることがあるといわれている．例えば，夜間頻尿でよく眠れなかった，口渇のために頻繁に飲水したなど高血糖に関連する症状がどの程度であったことを想起し，その当時の患者自身の食生活や運動不足を自省する患者がいるのは事実である．

合併症の評価が終了し，運動負荷が可能な状態であればしっかりと指導してから，運動療法を開始する．

12. ミトコンドリア遺伝子異常による糖尿病

ミトコンドリア糖尿病（mitochondrial diabetes mellitus：MDM）もしくはmaternally inherited diabetes with deafness（MIDD）と呼ばれる．一群の遺伝子異常による糖尿病で，20種類を超える遺伝子異常が知られているが，大半はミトコンドリアDNA (mtDNA) 3243 (A→G)変異によるもので，これは日本人糖尿病患者の約1%を占めるとされているが，確定的な数字は不明である．ミトコンドリア遺伝子は細胞質に含まれるミトコンドリアがランダムに娘細胞に振り分けられるため，ヘテロプラスミーが認められる．典型的な症例は，低身長で痩せ型であり，糖尿病発症は30代が多く，感音性難聴があり，心筋症のほか，WPW症候群のような心刺激伝導障害，脳筋症（MELAS，眼瞼下垂，筋萎縮），基底核石灰化，視神経萎縮，色素性網膜萎縮，末梢性自律神経障害などを伴うことも少なくない．インスリン分泌能が進行性に低下し，インスリン療法を必要とする状態になることがあるが，ヘテロプラスミーによりさまざまな

表11　ミトコンドリア糖尿病の特徴

①糖尿病　②母系遺伝　③感音性難聴　④ミトコンドリア遺伝子異常
参考所見
　進行性インスリン分泌不全，肥満の既往がない
　心電図異常，神経・筋症状，心筋症などの多臓器障害がある
　血中乳酸値の増加または血中乳酸／ピルビン酸の上昇
　進行性の筋力低下，横紋筋融解症または外眼筋麻痺を認める
確実例：①＋④または，この2つとほかの所見
疑い例：①＋②＋2つ以上の参考所見　または　①＋③＋1つ以上の参考所見
　　　　または①＋②＋③

糖尿病の有無に関係なく「ミトコンドリア病の診断基準」が難病情報センターのホームページに公開されている．同じ遺伝子異常でLeigh脳症やCPEOなどさまざまなミトコンドリア病が生じることが知られているが，その理由は現時点では不明である．

臨床像を呈するため，疑いがある場合には遺伝子検査を行うが，患者の同意が必要である．多くは2型糖尿病として加療されていると思われるが，ほぼ全例でインスリン療法が必要になると考えられている（**表11**）．

13.　外国人糖尿病患者への対応

　外国人患者を診療する場合，まず言葉の問題が最も大きな障壁となる．最近では各社からスマートフォン用の翻訳アプリも登場しており，有用なものが多い．糖尿病に関しては「日本語がわからない外国人患者さんへ母国語で学ぶ糖尿病」と題した支援資料が無償で公開（http://dm-rg.net/3/support/）されている．
　イスラム教などをはじめとする宗教上の理由で生じる食事の問題など，各国の生活習慣や文化をあらかじめ知っておくことが望ましく，女性患者の診察には女性医師や女性看護師などのスタッフを同席させるほうがスムーズな診察が行える場合もある．糖尿病の管理・指導を行う場合は，食生活や運動習慣などに関する文化的・宗教的な違いや特色を知らないと患者が理解できず非協力的になったり，過度に批判的になり治療を放棄してしまったりすることもあり得るため，できるだけ患者の文化的あるいは社会的背景を理解する必要がある．
　外国人患者との間で起こりやすいトラブルは診察後の支払いに関するこ

とも多く，半素から各国の言語で料金や支払い方法について案内するパンフレットや料金表を用意しておくことが必要である．

日本で糖尿病の治療を行う場合，本書でも一部の薬剤の海外での投与量を記載しているが，海外において日本では承認されていない大用量の処方を受けている患者も少なくない．そのような患者の場合には，日本で承認されているほかの薬剤で海外でも使用されている薬剤に変更するなど，患者と十分に話し合って決めていく必要がある．

日本で治療を行った外国人糖尿病患者が帰国する場合には，治療薬の名称や用量については，英語やその患者の母国での名称を記載する，商品名ではなく有効成分の化学名と慣用名を併記するなどの工夫が必要である．薬剤や検査データを含めてできるだけ標準的な英語記載を心がけて正確な診療情報提供書を作成することが肝要である．また，可能であれば患者の母国語で合併症を含めて病名を英語表記と併記することが望ましい．

海外における糖尿病治療薬の名称や成分，処方量を知っていると，海外で糖尿病治療を受けていた日本人患者が帰国した場合に役立つことが多くある．中国など日系医療機関以外の医療機関において一般的に診療情報提供書を作成する習慣，規定がない国からの帰国者の場合にはとくに有用である．

14. 新生児の低血糖と糖尿病

Ⅰ 新生児低血糖

低血糖は新生児期で最も頻度が高い病態であるとともに，重篤な神経学的後遺症を招く恐れがあり，迅速な対応が欠かせない．

胎児期に臍帯血から供給されるブドウ糖は，出生により供給されなくなる．そのため，出生後はインスリン分泌が抑制され，グルカゴン分泌が増加する．通常は生後1時間で血糖値最低値となり，その後は生後3時間までに上昇・安定し，哺乳を開始することで低血糖は回避される．

早産児や低出生体重児では肝臓や筋肉におけるグリコーゲンの蓄積量が少ないが，インスリンの基礎分泌量が高く，糖代謝機能や脂質代謝機能が劣るため，低血糖を起こしやすい．満期産であっても，何らかの代謝性疾

患などに関連して低血糖を起こすことがあり，注意が必要である．

　一般的には低血糖の目安として30 〜 40 mg/dL以下などの基準値が用いられることが多いものの，血糖値がどれぐらい以下ならば実際に神経学的後遺症を残すのか，あるいはどれぐらい以上ならば安全なのかを示すエビデンスはないとされている．そのため，多くの新生児科医は血糖値を50 mg/dL以上に保つように管理しているのが実情のようである．

　なお，インスリン過剰症や持続性高インスリン血症を疑う場合，新生児専門医による精査が必要となる．糖尿病の母親から出生した新生児も生後直後からの低血糖脳症のリスクが高く，厳重な血糖管理が必要になることが多い．ほかの合併症も一般の新生児よりも高頻度であることを念頭に置く必要がある．

　低血糖が軽度で哺乳力があり，全身状態が良好な新生児では早期の授乳開始を積極的に行うことで血糖値の改善が期待できる．明らかな低血糖では，静脈ルートを確保して10％ブドウ糖溶液1 〜 2 mL/kgを1分以上かけてゆっくり静注投与し，その後は10％ブドウ糖を持続的に点滴する．その後も血糖が維持できない場合にはPICCなどによって中心静脈栄養を行い，ステロイドの投与やインスリン測定，グルカゴンの投与を考慮する．これらの段階では，通常の産科の新生児室ではなく，NICUでの管理が望ましい．

　ステロイドはヒドロコルチゾン5 mg/kg/回を1日1 〜 2回静注またはプレドニン2 mg/kg/day経口投与を行い，効果があれば3日間で漸減する．グルカゴンは0.1 mg/kg/回筋注で投与される．高インスリン血症ではジアゾキシドを5 〜 10 mg/kg/day分2または分3で静注する．

II 新生児糖尿病

1 新生児糖尿病の診断

　一般に生後6ヵ月未満に発症する糖尿病を「新生児糖尿病」と呼び，従来の1型糖尿病とは異なり，膵島β細胞の分化に関連する遺伝子やブドウ糖応答性インスリン分泌機構を構成する遺伝子の異常などさまざまな遺伝子異常が原因として発見されている．

　そのうち，ATP感受性Kチャネル（K_{ATP}チャネル）遺伝子異常による新生児糖尿病の症例の多くに対しては，経口抗糖尿病薬であるSU薬が有効であることが判明している．つまり，初期ではすべての症例でインスリ

ン投与が必要になるが，原因検索の結果によっては，インスリンから離脱できる症例が存在することが，1型糖尿病と大きく異なることを知る必要がある．また，原因により，てんかんや発達遅延，先天奇形，臍ヘルニアなどさまざまな合併症を伴うこともあり，遺伝子診断は必須である．

　諸外国では，新生児糖尿病の頻度は20〜25万出生に1例とされるが，わが国では約9万出生に1例であると厚生労働省研究班が報告している．本症の診断基準には明確なものが現時点では存在せず，厚生労働省研究班の診断基準に基づいて診断される．血糖値はしばしば200 mg/dLを超える高い値を示す．

　なお，診断は2回以上の高血糖の確認が原則だが，病状により急速に悪化することがあるため注意を要する．新生児・乳児では胎児ヘモグロビンの存在によってHbA1cによる血糖コントロール評価ができないことがあり，代用としてGAが用いられることがあるが，これは過去1〜2週間程度の血糖値を反映すると考える必要がある．また，新生児糖尿病の特徴的な所見として，通常の輸液・栄養法で血糖値が高く，インスリンを使用しないと哺乳力が低下する．通常の輸液では適切な成長や発達は望めない．

2 新生児糖尿病の治療

　治療は，すべての症例の初期にはインスリン療法が行われ，成長をみながら栄養管理を行うが，その効果的な方法は確立しておらず，タンパク質や脂質の必要量を考慮しながら糖質を抑える栄養管理が試みられている．重篤なときは，インスリンを投与しないと哺乳力が低下して脱水を引き起こし，適切な体重増加が認められなくなる．また，ケトアシドーシスなどにより急速な悪化を生じやすい．なお，インスリン注射実施の初日を発症日とする決め事がある．

　インスリン総投与量は0.3〜1単位/kg/day程度のことが多く，そのうち20〜50％が基礎インスリンとして投与される．残りは追加インスリンとして哺乳直前に投与されることが通例である．実際の投与開始方法は，少量開始例や0.3単位/kg/dayからの開始などさまざまな方法が行われている．通常は超速効型インスリン製剤を生理食塩水で2〜10倍程度に希釈して使用するが，希釈しても室温で2〜3日は効果が安定しているとされている．

　また，SU薬が有効な症例では，インスリン療法からの離脱方法として，受容体選択性の少ないグリベンクラミド製剤（オイグルコン®，ダオニー

ル®など）が用いられることが多い．グリベンクラミドは入院では0.2 mg/kg/day分2から開始して連日0.2 mg/kgずつ増量する急速導入を行うことが少なくない．外来で投与する場合は，0.1 mg/kg/day分2から開始して毎週0.1 mg/kg/dayずつ増量し，血糖コントロールが実現できるまで増量する．一般的な投与量は0.8〜1 mg/kg/dayであるとされているが，ときには2 mg/kg/dayまで増量してインスリン療法から離脱できる症例もあるといわれている．

③ 永続性新生児糖尿病

　一過性新生児糖尿病は生後1歳頃までに軽快するが，年長児になって再発する場合が少なくない．永続性新生児糖尿病では非症候性と症候性でもそれぞれ複数の遺伝子異常があり，いくつかの遺伝子異常では一過性と永続性のどちらのタイプもあり得る．また，発達遅滞，筋緊張低下，てんかんなどの神経症状を伴うことがあり，DEND（developmental delay, epilepsy, neonatal diabetes）症候群と呼ばれる．神経症状はあってもてんかんを伴わないiDEND（intermediate DEND）症候群のほうがより多いとされる．これらの症候群はK_{ATP}チャネル遺伝子異常によるもので，血糖値だけではなく神経症状もSU薬の内服で改善することがある．通常の抗てんかん薬は無効である．ただし，SU薬による治療は年齢依存性があり，年長になってからの投与は効果に乏しく，神経学的予後は不良となる．一過性の場合でも，この薬剤が有効な例では，年長になってからの再発時にも同じ薬剤が有効である．

　新生児糖尿病は，インスリンによる初期治療を行いながら遺伝子診断を行い，その遺伝子異常に応じてSU薬の効果が得られる症例には投与を行うことが，予後の改善を得るための唯一の方法である．

　なお，インスリン投与は，哺乳が安定していないときは哺乳直後の血糖値に応じたボーラス投与を行わざるを得ない場合がある．また，遺伝子診断によらず，インスリンにより血糖値が安定している場合でも詳細な診察により何らかの神経症状が認められる場合には，SU薬の投与を考慮すべきである可能性を示唆する意見もある．

新生児糖尿病の原因による分類

1）一過性新生児糖尿病
  ・6番染色低異常症（6q24インプリント異常）
    父性片親性ダイソミー　　合併症：時に巨舌，臍ヘルニア
    父由来染色体の部分重複　合併症：時に巨舌，臍ヘルニア
    メチル化異常症　　　　　合併症：時に巨舌，臍ヘルニア
    ZFP遺伝子両アリル異常
  ・K_{ATP}チャネル遺伝子異常症
    KCNJ11片アリル異常症　合併症：時にDEND症候群，iDEND症候群
    ABCC8片アリル異常症　合併症：時にDEND症候群，iDEND症候群
  ・INS遺伝子片・両アリル異常症
  ・SLC2A2（GLUT2）遺伝子両アリル異常症

2）非症候群性永続型新生児糖尿病
  ・K_{ATP}チャネル遺伝子異常症
    KCNJ11片アリル異常症
    ABCC8片アリル異常症
  ・INS遺伝子片・両アリル異常
  ・GCK遺伝子両アリル異常

3）症候性新生児糖尿病
  ・GAT6片アリル異常　　　合併症：先天心奇形，膵低形成，胆道系異常
  ・FOXP3遺伝子異常　　　合併症：IPEX症候群[1]
  ・PDX1遺伝子両アリル異常　合併症：膵低形成
  ・その他の遺伝子両アリル異常（約13種類）

4）新生児エンテロウイルス感染症による糖尿病

  [1]：IPEX（immune dysregulation, polyendocrinopathy, enteropathy, X-linked）症候群：免疫調節障害，1型糖尿病や甲状腺機能低下症などの多発性内分泌異常，難治性下痢などを伴う遺伝性疾患．自己免疫性溶血性貧血や血小板減少症，易感染性などを示すX染色体異常による疾患で，適切な診断と治療がなければ2年以内に死亡することもある．

（文献8）より一部改変）

【文献】
1）日本糖尿病学会編・著：糖尿病治療ガイド2018-2019．p.100，文光堂，2018．
2）Chiefari E, Arcidiacono B, Foti D, et al：Gestational diabetes mellitus：an updated overview. J Endocrinol Invest, 40(9)：899-909, 2017.
3）Walter RE, Beiser A, Givelber RJ, et al：Association between glycemic state and lung function：the Framingham Heart Study. Am J Respir Crit Care Med, 167(6)：911-916, 2003.
4）Caughey GE, Preiss AK, Vitry AI, et al：Comorbid diabetes and COPD：impact of corticosteroid use on diabetes complications. Diabetes Care, 36(10)：3009-3014, 2013.
5）Tanaka S, Kobayashi T, Nakanishi K, et al：Corticosteroid-responsive diabetes mellitus associated with autoimmune pancreatitis. Lancet, 356(9233)：910-911, 2000.
6）Masuda A, Shiomi H, Matsuda T, et al：The relationship between pancreatic atrophy after steroid therapy and diabetes mellitus in patients with autoimmune pancreatitis. Pancreatology, 14(5)：361-365, 2014.
7）Barone BB, Yeh HC, Snyder CF, et al：Postoperative mortality in cancer patients with preexisting diabetes：systematic review and meta-analysis. Diabetes Care, 33(4)：931-939, 2010.
8）小児慢性特定疾病情報センター－7.糖尿病，4.新生児糖尿病
　　https://www.shouman.jp/disease/details/07_01_004/

コラム　著者の上海での診療経験から

　著者はかつて，中国の上海市で医療コンサルト会社の総経理をしつつ，同市内の複数の病院で内科・小児科を中心に総合診療科を担当していました．患者は，日本人だけではなく欧米やアジア各国の人々や地元の中国人富裕層もたくさん受診してきました．外国人を対象としていることを謳っている病院においては中国人富裕層は自費診療が多く，中国人を対象にしている病院は中国人には保険診療を行っていました．著者は日本語，英語，中国語を使って診療をしていましたが，インド人やフィリピン人の英語は癖があって聞き取れるようになるまでに時間がかかりました．中国語は不自由はしませんでした．かなりハードに中国語を勉強していたわけです．

　上海市では，中国の公的健康保険は上海市の健康保険のみが使用可能であり，ほかの直轄都市や省の患者は上海市では地元の健康保険を使用できません．そのため，保険会社の健康保険を使うか，自費で受診することになります．そのため，基本的に上海以外の病院から患者が紹介されてくることはなく，紹介されてくる中国人患者はかなりの富裕層で高い費用を払って紹介状を書いてもらっている場合に限ります．ただし，通常は中国では医療機関の間で診療情報提供書が行き来することはありません．多くの医師は診療情報提供書を書くことはなく，紹介状や診療情報提供書がほかの

施設の医師から届いても，返信を出すことはまずないようです．一部の病院で特殊な状況にある患者については紹介状がやり取りされる場合もありますが，一般的な中国人の場合は富裕層であっても，まず紹介状を書いてもらう人はいないのが現状です．仮に紹介状や診療情報提供書を持参して新たな病院を受診したとしても，問診や診察，検査から診断・治療に至るまで，すべてが最初からやり直しになるのが中国では当たり前になっています．そのため，診療情報提供書は不要である，という考え方が医師にも患者にもあります．

したがって，来日する中国人患者が紹介状や診療情報提供書を持参せずに日本国内の医療機関を受診することは一般的であり，糖尿病などの慢性疾患で疾患についての情報や診療状況を記載した簡単な ID カードをもっている患者や診療情報提供書をもっている患者のほうがむしろ特別な存在で，そのような資料を携帯するために医療機関に高額な費用を支払っていることが少なくないと考えるほうが妥当だと思われます．

さらにいうと，医師としてのキャリアの長短などに関係なく英語が理解できない中国の医師は少なくないので，日本の医療機関で診療情報提供書を英語だけで書いても理解してもらえない場合があり，英語と漢字表記で病名や検査項目名を記載するほうがいくらかマシです．ただし，白血球を白細胞，赤血球を紅細胞と表記するなど，日本語の漢字表記とは異なる単語もありますから，簡単な単語でもスマホアプリなどで確認するとよいでしょう．

このような背景を知らずに，日本の治療を受けたいと来日した中国人患者に対して「中国に帰ってかかりつけ医とよく相談してはどうか？」と勧めることは，日本の当たり前を押しつけるだけの行為となり，その中国人患者と家族に失望と不満を与えるだけになってしまいます．

カルテのことを中国語では「病歴」と記述しますので，「病歴を持って来ましたか？」という意味で白紙に「有没病歴？」と書いてみせれば，カルテを持参していればみせてくれる患者が少なくありません．というのは，中国の公的医療機関ではカルテは患者が自己管理することになっていて，患者が受診の際に持参するのが通例になっているところが多いからです．中国で日本人その他の外国人を対象患者にしている施設ではカルテは施設管理になりますが，それは患者の母国の習慣に合わせているからにほかなりません．カルテには，診察所見や処方のほか，血液検査を含むすべての検査結果報告書が添付されていますので，それを中国語が理解できるスタッフに見てもらうことができれば，かなり有用な情報を得ることができるケースは少なくありません．それを知らないと無関係な検査データが記載された報告書を患者に山のように提示されることもあり得ます．

日本国内の医療機関はどこの国の人にも診療情報提供書の持参を求め，

その提出がなければ患者として受け入れることはできないと窓口で言い放つところが少なくないようです．しかし，上述の理由から多くの中国人患者にとって診療情報提供書を入手することは至難の業です．高額な費用を払えば中国語で書いてもらえる可能性はありますが，簡単には書いてもらえません．運よく書いてもらえても，それを日本語に翻訳することができない中国人は高い翻訳手数料を払って翻訳業者に訳文を作ってもらうことになります．

　上海市内で受療している日本人患者が帰国する場合は，高血圧や糖尿病，脂質異常症の治療薬の名前や1錠当たりの用量が日中間で異なるため，日本の商品名と英語の一般名を処方内容の説明欄に書き込むようにしていました．中国の電子カルテやオーダリングシステムはかなり進化しており，使いやすさには目を見張るものがありました．しかし，紹介状や診療情報提供書を作成できるシステムは少なくとも当時はありませんでしたので，パソコンで自作したひな型を編集して作成するという手間がかかりました．上海には日本の製薬会社や医薬品問屋の協業業者もありますが，薬用量が日本と異なっているので，日本人相手の診療はその点に手間がかかり，"患者から預かっている"という名目でスタッフが日本国内から医薬品をハンドキャリーで持ち込む日系医療機関もあるほどです．中国では，日本の資本が参入している，していないにかかわらず，日本人を対象患者にしている医療機関は日系医療機関を名乗っています．日本人男性を顧客として営業しているだけで，日系資本が関与せず，経営者にも従業員にも日本人がいないのに日系ナイトクラブや日系KTVクラブを名乗っている酒場や飲食店と大差はありません．

3 二次性糖尿病

ここでは，糖尿病以外の疾患に伴って二次的に生じる糖尿病である二次性糖尿病およびステロイドなどの薬剤による薬剤性糖尿病について述べる．また，これらとは独立して遺伝的症候群に伴う糖尿病についても記載する．

1．膵がんなどの膵疾患による二次性糖尿病

糖尿病の治療中に感染症などによるシックデイと呼べる状況や食生活の乱れなど明らかな原因が見当たらないにもかかわらず，血糖コントロールが悪化する場合には膵がんが隠れている場合がある．逆に，新規に診断された2型糖尿病の1%弱は膵がんが原因であったという海外報告もある．家族歴に糖尿病がなく，肥満もない2型糖尿病の場合，あるいは，HbA1cがあまり高くないのに体重減少がみられる場合には，膵がんが原因となった2型糖尿病を疑うべきであり，腫瘍マーカーであるCEAやCA19-9を測定したり，腹部CT検査を行うべきであると考えられる．

再発しない急性膵炎では約半数に一過性の高血糖がみられるとされている．しかし急性膵炎後に内分泌異常か膵液を産生する外分泌異常が認められる症例は約1/3ないし半数あるとされている．外分泌異常は経年的に改善するとされるが，インスリンを分泌する内分泌機能は悪化し，糖尿病を生じる例がある．急性膵炎の3〜15%は慢性膵炎に移行し，移行した場合は糖尿病が40〜60%に認められる[1]とする報告もある．膵炎が慢性化し進行した状態であることを示すとされる膵臓の石灰化を認める場合，糖尿病発生リスクは1.32倍[2]になるとされている．

内分泌機能が低下するとインスリンだけではなくグルカゴンの分泌機能も低下するため，高血糖治療によって生じる低血糖が遷延しやすいことがあり，低血糖発生には注意を要する．とくにSU薬やグリニド薬による低血糖発生リスクは高い．また，アルコールにより乳酸代謝が抑制されるこ

とで乳酸アシドーシスを生じるリスクが高まるため，アルコール多飲によ
る慢性膵炎患者の糖尿病治療薬としてメトホルミンは控えるべきであると
考えられる．インスリンによる血糖コントロールが最も好ましいとされて
いるのが現状であろう．

　外傷や腫瘍による膵切除術を行った場合，膵臓を90％以上切除した際
に糖尿病が発症することが知られているが，耐糖能低下やインスリン分泌
低下は50％以下の切除でも認められる[3]と報告されている．また，グル
カゴンの分泌も低下するため，高血糖も低血糖も生じる可能性があり，糖
尿病を発症した症例に対する血糖コントロールには慎重さが求められる．

　原発性ヘモクロマトーシスは白人に比較的多い疾患で，わが国ではきわ
めてまれな疾患である．しかし，鉄剤の静脈注射による鉄過剰が生じると
二次性〜医原性ヘモクロマトーシスが生じる可能性がある．また，鉄芽球
性貧血や慢性溶血性貧血，ポルフィリアなどの疾患でも二次性ヘモクロマ
トーシスが生じ得る．膵ヘモクロマトーシスの場合には耐糖能異常が高率
に認められ，その約半数が糖尿病であるとされてインスリン治療が必要と
なる．なお，鉄剤の経口投与によるヘモクロマトーシス症例は報告がない．

2. 慢性肝炎・肝硬変と二次性糖尿病

　NAFLD（非アルコール性脂肪性肝疾患）と糖尿病の関係についてはす
でに記載したが，糖尿病の合併は肝硬変の生存期間を短縮させる予後不良
因子である．慢性C型肝炎における肝硬変への進展リスク因子として2型
糖尿病と肥満をあげる報告[4]もある．

　また，糖尿病は慢性肝疾患における肝線維化とがん化を促進する可能性
があるとする記載[5]もみられる．

　他方，肝硬変では過半数で耐糖能異常が認められ，食後高血糖や高イン
スリン血症が認められる．これにはインスリン抵抗性の増大が関与してい
るとされる．

3. 免疫異常に伴う二次性糖尿病

　新生児糖尿病の分類の1つとしてIPEX症候群以外にも免疫異常に伴う
インスリン受容体異常症B型がよく知られている．すでに述べたように，
先天的なインスリン受容体の異常による低血糖がインスリン受容体異常症
A型であるのに対し，インスリン受容体に対する自己抗体によってインス
リン抵抗性を示し高血糖を呈する疾患がインスリン受容体異常症B型であ
る．両者とも，多毛症，黒色表皮腫，多発嚢胞腎を呈することが多く，B
型は低血糖やほかの各種自己免疫疾患（主に膠原病）を呈する症例が少
なくない．

　また，別項で述べた（P.111）インスリン自己免疫症候群の40％程度
にインスリン注射歴がなく発症前のSH基をもつ薬剤の投与歴があるとい
う報告があり，関連性が疑われている．20代の女性ではバセドウ病
（Graves病）が最も多い合併症とされる．この疾患はHLA-DR4（DRB1
*0406）と深い関連性があるとされており，症状として食前および早朝
の低血糖を示す．糖尿病に移行する症例が少なくないことに注意が必要で
ある．

　stiff-person症候群（旧名：stiff-man症候群）は成人に発症する持続
性全身性筋硬直と発作性有痛性筋けいれんを主症状とする希少疾患で，そ
の約65％に抗GAD抗体が検出され，30～40％の症例で1型糖尿病が認
められてインスリン強化療法が行われる．

　ataxia-telangiectasiaは，小児期早期に発症する小脳失調と皮膚・球
結膜の毛細血管の異常拡張を特徴とするリンパ球系免疫不全疾患であり，
約半数にインスリン抵抗性を示す耐糖能異常を認め，糖尿病を発症した場
合には多量のインスリンを必要とする場合が少なくないが，一部には経口
血糖降下薬が有効な症例がある．

4. 内分泌疾患に伴う二次性糖尿病

　糖尿病はインスリンが関係する内分泌疾患であるが，ほかの内分泌疾患

に起因する糖尿病も存在することを知っておく必要があるだろう.

クッシング症候群はグルココルチコイドの持続的過剰分泌による症状を呈する疾患群であり,副腎皮質刺激ホルモン（ACTH）産生下垂体腫瘍によるものをクッシング病と呼んでいる.最近では副腎皮質内でACTHが産生されることで生じる両側性副腎過形成の症例が存在することも明らかになっている.グルココルチコイドによって高血糖が生じるため,症状が明らかなクッシング症候群では糖尿病が約36%,境界型が17〜35%,症状が明らかではないクッシング症候群では糖尿病が約22%,境界型が約23%も存在する.糖尿病が合併する場合,中心性肥満・満月様顔貌・赤紫色皮膚線条・水牛様脂肪沈着,ちりめん様皮膚,痤瘡（アクネ）などのクッシング徴候のほかに,糖尿病による高血圧,低K血症,病的骨折,脱毛,尿路結石,脂質異常症,易感染性,眼瞼浮腫,球結膜充血などさまざまな所見や症状を呈することが知られている.グルココルチコイドがインスリン拮抗ホルモンとしての性質を備えていること,および膵島β細胞に対する直接的なインスリン分泌抑制作用をもつことが,その要因になっていると考えられる.

ステロイドを投与された患者でもクッシング症候群と同様の機序で糖尿病が発症すると考えられ,ステロイドの投与量よりも投与期間が発症頻度に大きく影響し,300日投与では94.2%にステロイド糖尿病が発症し,既存の糖尿病がある場合はその増悪は回避できない[6]とされている.

成長ホルモンの過剰分泌による先端巨大症では,糖尿病が19〜56%に合併することが知られており,境界型耐糖能異常が16〜31%に認められる.また,2型糖尿病の加療中に先端巨大症との診断を受ける症例も少なくないとされている.成長ホルモンも肝臓や筋肉での糖利用を低下させ,グルカゴン分泌を刺激して血糖値を高める作用をもっているほか,脂肪組織におけるインスリン抵抗性を惹起する.

このほか,褐色細胞腫やグルカゴノーマも80%前後と高率に耐糖能異常を合併し,糖尿病を引き起こすことが知られている.前者はカテコールアミンが,後者はグルカゴンがインスリン拮抗作用を示すことが原因となっている.

甲状腺機能亢進症でも70〜80%に耐糖能異常が認められ,原発性アルドステロン症では約半数に耐糖能異常が認められる.

男性ではゴナドトロピン放出ホルモンアナログの投与によって性腺機能が低下すると,体脂肪率の増加と安静時エネルギー消費量の減少が認めら

れ，性腺機能は体脂肪を減らす方向に作用していることが示唆されている．前立腺がんに対するアンドロゲン除去療法を受けたことによりメタボリックシンドロームの発症率が増加することが知られていたが，近年の断面研究においてもアンドロゲン除去療法による糖尿病の発症頻度および心血管イベントによる致死率の増加が報告[7]されている．

5．感染症に伴う二次性糖尿病

　1型糖尿病は複数の遺伝子や感染などの環境因子が関与して発症すると考えられており，日本人小児における1型糖尿病の発症は諸国と比べて少ないとされている．成人発症の1型糖尿病は小児の約2倍であり，その約65％は緩徐進行1型糖尿病であると考えられている．海外データの考察では，生後6ヵ月未満〜1年以内の全身性ウイルス性感染症，とくに呼吸器ウイルス感染症が，その後の1型糖尿病発症に関連していると考えられている．

　日本人のウイルス性肝炎患者における2型糖尿病の発症頻度は，B型肝炎11.9％に対してC型肝炎は20.9％と多く，肝硬変進展例でもB型肝炎11.8％に対してC型肝炎では30.8％となり，C型肝炎の罹患は2型糖尿病の危険因子であるとされている．

　細菌では，ピロリ菌感染が2型糖尿病の発症に関与していると考えられており，2型糖尿病患者ではピロリ菌感染は糖尿病がない症例の1.76倍[8]にみられ，ピロリ菌感染がある症例はそれがない症例の2倍以上の2型糖尿病の発症率[9]を示すと報告されている．

　非糖尿病患者の敗血症や肺炎で高血糖を呈する症例は耐糖能異常の存在を示唆するが，治癒後5年以内の糖尿病発症との関係は，海外では肺炎の場合で14％とされる以外に具体的なデータは示されていない．

6．薬剤性低血糖と薬剤性糖尿病

　薬物相互作用によって予期せぬ低血糖を起こすことがある．それを回避

するためには，日常診療において頻用される薬剤の薬物相互作用について知っておくことがまず重要である．また，使用頻度は高くなくても副作用が発現すると影響が大きなものは，その内容を知っておく必要がある．とくにステロイドについては影響が大きく，使用頻度も高いことからきちんと要点を把握しておく必要がある．

原疾患の治療のために高血糖を引き起こす可能性が高い薬剤の使用を継続使用する必要がある場合には，積極的にインスリンを使用するべきである．また，他科や他院の受診時には糖尿病があることを伝え，積極的にお薬手帳や糖尿病連携手帳を提示するように患者を指導しておくことも大切である．

I 経口血糖降下薬やインスリンに対する薬物相互作用

糖尿病性腎症に限らず腎機能低下，腎不全患者，透析患者の高中性脂肪血症（高 TG 血症）に対する治療薬として，PPAR α アゴニスト（ベザフィブラートなどのフィブラート系薬）は禁忌であり，腎機能が正常でも SU 薬やインスリンと併用するとインスリン感受性の増大や肝臓における糖新生の抑制作用などによって低血糖を惹起する可能性がある．実際の臨床では，腎機能低下症例に SU 薬とベザフィブラートが併用されて低血糖昏睡が生じる例が少なくないといわれている．

アルコールは慢性的な飲酒によって高血糖になることが多いとされているが，SU 薬やインスリンを使用している患者が多飲することによって肝臓での糖新生や糖放出が抑制され，遷延性低血糖を引き起こすことも少なくない．

経口血糖降下薬と併用することで血糖値が低下し過ぎる可能性がある抗菌薬や合成抗菌薬，抗不整脈薬，抗真菌薬は多く，併用禁忌ではなくとも慎重投与を行う必要がある．ニューキノロン系のシプロキサン®やクラビット®は低血糖リスクが比較的低いといわれているが慎重さが必要である．同様に，血圧降下薬である ACE や ARB に分類されるもの，β 遮断薬なども慎重投与が必要である．SU 薬とジギタリス製剤の併用はジギタリス中毒のリスクが高く，グリベンクラミドと NSAIDs の併用は低血糖が生じやすいことは有名である．

SU 薬とワルファリンとの併用も低血糖が生じやすいことが古くから知られている．ワルファリンの適応疾患は，僧帽弁狭窄症，人工弁置換術後，

心房細動による脳塞栓症予防，深部静脈血栓症による肺塞栓症予防など多岐にわたり，糖尿病を含む危険因子が多い症例に対する抗血栓療法薬として現在も多くの症例に用いられている．ワルファリンは肝臓におけるビタミンK依存性血液凝固因子の産生を抑制することで効果を示す薬剤であるため，納豆やワカメ，緑黄色野菜などビタミンKを多く含む食品の摂取を抑制する必要があり，ビタミンKの摂取量を250 μg/day未満に制限することは困難である．そのため，月に一度は血液凝固検査にてプロトロンビン時間-国際標準値（PT-INR）を測定し，その値に基づいてワルファリンの投与量を調整する必要がある．

糖尿病のない男性高齢者にビタミンKサプリメントを投与するとインスリン抵抗性の指標であるHOMA-Rが低下したという報告[10]やビタミンK摂取量が多い人に糖負荷試験を行うと，負荷後の血糖値と血中インスリン濃度が低下したという報告[11]があるほか，海外ではビタミンK$_1$およびK$_2$の摂取量が少ないほど2型糖尿病を発症するリスクが高いといえるとの報告[12]も行われている．以上から，ビタミンKの摂取抑制が糖尿病を悪化させる可能性が考えられることは知っておくべきであろう．

糖尿病患者では，食物繊維を含む野菜や海藻の積極的摂取により食後の急激な血糖上昇が抑制されることが期待できるとされており，これらの摂取によって一緒にビタミンKも摂取できればインスリン抵抗性の改善が期待されるが，ワルファリンを内服している患者では抗血栓療法の効果を損なう食事の導入は困難であり，直接型経口抗凝固薬（DOAC）による抗血栓療法を考慮すべき症例もあり得るという認識はもつほうがよいだろう．

また，アスピリン，MAO阻害薬と経口血糖降下薬の併用も低血糖リスクが高まる．これらのなかには単独でも低血糖を起こす可能性のある薬剤もあり，注意が必要である．とくに高齢者のように体調が悪化すると食欲低下や脱水が起こりやすい患者では，より注意が必要になる．

他方，サイアザイド系利尿薬やカルシウム拮抗薬，リファンピシン，イソナイアジド，スタチン製剤などは，経口血糖降下薬の作用を減弱させることがある（表1）.

II 高血糖を生じる可能性がある薬剤

血糖を上昇させる可能性のある薬剤としては，シクロスポリン，タクロリムス，シスプラチン，フェニトイン，利尿薬，ペンタミジン，ステロイ

ド，インターフェロン，リバビリン，テオフィリン，LH-RHアナログ，抗HIV薬（プロテアーゼ阻害薬），非選択的β遮断薬，ニコチン酸，アトルバスタチンなどのスタチン製剤，骨粗鬆症治療薬のテリパラチド（フォルテオ®）などがある（**表2**）．これらの薬剤はインスリン分泌を減少させる，あるいは，インスリン抵抗性を増大させることが考えられている．とくにステロイド（外因性グルココルチコイド）による高血糖の出現はよく知られており，その抑制にはインスリンが必要である．一般的に，プレドニゾロン（プレドニン®）5 mgに対して4～5単位/dayのインスリンが必要であるといわれている．いわゆるステロイド糖尿病の頻度は，年齢や家族歴，投与量にもよるが，6～25％とされている．既述のように長期投与例ほど発症頻度は高くなる．

　インターフェロンαによる1型糖尿病発症例に膵島関連自己抗体陽性例が多く，1型糖尿病の疾患感受性遺伝子の保有者が多いことも報告[13]されている．インターフェロンαによる糖尿病は，1992年にC型慢性肝炎に対する治療中に1型糖尿病を発症した症例の1ページ報告が最初の一例[14]である．わが国におけるインターフェロンαによる1型糖尿病の急性発症1型糖尿病，劇症1型糖尿病，緩徐進行型1型糖尿病の発症も詳細が報告されている[15]が，日本人症例の94.5％でGAD抗体，IA-2抗体，ICAが陽性で，疾患感受性遺伝子であるHLA-DR4，DR9が有意に高頻

表1 低血糖に注意すべき薬物の例

ACE阻害薬
ARB
カルシウム拮抗薬
β遮断薬
ワルファリン
スタチン製剤
サイアザイド系利尿薬
抗不整脈薬
ジギタリス
NSAIDs
MAO阻害薬
抗菌薬

表2 高血糖に注意すべき薬物の例

シクロスポリン
タクロリムス
シスプラチン
フェニトイン
利尿薬
ペンタミジン
ステロイド
インターフェロン
リバビリン
テオフィリン
LH-RHアナログ
抗HIV薬
非選択的β遮断薬
ニコチン酸
スタチン製剤
骨粗鬆症治療薬

度であったことも報告[16]された.

近年になって実用化された抗がん剤の1つである免疫チェックポイント阻害薬の1つである抗PD-1（programmed cell death-1）抗体や抗PD-L1（PD ligand 1）抗体の投与後に副作用として1型糖尿病の発症報告[17]がなされている．海外では同様の症例は自己抗体陽性例が多い[18]に対し，日本の症例では自己抗体は陰性で疾患感受性遺伝子陽性例の報告[19]が増えており，抗PD-1抗体投与後の症例が多い．向精神薬はとくに第2世代に分類される薬剤が高血糖を起こしやすく，オランザピン（ジプレキサ®）によって高血糖とケトアシドーシスを起こすことが知られている．リスペリドン（リスパダール®），クエチアピン（セロクエル®），ペロスピロン（ルーラン®）およびアリピプラゾール（エビリファイ®）は，糖尿病の危険因子がある症例には慎重投与とされており，オランザピンやクエチアピンは糖尿病患者や尿糖検出の既往がある患者には禁忌とされている．

7. 遺伝的症候群で糖尿病を伴うことが多いもの

Prader-Willi症候群（プラダー・ウィリー症候群）は，筋緊張が低下したフロッピーインファントとして出生することが多い生後すぐから哺乳力の低下で気づかれることが多い遺伝性疾患である．筋緊張低下はしばしば成長しても認められ，全般的な発達遅延と学童期からの過食と中心性肥満を特徴とし，思春期以降は視床下部性の性腺機能低下症が目立つ症状となる．過食と肥満による2型糖尿病が多いことが知られている．なお，総カロリーの約14％という極端な低糖質食（炭水化物制限食，1日炭水化物摂取量66 g）によってケトーシスの状態にあるこの症候群の患者にSU薬などからSGLT2阻害薬に変更することでケトアシドーシスを生じたと考えられる症例[20]が報告されている．本症候群の成長障害は成長ホルモン分泌低下によるものであり，成長ホルモン補充療法を検討する．しかし，糖尿病による血糖コントロールが不良の場合，成長ホルモンによる高血糖の悪化が考えられるため，成長ホルモン補充療法は禁忌となる．本症候群の糖尿病に対する治療は，SU薬とメトホルミンの併用にGLP-1受容体作動薬の追加が良好な血糖コントロールと体重の減少を実現する可能性が高

いが，副作用に対する注意が必要であるとされる．SGLT2阻害薬については，アシドーシスや尿路感染症のような副作用の発生に注意が必要であるとされている．

鳥様顔貌と早老症で知られるWerner症候群（ウェルナー症候群）は，さまざまな悪性腫瘍を合併するが，約70％の症例で40歳になるまでに2型糖尿病または境界型の耐糖能異常を示すことも知られている．この場合，DPP-4阻害薬が有効であるとされる．

若年発症でインスリン分泌低下型糖尿病と視神経萎縮を認める常染色体劣性遺伝性疾患であるWolfram症候群（ウォルフラム症候群）は4つの主要徴候（diabetes insipidus, diabetes mellitus, optic atrophy, deafness）の頭文字からDIDMOAD症候群とも呼ばれている希少疾患である．しかし，本症は1型糖尿病患者の150人に1人はいるとの報告もあり，注意を要する．4つの徴候をすべて有する症例は日本人の場合は33％とされている．難聴は感音性難聴で進行性の症例が多い．尿崩症や尿路異常も多い．10歳でほぼ全例が視神経萎縮で視力低下や色覚障害が起こるといわれるが，わが国では中央値は約16歳とされる．この疾患の遺伝子異常であるWFS1遺伝子多型は若年発症糖尿病にも関連することが報告されている．しかし，遺伝子異常を同定できない症例もある．また，糖尿病の発症は中央値8.7歳であり，多くは非自己免疫性のインスリン依存型糖尿病，つまり，1型糖尿病になる[21]と報告されており，糖尿病網膜症や細小血管障害の罹患率が低く，軽度である[22]とされる．脳幹失調による呼吸不全・構音障害・嚥下障害を示す例があり，小脳失調・認知症・精神症状（抑うつ・双極性障害）などもみられ，自殺が多いという特徴もある．

白人に多いとされる囊胞性線維症（cystic fibrosis）はわが国では59万人に1人程度と推計[23]されている希少疾患であるが，欧米では糖尿病を合併することが多い疾患として認識されており，囊胞性線維症関連糖尿病として分類され，インスリン依存状態にはなるがケトアシドーシスの発症はまれであることから，1型糖尿病や2型糖尿病とは別のものとして扱われている．この疾患の多くが慢性副鼻腔炎を合併し，反復気道感染を伴う気管支拡張症から呼吸不全を生じることが特徴で膵外分泌不全を伴う．また，出生時に胎便性イレウスを認める例が多い．汗に含まれる塩素イオン濃度の異常高値も本症の特徴であり，CFTR遺伝子異常により確定診断される．囊胞性線維症関連糖尿病の要因は，ゆっくりと進行する膵組織の破壊によるインスリン分泌不全であり，呼吸器感染の反復による炎症性サ

イトカインストームの遷延によりインスリン抵抗性が高くなることが糖尿病の増悪に関与していると考えられている．食後高血糖のみで糖尿病が発症することが多く，経口ブドウ糖負荷試験による診断が最も鋭敏であると考えられているが，近年では持続血糖モニタリング（CGM）による経時的観察による診断が有用である[24]とされている．

【文献】
1）Choudhuri G, Lakshmi CP, Goel A：Pancreatic diabetes. Trop Gastroenterol, 30(2)：71-75, 2009.
2）Ito T, Otsuki M, Itoi T, et al：Pancreatic diabetes in a follow-up survey of chronic pancreatitis in Japan. J Gastroenterol, 42(4)：291-297, 2007.
3）Kendall DM, Sutherland DE, Najarian JS, et al：Effects of hemipancreatectomy on insulin secretion and glucose tolerance in healthy humans. N Engl J Med, 322(13)：898-903, 1990.
4）Kita Y, Mizukoshi E, Takamura T, et al：Impact of diabetes mellitus on prognosis of patients infected with hepatitis C virus. Metabolism, 56(12)：1682-1688, 2007.
5）木谷佐央理，篁 俊成：慢性肝疾患と糖尿病のクロストーク．Diabetes Frontier, 27(1)：36-40, 2016.
6）柳瀬敏彦，田邉真紀人，野見山崇：内分泌疾患による二次性糖尿病．プラクティス, 35(4)：384-388, 2018.
7）Yanase T, Kawanami T, Tanaka T, et al：Impact of metabolic disorders on prostate cancer growth：Androgen and insulin resistance perspectives. Reprod Med Biol, 16(3)：252-257, 2017.
8）Zhou X, Zhang C, Wu J, et al：Association between Helicobacter pylori infection and diabetes mellitus：a meta-analysis of observational studies. Diabetes Res Clin Pract, 99(2)：200-208, 2013.
9）Jeon CY, Haan MN, Cheng C, et al：Helicobacter pylori infection is associated with an increased rate of diabetes. Diabetes Care, 35(3)：520-525, 2012.
10）Yoshida M, Jacques PF, Meigs JB, et al：Effect of vitamin K supplementation on insulin resistance in older men and women. Diabetes Care, 31(11)：2092-2096, 2008.
11）Yoshida M, Booth SL, Meigs JB, et al：Phylloquinone intake, insulin sensitivity, and glycemic status in men and women. Am J Clin Nutr, 88(1)：210-215, 2008.
12）Beulens JW, van der A DL, Grobbee DE, et al：Dietary phylloquinone and menaquinones intakes and risk of type 2 diabetes. Diabetes Care, 33(8)：1699-1705, 2010.
13）Fabris P, Floreani A, Tositti G, et al：Type 1 diabetes mellitus in patients with chronic hepatitis C before and after interferon therapy. Aliment Pharmacol Ther, 18(6)：549-558, 2003.
14）Sinzinger H, Schmid P, Pirich C, et al：Treatment of

hypercholesterolaemia in children. Lancet, 340(8818) : 548-549, 1992.

15) Waguri M, Hanafusa T, Itoh N, et al : Occurrence of IDDM during interferon therapy for chronic viral hepatitis. Diabetes Res Clin Pract, 23(1) : 33-36, 1994.

16) Nakamura K, Kawasaki E, Imagawa A, et al : Type 1 diabetes and interferon therapy : a nationwide survey in Japan. Diabetes Care, 34(9) : 2084 -2089, 2011.

17) Ikegami H, Kawabata Y, Noso S : Immune checkpoint therapy and type 1 diabetes. Diabetol Int, 7(3) : 221-227, 2016.

18) Kapke J, Shaheen Z, Kilari D, et al : Immune Checkpoint Inhibitor- Associated Type 1 Diabetes Mellitus : Case Series, Review of the Literature, and Optimal Management. Case Rep Oncol, 10(3) : 897-909, 2017.

19) Kumagai R, Muramatsu A, Nakajima R, et al : Acute-onset type 1 diabetes mellitus caused by nivolumab in a patient with advanced pulmonary adenocarcinoma. J Diabetes Investig, 8(6) : 798-799, 2017.

20) Hayami T, Kato Y, Kamiya H, et al : Case of ketoacidosis by a sodium- glucose cotransporter 2 inhibitor in a diabetic patient with a low-carbohydrate diet. J Diabetes Investig, 6(5) : 587-590, 2015.

21) Matsunaga K, Tanabe K, Inoue H, et al : Wolfram syndrome in the Japanese population ; molecular analysis of WFS1 gene and characterization of clinical features. PLoS One, 9(9) : e106906, 2014.

22) Cano A, Molines L, Valéro R, et al : Microvascular diabetes complications in Wolfram syndrome (diabetes insipidus, diabetes mellitus, optic atrophy, and deafness [DIDMOAD]) : an age-and duration-matched comparison with common type 1 diabetes. Diabetes Care, 30(9) : 2327-2330, 2007.

23) Naruse S, Ishiguro H, Yamamoto A, et al : Incidence and Exocrine Pancreatic Function of Cystic Fibrosis in Japan. Pancreas, 43(8) : 1395, 2014.

24) American Diabetes Association : Cystic fibrosis-related diabetes. 2. Classification and Diagnosis of Diabetes : Standards of Medical Care in Diabetes-2018. Diabetes Care, 41(Suppl 1) : S24, 2018.

4 重症度の高い合併症がある患者のサポート

1. 糖尿病網膜症

　糖尿病網膜症においては抗血管内増殖因子（VEGF）薬を硝子体に注入する治療法や網膜光凝固療法，硝子体手術の進歩によって視力障害や失明を防止することが可能になってきてはいる．しかし，それを効率よく行うには，糖尿病網膜症の早期診断を行うための定期的なスクリーニング検査を確実に行うことが大切であり，眼科との連携が必要である．

　視力障害のある患者も就労は可能であり，視覚障害者の特性を理解した就労支援が必要である．障害者職業センターや障害者職業能力開発校といった公的就業支援施設のほか，中途失明者の就労継続支援を行うNPO法人タートル，視覚支援学校，視覚障害情報センター，視覚障害者福祉協議会でも相談可能な地域もある．視覚障害者のための職業訓練機関として，東京には日本盲人職能開発センター，視覚障害者パソコンアシストネットワークがあり，大阪には日本ライトハウスがある．関連するNPOも各地に設立されているほか，埼玉県所沢市には国立職業リハビリテーションセンターがある．これらの施設に各地域の視力障害者に対する支援情報の問合せをすることも有用となることが多い．

　視力障害者，失明者の日常生活のための訓練や職業訓練は大切である．盲学校などの支援施設を卒業した場合，若年者は大手企業にも就職できる可能性があるものの，年配者の就業は非常に難しいことが多い．医療従事者は，そのような現実を認識したうえで，糖尿病患者の治療中断や疾患の放置を防ぐ努力をする必要がある．

2. 糖尿病性腎症末期

　血液浄化療法・人工透析を受ける腎不全の患者は，糖尿病性腎症が最も多く，しかも透析を受けている糖尿病患者は，ほかの糖尿病患者よりも眼底出血を含む網膜症，血管合併症，神経障害，骨の異常などの合併症が多く，低栄養の抑制や合併症の管理がより必要となる．また，透析中も血糖管理を行う必要がある．透析をしている患者も網膜症が進行することがあり，透析中にヘパリンなどの抗凝固薬を使用することに関連して眼底出血を起こすこともあり得る．また，網膜症が進行して失明に至ることもある．

　糖尿病性腎症による末期腎不全に対する腎移植は心血管合併症の進行を抑制することもある有用性が期待できる治療法であり，その有用性を高めるために移植後の血糖管理はきわめて重要である．人工透析を受けずに腎移植を行ったほうが，人工透析を経てから移植を行った場合よりも心血管合併症が少なく，かつ，生命的予後もよいという報告[1]もある．透析を経た患者の場合には腎症以外の合併症が多く，年齢も高い傾向にあることから，それらが腎移植を行っても予後が思わしくない原因になっていると考えられる．

　糖尿病による末期腎不全患者に対しては，年齢や各種合併症の重症度により慎重に透析あるいは腎移植かを検討する必要がある．

3. 糖尿病患者の心臓リハビリテーション

　糖尿病患者は冠動脈疾患の発症リスクが高いことは事実であるが，冠動脈疾患に関連する症状が全くない2型糖尿病患者に対するルーチンでの冠動脈疾患スクリーニング検査の実施は，アスピリン，スタチン，ACE阻害薬などで普段から外来でしっかりと管理されている患者の場合に限定すれば，あまり意味がないという報告[2]がある．他方，運動療法の開始前には運動負荷試験を行うべきであるという意見もあり，いずれも間違っているとはいえないのが現状であろう．

　また，2型糖尿病患者に対して強力な血圧管理を行っても主要な心血管

イベントの発症率を低下させるという明らかなエビデンスはなく，血圧降下療法を強力に行うと薬物治療による副作用が問題となることが多くなるという報告[3]があり，アメリカにおいて2014年に公表された成人高血圧管理に対するエビデンスに基づくガイドラインでは，糖尿病患者のコントロール目標となる血圧は，140/90 mmHg未満が推奨された．わが国では130/80 mmHg未満が心血管イベントを予防するための目標値とされているのは，糖尿病管理の考え方や病態に差があるためであると考えられている．

いずれにせよ，糖尿病患者が心筋梗塞や狭心症を生じやすいことは事実であり，このような合併症を予防することが糖尿病治療の主要な目的であることはすでに述べたとおりであり，そのための血糖管理が行われる．しかし，冠動脈疾患のなかでも急性冠症候群の発症は生命的予後が悪く，予防に関する注意が必要である．

他人が外見からその存在を察知することが通常はない身体の障害を内部障害と呼び，腎疾患や心疾患による障害はその代表的なものである．内部障害に対するリハビリテーションに関する研究と実践も着実に進められており，今日では有用な治療法の1つとして認識されるようになっており，その代表的なものが心臓リハビリテーションである．

心臓リハビリテーションは薬物療法と並んで心疾患の治療と再発予防に有効であり，運動耐容能の増加，冠動脈硬化・冠循環の改善，冠危険因子の是正，生命予後の改善，QOLの改善などに著しい効果があることがエビデンスを伴って示されている．

心臓リハビリテーションは，心血管疾患患者の身体的・心理的・社会的・職業的状態を改善し，疾患の基礎にある動脈硬化，疾患による心不全の進行を抑制・軽減して再発や再入院，死亡を減少させ，QOLの向上を目指す多種職による多分野にわたる包括的なプログラムである．そこには，運動療法，患者教育，カウンセリングが柱としてあげられる．

視力障害がある糖尿病患者に対しては，視力障害を配慮した運動療法，教育を行い，視力障害を配慮した自己血糖測定やインスリン注射の方法をも指導する．また，糖尿病性神経障害に対する運動療法や理学療法なども含めた包括的リハビリテーションを行う．

4. 足病変の悪化による両下肢切断

　糖尿病に伴う足病変は，易感染性や創傷治癒遅延から難治性となり，保存的治療で十分な効果が得られずに下肢切断に至ることが少なくない．フットケアが普及してはいるものの，わが国の糖尿病患者には高齢化に伴って足病変のある症例が急増し，重症例も増えているとされる．

　両下肢切断症例は，糖尿病網膜症や末梢動脈疾患など重複合併症をもつ症例が多いことが知られており，心身機能低下の悪循環を生じやすい．したがって，定期的な全身観察と包括的ケアが必要である．切断端が潰瘍形成を示すことも多く，幻肢痛や断端痛の発生は60〜80％と多い．疼痛は，持続性疼痛，発作性疼痛などさまざまな形がある．非ステロイド性鎮痛薬やオピオイド鎮痛薬の効果が期待できるが，断端に対する機械的な刺激による痛みには外科的処置が必要な場合もある．

　歩行困難によって車椅子生活が必要になる症例が多く，全身の廃用性機能低下が問題となりやすいため，それを防ぐようなリハビリテーションが必要である．リハビリテーションの実施に際しては，起立性低血圧，低血糖，急性冠症候群あるいは視力障害による転倒など外傷の発生に注意する必要がある．とくに，転倒予防対策が重要であるとされている．また，精神的・心理的なサポート，ケアが必要なのはいうまでもない．うつ状態に陥る症例は切断から1年で約20％との報告[4]もある．また，術後の生命予後も悪く，術後1年で約30％，3年で約50％，5年で約70％が死亡するという報告[5]もある．高血圧，脂質異常症，肥満，喫煙などの危険因子の是正が予後の改善に重要である．

5. 重症泌尿器科合併症

　糖尿病はすでに述べたように易感染性による反復性尿路感染症や神経障害に伴う勃起不全や下部尿路障害をしばしば合併する．

　下部尿路障害は，蓄尿障害や排尿障害までさまざまな病態を呈するが，重症化すると慢性尿閉に進展する．さらに慢性腎臓病を惹起することが少

なくない．病態の鑑別診断には泌尿器科学的機能検査が必要である．男性
では前立腺肥大症にも注意を要する．

　勃起不全は心血管合併症の前兆であることもあり得る．壊死性感染症で
ある気腫性尿路感染症は重症例では，外科的治療の適応もあり得るとされ
ている．

6. 重篤な皮膚合併症

　糖尿病における主要な皮膚合併症についてはすでに述べたが，血液疾患
患者や免疫抑制患者，糖尿病患者などで帯状疱疹が発症すると，支配神経
領域以外の部位にも小水疱性病変が生じることが少なくない．このような
帯状疱疹を汎発性帯状疱疹といい，個々の水疱が大きい場合や痂皮形成が
遅い場合もある．また，帯状疱疹後神経痛が発症する頻度も高いとされる．
帯状疱疹の診断には，外来でも実施できるウイルス感染した表皮角化細胞
を検出するTzanck試験（ツァンク試験）が簡便で有用であるが，単純疱
疹との鑑別はできない．治療が抗ヘルペスウイスル薬を用いるが，汎発性
の場合には入院による抗ヘルペスウイルス薬の点滴治療が望ましいとされ
ている．その場合には院内感染予防対策が必要である．

【文献】
1）日本腎臓学会（編）：エビデンスに基づくCKD診療ガイドライン2013, 東京医学社，東京，215-219, 2013.
2）Young LH, Wackers FJ, Chyun DA, et al: Cardiac outcomes after screening for asymptomatic coronary artery disease in patients with type 2 diabetes: the DIAD study: a randomized controlled trial. JAMA, 301(15) :1547-1555, 2009.
3）Cushman WC, Evans GW, Byington RP, et al: Effects of intensive blood-pressure control in type 2 diabetes mellitus. N Engl J Med, 362(17) :1575-1585, 2010.
4）Jones NJ, Harding K: 2015 International Working Group on the Diabetic Foot Guidance on the prevention and management of foot problems in diabetes. Int Wound J, 12(4) :373-374, 2015.
5）Resnick HE, Carter EA, Lindsay R, et al: Relation of lower-extremity amputation to all-cause and cardiovascular disease mortality in American Indians: the Strong Heart Study. Diabetes Care, 27(6) :1286-1293, 2004.

5 糖尿病の救急診療

　糖尿病に伴う低血糖は，薬剤の影響やシックデイで食べないことによる想定外の低血糖による意識障害やけいれんなどの重篤な症状が起こることがあり，ほかの原因による低血糖との鑑別も含めて救急診療にとって重要な病態である．ここで糖尿病の救急診療におけるポイントを示す．

ポイント

・糖尿病による昏睡を生じる重篤な状態となる糖尿病緊急症には，高血糖高浸透圧症候群と糖尿病性ケトアシドーシスがある．
・高血糖高浸透圧症候群と糖尿病性ケトアシドーシスの治療は，基本的にはインスリンによる血糖コントロールと電解質補正および脱水症に対する対応であり，大筋では両者の治療は共通している部分が多い．
・小児の糖尿病性ケトアシドーシスでは，アシドーシスの補正に重炭酸を使用することは脳浮腫を生じる危険性があり，推奨されていない．初期の適切な輸液がカギとなる．
・一般的に成人や高齢者では糖尿病性ケトアシドーシスにおけるアシドーシスの補正は必要とならない．
・糖尿病患者は乳酸アシドーシスに陥りやすい傾向がある．

　糖尿病の合併症として生じる意識障害を伴った重篤な高血糖も救急診療における重要な異常であり，糖尿病性昏睡あるいは高血糖性昏睡と呼ばれ，高血糖高浸透圧症候群（hyperosmolar hyperglycemic syndrome：HHS）と糖尿病性ケトアシドーシス（diabetic ketoacidosis：DKA）の2つの病態に分類される．いずれの場合も高血糖を呈するが，とくに後者はケトン体の出現とアシドーシスの存在，脱水を認め，400〜1,000 mg/dLと著明な高血糖を呈する．他方，前者は600〜1,500 mg/dLとより著しい高血糖を示すことが多く，水に関連して血漿や尿の浸透圧が著明に上昇することを特徴とする．また，HHSとDKAが併存する症例があることに注意すべきである．

1. 高血糖高浸透圧症候群（HHS）

通常はインスリン非依存状態であることが多く，著明な高血糖と高度の脱水に基づく高浸透圧血症により循環不全を生じた状態が高血糖高浸透圧症候群の基本的な病態である．糖毒性が高くなった状態であり，血糖値の正常化には積極的なインスリン療法が必要であり，速効型インスリンの持続点滴静注により早期の糖毒性解除を行うとともに脱水と電解質異常の補正を行うことが治療の基本となる．

一般的には2型糖尿病患者が重度の感染症に罹患した場合や手術，高度外傷，高カロリー輸液の実施やステロイド製剤の投与を受けた場合などに生じやすいとされている．シックデイ対策が予防法であることはいうまでもない．軽度のケトアシドーシスを伴うこともあり，尿中ケトン体は（−）または（＋）となる．

診断基準[1]

血糖値600 mg/dL以上，動脈血圧分析pH＜7.3，血清HCO_3-18 mEq/L以上，血清浸透圧320 mOsm/L以上で，高度のアシドーシスを伴わない

2. 糖尿病性ケトアシドーシス（DKA）

1型糖尿病の発症時や，1型およびインスリン依存状態が著しい2型糖尿病患者がインスリンを中止した場合などに起こりやすい．インスリン欠乏とインスリン拮抗ホルモン（カテコールアミンやコルチゾール，グルカゴンなど）の増加によって高血糖，高ケトン血症，アシドーシスを生じた状態である．前駆症状として著しい口渇，倦怠感，多飲多尿，体重減少など明確な症状がある点は，HHSで症状が目立たないこととの大きな違いであるとされる．また，HHSよりも若年の患者に認められることが多い傾向にある．アセトン臭やクスマウル大呼吸が身体所見として認められる症例が少なくない．強い腹痛や嘔気・嘔吐を訴える症例もある．

診断基準[1]

　血糖値300 mg/dL以上，動脈血液ガス分析でpHが7.3未満，HCO_3^-18 mEq/L未満，ケトン血症（ケトーシス），ケトン尿症を満たす症例

HHSとDKAの治療のポイントは以下のとおりである．

治療のポイント
　①HHS/DKAで初期対応は変わらない
　②インスリン初期投与量より経過での調節が重要である
　③検査所見より全身状態が予後を反映する

　治療の原則は，HHSおよびDKAのいずれの場合も脱水の補正，インスリンの適切な投与，電解質異常の補正，ケトアシドーシスの原因となる疾患の検索とその治療である．つまり，両者の治療には共通する部分が多い．また，両者を鑑別することが困難なこともある．昏睡，ショックがある状態では気道確保，血管確保とショックに対する治療を行い呼吸器系の確認を実施する．心不全や腎不全があれば，中心静脈圧を測定することが望ましい．

　多くの症例は高度の脱水を伴うため，糖質を含まない生理食塩水のような等張輸液を行い，1,000〜1,500 mL/hを目安に最初の1〜2時間の輸液を行いながらインスリンを投与する．一般的には速効型インスリン0.1単位/kg/hを投与し，1時間当たり50〜70 mg/dL程度の血糖低下を得るまで増量するが，これ以上の速度で血糖値を急速に低下させると浸透圧が急速に低下して脳浮腫を招く危険があるとされ，注意する．

　電解質の急速な低下も回避するよう注意する．十分な輸液を行った後は，血清Naが低値傾向ならばそのまま生理食塩水を投与し，血清Na値が正常か高めの場合にはNaCl濃度が0.45％程度であるソルデム1®輸液やソリタ®T1号輸液による補液に変更するが，糖質を含む輸液の使用時には血糖値の変化に注意が必要である．これらの輸液は250〜500 mL/hとする．血清K値が5 mEq/L以上の場合にはKを加える必要はないが，5 mEq/L未満の場合には補液1Lに対してKClとして20〜30 mEq程度添加して血清K値をゆっくりと補正する．血清K値の目標値は4〜5 mEq/Lとする．インスリン療法の影響で血清K値や血清P値は低下するが，腎機能障害がある場合には高K血症にも注意が必要である．

　血糖値は200 〜 300 mg/dLに低下するまで2時間ごとに測定を行い，この範囲内まで血糖値が下がれば，電解質の状況に応じて5%ブドウ糖液やソルデム®3A輸液あるいはソリタ®T3号輸液などに変更する．なお，輸液の変更後もインスリンは持続投与を継続するが，インスリンの投与量は0.02 〜 0.05単位/kg/hとする．

　速効型インスリンは，生理食塩水49.5 mLにヒューマリン®R 0.5 mL（50単位）を混合したものを50 mLのシリンジに充填して，持続注入ポンプを使用して静注を行うと投与量の調節を行いやすい．

　なお，成人や高齢者ではアシドーシスは補正を行う必要はほとんどの症例でないと考えられる．小児では，糖尿病性ケトアシドーシスの初期に血清BUNが高値で低二酸化炭素血症が重度な場合には脳浮腫を生じるリスクが高いとする報告があり，重炭酸による治療は脳浮腫の高いリスクとなると考えられ推奨されていない．また，人工呼吸による過換気も脳浮腫のリスクとなるという報告もなされている．DKAにおける脳浮腫は致命的となりやすく，注意すべきである．

　血清Pが1.0 mg/dL未満の場合はリン酸ナトリウム補正液を補液500 mLに20 mL程度（10 mmol，310 mgのP）を加えて6時間かけて点滴静注する．

　意識レベルが清明で安定し，経口摂取が可能となって血糖値が200 mg/dL前後で安定すれば，インスリンを静注から皮下投与に変更を考慮する．HHSでは血清浸透圧と意識レベルの正常化が目安となり，DKAでは血糖値200 mg/dL未満であること，動脈血液ガス分析結果の正常化が目安となる．

　インスリンの皮下投与を開始した場合にもケトアシドーシスの再燃を予防するために1 〜 2時間は持続静注を継続する．

3．乳酸アシドーシス

　血液中の乳酸4 mEq/L以上の乳酸増加を伴った乳酸アシドーシスは代謝性アシドーシスの1つであり，糖尿患者の意識障害の原因となり，血糖値の異常もしばしば伴う．その原因は，末梢循環不全，低酸素症，ビタミンB$_1$欠乏症，脱水などであり，メトホルミンを投与している高齢者症例

では脱水によって薬剤性乳酸アシドーシスがとくに生じやすいと考えられている．治療は，原因となる疾患や病態の改善である．

4．ソフトドリンクケトーシス （ペットボトル症候群）

糖分を多く含む清涼飲料水を多飲することで生じるケトーシスで，糖尿病ではない患者にも起こり得ることから，ペットボトル症候群あるいはソフトドリンクケトーシスと呼ばれる．肥満のある人が習慣的に清涼飲料水を多飲することで摂取カロリーが過剰となり，高血糖による口渇によってさらに多飲することで一過性に強い糖毒性が生じて一時的なインスリン依存状態となり，ケトーシスを伴う高血糖やケトアシドーシスが発症して意識障害に陥る例が典型的である．治療は脱水の補正とインスリン投与であり，糖尿病性ケトアシドーシスや高血糖高浸透圧症候群に準じた治療を行う．

5．低血糖

低血糖を定義する数値はないが，新生児や小児は 60 mg/dL 以下，成人は 70 mg/dL 以下を低血糖とすることが多い．軽度の低血糖では，血糖値を維持しようとカテコールアミンやグルカゴンなど高インスリン作用をもつホルモンが分泌されるため，発汗や動悸，頻脈，手指振戦，不安，焦燥感などの交感神経症状が出現し，さらに低血糖が進行すると脳細胞がグルコースを利用できなくなるために意識レベルの低下，けいれんなどの中枢神経症状が出現する．インスリン注射の実施や血糖降下剤の内服後であることが明らかであれば，それらの薬剤が原因となった低血糖である可能性があると考えてよいが，低血糖には高血圧や低K血症，心房細動，QT延長，その他の心血管イベントなどを合併している症例もあり，注意する必要がある．また，てんかんのようなけいれんで救急搬送される低血糖も少なくないため，注意が必要である．

低血糖は，糖尿病以外に薬剤性低血糖，アルコール性低血糖，肝疾患，

腎疾患，インスリノーマ，インスリン抗体，副腎不全，下垂体機能不全，胃切除後，敗血症などさまざまな原因があり，血糖値を測定するとともにこれらに関連した血液検査（肝機能・腎機能検査，インスリン，GH，C-ペプチド，グルカゴン，コルチゾール，ACTH，電解質など）を行う必要がある．心血管イベントに関する検査も必要に応じて行う．

　低血糖の治療は経口摂取が可能な症例ではブドウ糖20 gの経口投与を行ってから糖質が多い菓子類など軽食を与える．小児では20％ブドウ糖20 mLを1ないし数回静注することが多いが，年長児では成人と同様に50％ブドウ糖20 mLを状況に応じて1ないし数回静注する．症状が改善すれば，血糖値が100 mg/dLを超えるまでブドウ糖を5〜10％含む補液を持続点滴する．経口摂取や静脈路確保が困難な症例ではグルカゴン1 mgを筋注するが，副作用である嘔吐による誤嚥に注意する必要がある．

　また，副腎不全・機能低下を疑う場合にはコルチゾールとACTHを測定するために採血を行ってからヒドロコルチゾン100 mg/dayを標準成人量として静注し，血糖値が安定するまで6時間ごとに静注する．

　1型糖尿病患者では，インスリン療法を中止することなく，血糖値をモニタリングしながら加療を行う．2型糖尿患者ではSU薬の影響が長時間持続して低血糖が遷延することがあり得る．

緊急時に備えた患者管理と患者指導のポイント

・糖尿病患者とその家族に平素から低血糖に関する教育を行い，正しい服薬や食事あるいはシックデイ対策，自覚症状があれば我慢せずにブドウ糖を摂取することの大切さを指導しておく必要がある．
・高齢者の低血糖による異常行動や精神症状は認知症として誤認されることがあり，血糖値の確認は必須である．
・意識障害の救急患者は低血糖と高血糖のどちらもあり得る．意識障害患者は電解質や血糖値も必ず検査しておく習慣をつけておきたい．
・α-GI内服中の患者で経口摂取が可能な場合はブドウ糖の経口投与は必須である．
・1型糖尿病患者および2型糖尿病でインスリン投与を受けている患者の場合，家族にグルカゴン1バイアル（1 mg）を預けておき，その注射方法を指導しておくことが望ましい．
・糖尿病患者が低血糖から回復しても再燃を考慮して必ず受診するよ

うに平素から本人や家族に指導しておくことが必要である.
・自動車を運動する場合,車内に必ずブドウ糖を摂取できる食品を常
　備させ,低血糖を自覚した場合にはすぐにハザードランプを点灯さ
　せて道路の安全な場所に停車して食品を摂取するように指導してお
　くことが必要である.

【文献】
1）日本糖尿病学会 編・著：糖尿病治療ガイド2018-2019, P.81-82, 文光堂, 2018.

6 対応に苦慮する症例をどうするか？

1. 総論

　糖尿病の治療に関して対応に苦慮する患者は，大きく2群に分けられる．

　1つ目の群は，複数の合併症が認められたり，その危険性が高いと判断されたりする症例である．この場合には医師は患者およびその家族に懇切丁寧に説明を行い，より高度な治療を実施できる環境を提案することになる．それを患者やその家族が受け入れ，実行することで改善すれば喜ばれることになるが，医学の現実は厳しく，目標が不完全な形でしかかなわない場合もあり得る．それでも，医療者と患者および家族が良好な信頼関係が形成されていれば，それなりの満足が得られることが少なくない．

　もう1つの群は，患者が治療に抵抗する場合である．つまり，医療医者の前では聞き分けのよい患者を演じており，一人になると食事療法や運動療法を怠り，退薬を平然と貫くなど，治療に対するコンプライアンスが低い人々がいる．その理由は，個々の患者によってさまざまであり，あきらめからきている自己放棄，認知機能の低下による無理解が主な原因であることが多いが，根底に医療不信が潜んでいることもある．また，経済的な理由からできるだけ検査を受けたくないという本音を知られたくないために「患者の想いも考えずに検査ばかり強制するのか！」と騒ぎ立てる患者も皆無ではない．糖尿病という病を自分のものとして背負いたくない，病を受け入れたくないという心理が強く働いていることも少なくない．この一群の患者に共通することは，内容に差異はあるものの，「心のケアが必要」であるという事実である．

　医療者と患者の関係が「病気を治す人」と「病気を治される人」の関係に終始している間は，心のケアはできない．医療者と患者が人間的な交流のなかで「治療同盟」の関係を確立して初めて心のケアを始めることができるという考え方が近年になって提唱されている．その代表的なものが，奈良県立医科大学糖尿病学講座の石井均教授らのいう「糖尿病医療学」

の考え方である．

どちらの患者群でも，医療者と患者・患者家族との間に相互交流において確立される信頼関係が重要である．このことは，医療の多くの分野において古くから提唱されている医療に求められる人間関係として重要であることは普遍的であり，目新しいものではない．むしろ，それだからこそ大切であるといえるだろう．

2．食事療法困難例への対応

食事療法をきちんと実行しない，しようとしない患者は少なくない．糖尿病療養指導に際して，そのような患者に食事療法の必要性を説いて実行することを求めることを繰り返すとますます意欲をなくしたり，指導者とのかかわりを拒絶したりする患者もいる．

そのような患者に対しては，まず患者の思いを積極的に聞き出し，その思いを理解すると同時に患者自身が自らの思いに気づく機会を与えることが有用である．つまり，自身の体型や体重についてどう考えているのか，本当にあきらめているのか，過去の減量の失敗の有無とその原因について聞き出し，サポートすることは患者の意欲を引き出すことに有用なことが少なくない．また，患者自身に本人が実際に食べている食事を写真やノートで記録・報告させ，その食事内容の栄養学的評価やエネルギー摂取量の過不足，適切な食事にするには何をどうすればよいのかを具体的に示すことも役に立つ．ただし，結果を早く出そうと焦るあまり，理想論を押しつけてはならない．

体重を毎日朝晩2回測定させ，グラフに記録させる．血糖自己測定値と重ね合わせるグラフでも別々に記録するグラフでもよい．そして，1日に食べる量を食品の分類ごとに決めて食べる目標として設定する．目標期間は1ヵ月あるいは次回の受診日までなど，具体的に区切るほうが実行されやすいとされている．

患者の思考や興味に合わせてマイクロダイエットやオプティファーストなどの超低カロリー食，低糖質食などの毛色の変わった健康ダイエット食を紹介することが有用な場合もある．自炊ができる患者には，昼食は緑黄色野菜を使った弁当を自作させる方法も有効なことがある．自炊ができな

い在宅生活者の場合は宅配食・配食サービスを利用することも有効であり，患者の状況に合わせた食事を提供する業者も増えている．会社員など自宅から外へ出る機会が多い患者では，グループ学習や患者間競争が有効なこともある．

運動量の少ない在宅患者の場合，運動量を増やす方法としてデイケアへの参加，整形外科や接骨院への通院させることも有効で，ケアマネジャーとの連携を密にすることが円滑に進めるカギとなる．朝寝坊が多い患者には朝のラジオ体操を推奨するのもよい．

高齢者の場合，何を食べるかを具体的に指導するほうが，わかりやすいこともある．とくに認知症やその傾向がある患者では，考えることを面倒に思う人，忘れてしまう人も少なくない．食べてすぐ寝る習慣をつけないよう，食後の体操やストレッチ運動を定期的に医療機関などで集団指導する方法も有用である．

3．運動療法困難例への対応

2型糖尿病患者の場合，発病するよりも前に体重や体型を気にしてダイエットを試み，失敗を繰り返しているうちに糖尿病の診断を受けたというケースは少なくない．そのような患者は挫折感を強く味わっており，「自分には痩せるのは無理」，「運動をしても痩せないに決まっている」などのマイナス思考に陥っていることがある．このような症例に対する運動療法への取り組みは，本人だけではなく家族の協力も必要なことが少なくなく，医療関係者にとっても困難である．

運動に対する意欲がない患者，運動が嫌いな患者には運動という言葉を使うことを避けることが有効なこともあり，「ねじり鉢巻きをして運動しよう，なんて力む必要はありません」という言葉から始めると運動に対するマイナス思考をもっている患者も耳を傾けてくれることが少なくない．「駅では階段を今までよりも早く登ったり降りたりしようとか，会社では2フロアーぐらいなら階段を駆け上がってみようという具合に生活のなかでの体を動かす量を増やそうというだけの心構えを実行するだけでいいんです．忙しい仕事の間でもできることはいっぱいありますね」などと話すことで意欲を感じる患者もいる．

この意欲を持続させ，継続して実行させるためには，患者のモチベーションをその内部から高めさせること，つまり内発的動機づけとその強化が必要である．ほめるなどの外からの評価や褒賞なども最初は有効だが，そのような外的な動機づけではモチベーションは持続できない．意欲を内在化させることでモチベーションは高まった状態を維持できると考えられており，それは自己決定によって達成感を高める方法である．具体的には，同じ強度の運動負荷がかかる異なる種類の運動を自分で選択させ，運動メニューとして組み合わせを考えさせ，実行させる．うまく実行できたときには達成感が得られるため内発的動機が高まるとされる．しかし，うまく実行できなかった場合には挫折感が強くなり，そこから立ち直ることを促進するためには患者と一緒に「なぜ達成できなかったのか，達成できるにはどう対応すべきか？」を考えていくことが有用である．つまり，患者とトレーナーである医療関係者（多くは理学療法士などのセラピスト）との関係性の強化がそこになければならない．医療機関では，関係性の強化に費やす時間がないために自律性を強化し，外部のトレーニングセンターなどの健康施設に関係性をアウトソーシングする方法も有効であると考えられる．民間病院のなかには，医療法人の関連事業として健康運動センターなどを運営し，その役割を任せているところもある．

4. 在宅医療での薬物療法の行き詰まりや 非協力的な患者への対応

在宅医療を受けている大部分は高齢者であり，糖尿病に対する血糖コントロール目標は認知機能，ADL，併存疾患や機能障害の状態などから総合的に決定する必要があり，2016年には65歳以上の高齢者に対する目標HbA1cの数値が新たに定められた．

現在，わが国では低血糖を回避するために高齢者に対してSU薬は避けられる傾向にあり，乳酸アシドーシスを回避するなどの理由でメトホルミンもあまり使用されない傾向がある．その結果，単独では低血糖を起こすリスクが最も少ないと考えられているDPP-4阻害薬が最も多く使用される傾向にあると思われる．ただし，75歳以上の後期高齢者であっても腎機能がeGFRで65 mL/min/1.73 m^{2}以上などとまずまず保たれていればメトホルミンを投与することに問題はない．

高齢者の血糖コントロールが不良となった場合もほかの年代の患者と同様に，まず悪化の原因となる薬剤や疾患を検索し，食事や運動の内容や量を見直す．そのうえで，本書で解説しているように患者の病態を考慮した追加薬の選択を行う．その際には，介護負担が少なくなるように配慮することも必要である．インスリンが枯渇した状態にある2型糖尿病や緩徐進行1型糖尿病などインスリンが必要な病態の存在が明らかになった場合などでは，注射薬の必要性を本人や家族，介護関係者に対して時間をかけて理解しやすいように説明と管理や使用方法についての指導を行う必要がある．

高齢者患者が治療に非協力的になったり，医療関係者に対する態度に変化が現れたりした際には，認知機能の低下に伴う自己管理能力の低下や治療への関心の希薄化などを疑い，その老いに対する考え方や介護状況を認知機能の評価とともに見直すべき機会であると考える必要がある．また，家族の入院などによる療養環境の変化も考慮する必要がある．在宅医療と在宅介護支援の連携が，患者のその人らしい暮らしを最後まで続けることに貢献できる数少ない手段であるという認識がますます必要になる時代が到来したと考えたい．

5．インスリン療法を拒否する多剤併用療法が効果不十分な2型糖尿病患者への対応

頑固なまでに治療に抵抗する患者は，単に認知症があるからではなく，いくばくかの医療に対する不信感や不安が抵抗の要因になっていることが少なくない．また，治療がうまくいかない要因も食事や生活習慣の問題，職業上の問題など患者によって困難要因がさまざまである．また，単純に注射の痛みを予期して怖がる患者も実際には少なくない．

このような問題が山積している患者の治療状況を改善するためには，まず患者がどのような困難さ，問題を抱えているかを正確に把握しなくてはならない．それを実現するための第一歩は患者と親しくなることである．親しくなるには，患者の出身地や生い立ち，交友関係や趣味，経歴などを質問することで共通の話題が見つかることもあるだろう，それを契機に親しくなり，信頼関係を築く足がかりになることもある．患者の家族や友人を通じて患者と親しくなる方法も有効である．

　親しくなると，日常会話をしながら具体的な事例を示した食事療法や運動療法の指導が可能になることも多い．GLP-1受容体作動薬の注射を利用することで体重の減少と血糖値の改善が生じると，注射薬に対する抵抗が減る患者もいる．GLP-1受容体作動薬はインスリンとは違うことをきちんと説明することが大切である．薬の数が多いことが不満できちんと服薬していない患者も現実には少なくなく，低血糖を起こすリスクが高いSU薬やグリニド薬を中止し，DPP-4阻害薬やGLP-1受容体作動薬に移行すると成功率が高いようである．記録ノートだけではなく，パソコンやスマホのアプリを利用した体重や血圧，血糖値，運動量などを患者自身で記録させ，自己分析する習慣をつけさせることも有効であるとされている．治療に関するデータの説明に終始するのではなく，言葉によるわかりやすい説明やその説明の理解度を確認するやりとりも医師患者関係を良好にし，治療の成果を上げていくことに有用である．
　どの方法も患者の目線，立場で考えていかなければならないことはもちろんである．

6. 肥満のある2型糖尿病患者でインスリン治療でも減量できない，あるいはGLP-1受容体作動薬でもHbA1cが低下しない場合の対応

　肥満のある2型糖尿病患者の減量には，少量の持効型溶解インスリンとSGLT2阻害薬または低糖質食療法の併用が有効であると考えられる．GLP-1受容体作動薬の長期使用にSGLT2阻害薬を併用するか，低糖質食療法を併用することも体重減少と血糖値の減少に有効である可能性がある．
　運動療法や食事療法の励行が難しい肥満症例では，薬物の併用療法を中心に置かざるを得ない．インスリンの増量一辺倒では低血糖リスクが高くなることを示すエビデンスがある反面，薬物併用療法の有効性と安全性を示すエビデンスもある．
　なお，「糖尿病によいサプリメント」は実在せず，サプリメントの利用によってHbA1cが悪化した症例は多数知られていることも患者指導に取り入れるべきであろう．また，GLP-1受容体作動薬は年単位の継続使用によって初めて体重減少を達成できる症例も少なくない．なお，アメリカでは，高度肥満例に対するグルコサミンサプリメントの投与試験によって

HOMA-Rが有意に上昇したという報告[1]があり，血糖コントロールが悪化する例もあり得ると考えられている．体重の減少に伴って改善する血糖値やHbA1c値を患者とともに喜び，治療へのモチベーションを維持していくことも有用である．

7. インスリン単位数と体重の減量ができない肥満のある1型糖尿病患者への対応

1型糖尿病の食事療法は「食事制限」ではなく「考えて食べること」であり，その手法としてカーボカウントが位置づけられている．インスリン治療を行うことで1型糖尿病患者の体重が増えるとすれば，適切な食事や運動，適切なインスリン療法が実行できているかを確認するべきである．安易なインスリン増加は過食を誘発し，肥満を助長することが少なくない．1型糖尿病に肥満が合併すると高血圧や脂質異常症，動脈硬化性疾患の合併が増加することが知られており，飲酒量を含む食事摂取量，食事の時間，摂食間隔，運動量，インスリン量を点検し，低血糖や補食の頻度も検討する必要がある．肥満関連遺伝子検査の結果をもとにした患者指導が有用なこともある．また，自己血糖測定（SMBG）を行って高血糖がある場合，その原因を考えて対応すべきである．

欧米では，このような症例に対してSGLT2阻害薬やメトホルミンの有効例があるとする報告があるが，今のところわが国ではこれらの薬剤の1型糖尿病に対する保険適用はない．

8. 有痛性糖尿病性神経障害がプレガバリンやデュロキセチンで改善しない場合の対応

有痛性糖尿病性神経障害（painful diabetic neuropathy：PDN）とは，自発痛やしびれのある糖尿病性神経障害のことであり，通常は冷感やほてり感，知覚低下などは含めない．心因性疼痛や知覚過敏もPDNに含まれるとされる．心因性疼痛は糖尿病性神経障害の病期とは無関係にみられ，知覚過敏は比較的早期から，難治性PDNは中期に，知覚鈍麻は末期に多くみられるとされる．

　PDNは上肢だけにあることはまれであり，左右非対称であることもまれである．感覚異常よりも筋力低下が主症状であることもまれであり，通常では病的反射はない．また，血糖コントロールがよい症例でPDNが進行することはないとされており，遷延することもほとんどない．PDNは慢性的な異常で，自律神経障害が目立つことはなく，体位変換で増悪または軽快することもまれであり，入浴や保温で軽快することも少ない．

　これらのことを除外して初めてPDNと診断できるのであり，プレガバリンやデュロキセチンが無効な場合は，まず鑑別診断を見直すべきである．

　とくに頻度が高く鑑別すべき重要疾患は，がん性ニューロパチー，アルコール性神経障害，末梢循環障害および整形外科的疾患である．

　これらを除外してPDNと診断できるが，不安や恐怖，医療不信，抑うつ，無力感などの心理的要因によって疼痛が悪化したり，遷延化したりする．したがって，薬物療法だけでは十分ではなく，心理的サポートやプラセボ効果も重要であるとされる．PDNに対する治療薬には，プレガバリン，デュロキセチンのほか，アミトリプチリンやメキシレチン，トラムセット®などがしばしば使用されている．

　なお，2年以上の高血糖状態を放置していた場合には，治療を開始することで治療後有痛性神経障害（post-treatment painful neuropathy：PPN）が生じることがあるが，適正な血糖コントロールを行うことで1年以内に回復し，疼痛や体重減少が改善する．この場合の第一選択薬は塩酸メキシレチンであり，慢性の症例では三環系抗うつ薬を第一選択薬とする．

　疾病利得の発生や運動不足による肥満の助長を回避するために，疼痛治療はできる限り外来治療が望ましいとされている．

　また，プレガバリンやデュロキセチンなどの疼痛改善薬とみなされている薬剤の使用は，後述のコラムにあるように，それを使用する場合の副作用などのデメリットを考えていく必要がある．

コラム　トラムセット®，プレガバリンおよびデュロキセチンと精神症状

　トラムセット®はアセトアミノフェンとトラマドールの合剤である．アセトアミノフェンが精神症状を引き起こすことはないと思われるが，トラマドールは不眠，不安，幻覚，錯乱，神経過敏，多幸症，健忘，離人症，悪夢，異常思考，うつ病，せん妄などの精神症状を惹起するリスクがある．

　プレガバリンは，不眠ないし睡眠障害，錯乱，失見当識，幻覚，異常な夢，多幸気分，落ち着きのなさ，思考異常，不安，無感情，抑うつ気分ないし

うつ病，気分動揺などを惹起するリスクがある．同じ作用機序をもつミロガバリンベシル酸塩も類似した副作用が起こり得る．

また，セロトニン・ノルアドレナリン再取り込み阻害薬の1つであるデュロキセチンや三環系抗うつ薬を含むすべての抗うつ薬は，トラマドールやプレガバリンに類似した精神症状を惹起するリスクがある．

したがって，これらの薬剤を処方されている患者に認知症や不眠症あるいはせん妄や精神疾患が疑われる精神症状を認めた場合，まず薬剤性精神症状を疑ってこれらの薬剤を中止することが必要である．

また，2009年に日本うつ病学会は，「SSRI/SNRIを中心とした抗うつ薬適正使用に関する提言」において，すべての抗うつ薬には「中止後症状」が発現し得ると警告している．中止後症状とは，抗うつ剤を中止後に数日から数週後に出現するイライラや嘔気，発汗，運動失調，感覚障害，悪夢などの症状であり，薬剤を異常な執念で求めてしまう薬物依存とは異なる抗うつ薬独自の有害作用による症状であるとされており，「抗うつ薬中止後症状」，「抗うつ薬中断症状」などとも呼ばれている．この症状は抗うつ薬をゆっくりと減量・中止した場合も，急に中止した場合にも起こり得ることが知られており，SSRIの中止後に生じることが最も多い．

デュロキセチンは，うつ病・うつ状態のほか，糖尿病性神経障害，線維筋痛症，慢性腰痛症，変形性関節症に伴う疼痛に対して保険適用が認められているが，メタ解析によるとこの薬剤による中止後症状の発現率は44.3%であると報告[1]されている．うつ病治療中にうっかりデュロキセチンの服用を忘れて重篤な中止後症状に苦しんだという症例報告もあるが，鎮痛剤として処方された本剤を無効であると患者が自己判断して服用を中止したために重篤な中止後症状が生じ，服用を再開せざるを得なかった症例の報告[2]もある．抗うつ薬を処方する際には，このような有害作用について患者やその家族にきちんと説明を行い，同意を得ておく必要がある．

なお，この薬剤でも自殺念慮やパニック障害の増悪などの精神症状やてんかん患者におけるけいれん発作の悪化がみられるほか，高血圧の悪化や甲状腺機能の異常あるいは緑内障発作などがみられることもあるとされるが，これらの副作用も中止後症状として出現することがあり，注意を要すると考えるべきであろう．

【文献】
1）Perahia DG, Kajdasz DK, Desaiah D, et al：Symptoms following abrupt discontinuation of duloxetine treatment in patients with major depressive disorder. J Affect Disord, 89(1-3)：207-212, 2005.
2）Attfield B, Bonertz L, Hermans C, et al：Case report：preparation of lower dosages of SNRI antidepressants to ameliorate discontinuation symptoms：two case studies. UBC Pharm Sci Stu J, 3(1)：31-33, 2016.

9. 妊娠を希望するが肥満を解消できない 2型糖尿病女性への対応

　妊娠中はわが国ではインスリン療法による血糖コントロールを行うしか保険診療上での方法はなく，ほかの方法の有効性や安全性も定かではない．したがって，妊娠を希望する肥満女性2型糖尿病患者に対しては妊娠前からの体重減量と良好な血糖コントロールを目指した治療を行う以外に方法はないと考えられる．

　「妊娠する」という強い目標をもち，「より安心・安全に出産する」というもモチベーションを維持しながら食事療法や運動療法を行うことが最もよい方法であり，運動療法では下肢の関節を痛めないように水中歩行，エルゴメーターなど関節に負担をかけない運動方法を考慮する必要がある．

　しかし，どうしても食事・運動療法では減量できない場合は，メトホルミンやGLP-1受容体作動薬，SGLT2阻害薬の併用によって体重を減少させることも考慮してよいと考えられる．ただし，メトホルミンの胎児への長期的影響が不明であることから，妊娠前のできるだけ早期にメトホルミンを中止することが望ましいとする意見がある反面，有害事象を認めていないとする報告もある．一般的には，目標体重を達成し，血糖コントロールが良好になった時点でインスリン療法に変更し，体重と血糖コントロールが良好であることを確認してから妊娠する許可を出すべきであるという意見が大勢を占めている．このような工夫をして妊娠・出産に成功した報告例は散見される．

　薬物療法で体重が減少しない場合，わが国において現時点で健康保険適用がある肥満外科治療法であるスリーブ状胃切除術を行うことも考慮してよいと考えられる．ただし，術後の経過を慎重に観察し，貧血傾向，ビタミンB_{12}吸収状態，アルブミン減少傾向などについてアセスメントを行い問題がないこと，かつ，良好な血糖コントロールができていることを十分に確認してから妊娠の許可を出すべきである．しかし，今のところ，このような方法で妊娠を進めた症例報告は見当たらないようである．

　なお，胃切除後に認められる異常の1つであるダンピング症候群は，炭水化物が早期に空腸に排泄されて生じるoxyhyperglycemiaと呼ばれる高血糖が生じ，これによる著しいインスリン分泌の促進が誘導されて食後

2～3時間後に低血糖を招来することが考えられている．このような場合には，糖質の腸管からの吸収を遅延させるα-GI阻害薬を食事の直前に投与することで回避できる．

【文献】
1) Pham T, Cornea A, Blick KE, et al：Oral glucosamine in doses used to treat osteoarthritis worsens insulin resistance. Am J Med Sci, 333(6)：333-339, 2007.

コラム　糖尿病治療のこれから

　成人糖尿病患者に対する脳死ドナー膵臓移植や生体ドナー膵臓移植は「臓器の移植に関する法律」の施行後，倫理上の問題などがクリアできた症例でしだいに実施されるようになり，例数が増えている．わが国では主に膵島移植が行われており，腎機能が良好な患者での有用性が示されている．欧米では膵臓移植は15歳以上の患者を対象に実施されている国が多い．6歳の患者に対する膵島と腎臓の同時移植が行われた例もあり，その有効性と安全性が示された．

　また，膵島β細胞に分化する幹細胞の移植も再生医療の分野において期待されている治療法の1つである．網膜細胞や黒質細胞の幹細胞移植が欧米の医師らを中心とするグループによって筆者が在籍していた上海市内の病院で行われたこともあり，よい治療成績を収めていたが，いずれの幹細胞の分化コントロール技術も十分に確立された方法があるとはいえない状況であり，今後の発展に期待せざるを得ない．

　ブタの膵頭細胞に移植免疫の抗原性を示さないようにする遺伝子操作をしたり，ブタの膵頭細胞を人体が産生する自然抗体が通過できないマイクロカプセルに包埋する方法[1]を採用したりしてブタのインスリンをヒトに導入する方法も開発が進んでいるといわれている．

　ほかにも新しい治療薬の開発や現行治療薬の改良も試みられているが，それらが実用化されるにはまだまだ歳月が必要であると思われる．

　わが国では有機化合物であるフェニルボロン酸を高分子ゲルに組み込んだ新素材が開発され，そのゲルは周囲のブドウ糖濃度の変化に応じて分子構造が変化し，血糖値が高い場合にはその素材の内部に封入されたインスリンを血中に放出し，血糖値が正常化するとインスリンを放出しなくなるという特性をもつことが示され，近い将来にはインスリンの自動的投与を可能にする医療機器を安価に製造できるようになることが期待されている．

　内科的治療に抵抗性を示す高度肥満症例に対する外科治療は減量だけではなく，肥満に関連する疾患を改善させる効果も高いことが知られており，わが国でも腹腔鏡下スリーブ状胃切除術（LSG）が保険収載されているが，

今後はほかの手術も保険収載されることが期待されている．日本でも肥満2型糖尿病に対する肥満外科手術（bariatric and metabolic surgery）の導入に関する基準などが糖尿病治療ガイドラインに記載されるようになっており，普及への期待が集まっているが，現時点では超重症肥満に高度の睡眠時無呼吸症候群と膝関節症による歩行困難を示す患者で糖尿病，高血圧症，脂質異常症のいずれかを合併している患者でなければ保険診療による肥満外科手術はできないという難点がある．これを解決するには，肥満外科医の養成とともに日本人に対する手術効果のエビデンスの蓄積，チーム医療体制の構築が必要であると考えられている．

【文献】
1）Cooper DK, Bottino R, Gianello P, et al：First update of the International Xenotransplantation Association consensus statement on conditions for undertaking clinical trials of porcine islet products in type 1 diabetes—Chapter 4：pre-clinical efficacy and complication data required to justify a clinical trial. Xenotransplantation, 23(1)：46-52, 2016.

応用編　参考になる文献
・日本糖尿病学会（編著）：糖尿病診療ガイドライン2019，南江堂，東京，2019.
　―科学的なエビデンスを明記した専門医向けのガイドライン．
・日本糖尿病・妊娠学会（編）：妊婦の糖代謝異常 診療・管理マニュアル，改訂第2版，メジカルビュー社，東京，2018.
　―妊婦に特化した詳細な診療・管理マニュアル．
・特集 糖尿病治療の個別化―個々の症例にベストな治療とは．内科，119(1)：5-135, 2017.
　―糖尿病に関する総論からさまざまな状況における糖尿病患者に対する治療まで解説．
・山田 悟（編著）：「穏やかな糖質制限」ハンドブック，2版，日本医事新報社，東京，2018.
　―無理なく継続できる有効な糖質制限食の実際をエビデンスとともに指南している．
・日本糖尿病学会・日本老年医学会（編著）：高齢者糖尿病治療ガイド2018，文光堂，東京，2018.
　―高齢者糖尿病治療のためのコンパクトで有用な参考書．
・日本糖尿病学会（編著）：糖尿病治療ガイド2018-2019，文光堂，東京，2018.
　―2016年の診療ガイドラインをもとに治療薬についてupdateした本．
・和田隆志，柏原直樹（編著）：糖尿病性腎臓病の診かた，考えかた，中外医学社，東京，2018.
　―糖尿病に合併する腎障害を徹底的に解説する深く掘り下げた本．
・小川 渉（編）：ビグアナイド薬（メトホルミン）Update．糖尿病の最新治療，10(1)：5-43, 2018.
　―メトホルミンに関する最新情報が要領よくまとめられた特集は必読．
・石井 均（編）：実践！病を引き受けられない糖尿病患者さんのケア，医学書院，東京，

2019.
―糖尿病患者の心理と行動に着目した糖尿病診療の手引き書.

索引

橋本 浩

京都市生まれ. 昭和 62 年奈良県立医科大学卒業後, 同大学小児科に入局. 国立療養所福井病院勤務を契機に障害児・障害者医療に従事し, 内科を学ぶ. 平成 19 年に中国上海市で診療に従事し, 欧米やアジア各国の医師と交流し, プライマリ・ケアや中医学を学ぶ. 令和 2 年 1 月から現職.

主な著書

早わかり科学史（日本実業出版）
図解誰でもわかるユビキタス（河出書房新社）
西洋・漢方療法から予防まで 花粉症治療とセルフケア Q ＆ A（ミネルヴァ書房）
ポケット図解 発達心理学がよ〜くわかる本（秀和システム）
かぜ診療の基本（中外医学社）
子どもの心を診る医師のための発達検査・心理検査入門（中外医学社）
小児漢方治療入門（中外医学社）

ほか多数

All in One 糖尿病 外来診療の味方

2020 年 4 月 20 日　1 版 1 刷　　　　　　　　　　　©2020

著　者
はしもと　ひろし
橋本　浩

発行者
株式会社 南山堂　代表者 鈴木幹太
〒113-0034　東京都文京区湯島 4-1-11
TEL 代表 03-5689-7850　　www.nanzando.com

ISBN 978-4-525-23561-1　　定価（本体 2,900 円＋税）

A23561101O1-A